低醣生酮廚房

小小米桶親身實踐－不挨餓、超美味、好省時的健康享瘦配方！

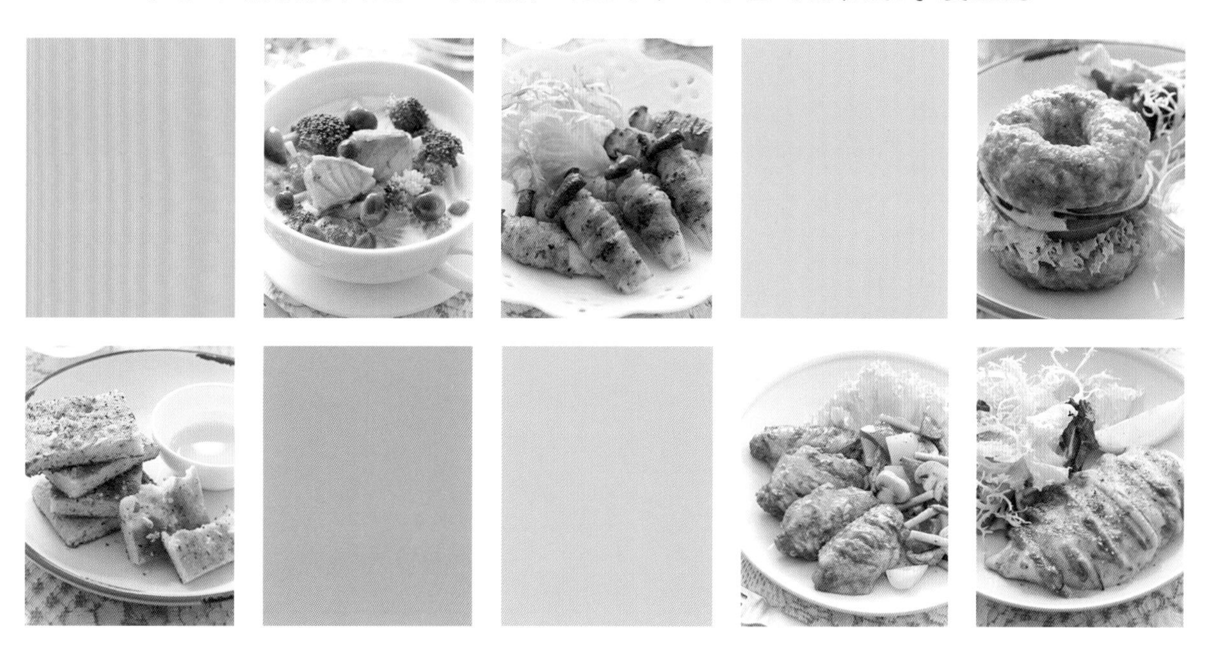

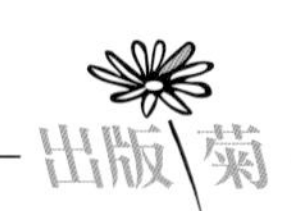

C O N T E N T S

滋味豐富多變化的豬肉料理

百吃不厭最佳選擇的雞肉料理

鮮美濃郁的海味

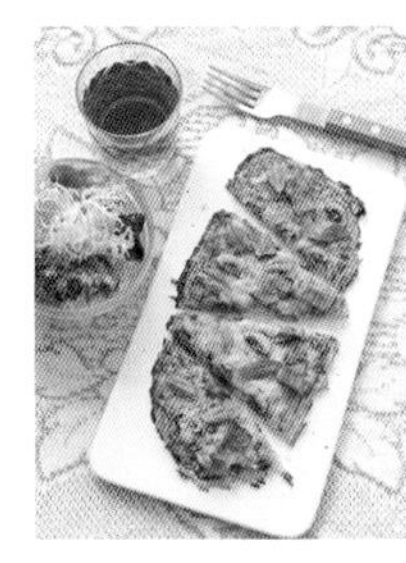
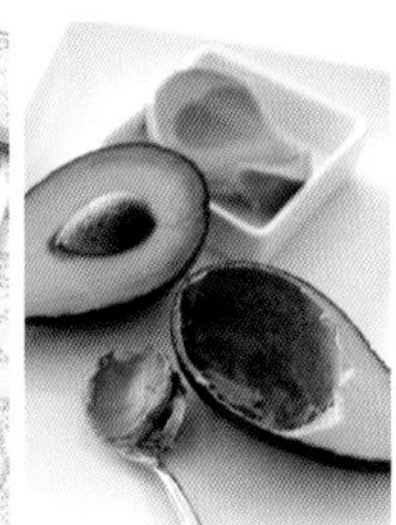
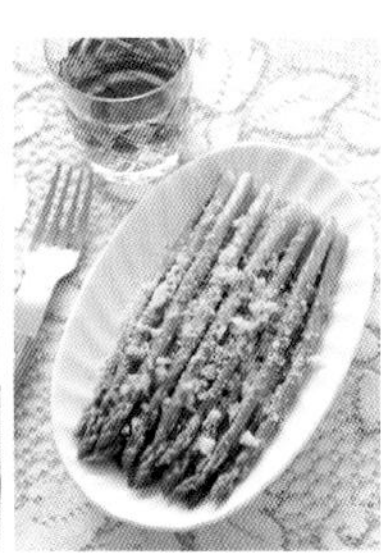
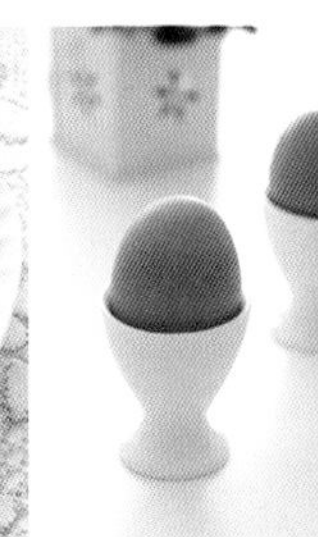

清爽可口的蛋、豆腐、蔬菜

低醣生酮的蛋糕麵包

忙碌時快速享用的飯、麵、簡餐

超級簡便不減美味一鍋套餐

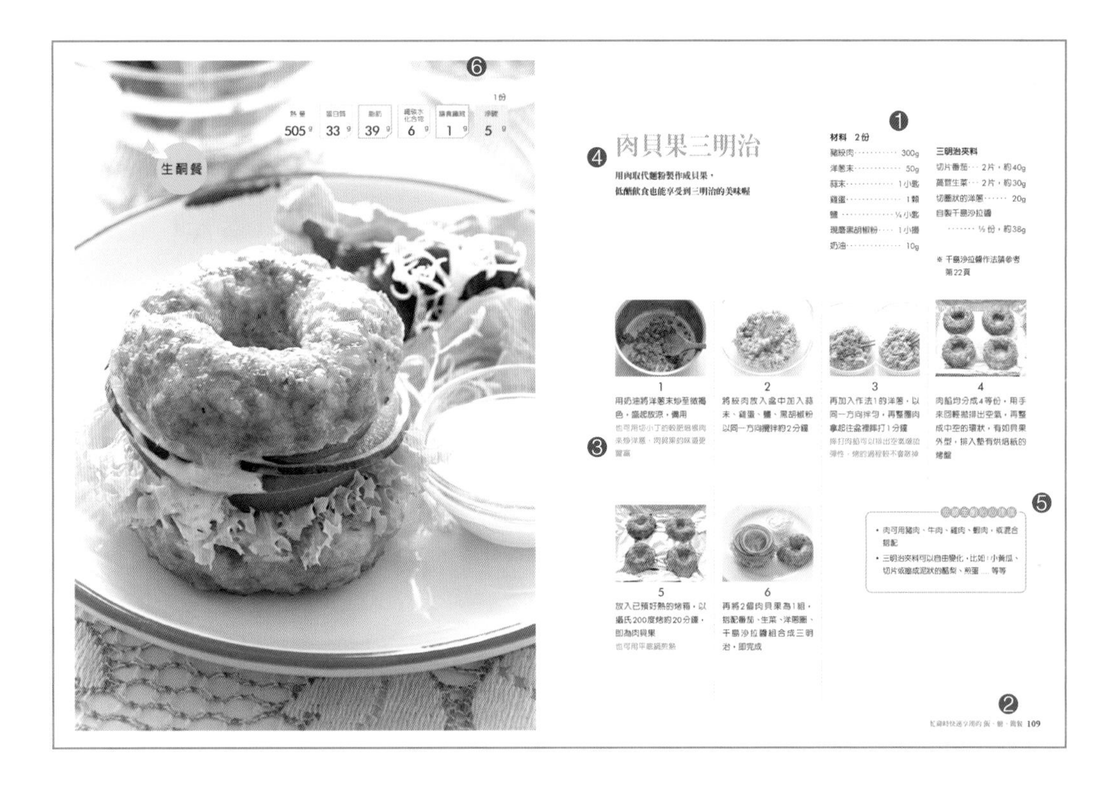

❶ 每道都有材料、作法，更詳細列出料理份量

❷ 分類：依單元分類介紹，方便查閱。

❸ 注意Note！每個步驟需要特別注意的地方，統統告訴您！

❹ 料理名稱以及應用訣竅：如何讓這道料理更成功的必讀TIPS！

❺ 低醣生酮貼心建議： 讓您100%精準掌握所有步驟，美味料理大成功！

❻ 碳水含量表計算：計算出這道料理的淨碳量，方便選擇。

❼ 碳水含量表： 按照食材分類，馬上找到您需要的答案！

100g / 100ml	熱量 kcal	蛋白質	脂肪	總碳水	膳食纖維	淨碳水
牛肋條	225	18	16	1	0	1
沙朗牛排	162	60	8	1.5	0	1.5
菲力牛排	184	67	20	0.1	0	0.1
牛梅花肉火鍋片	120	20	4	0.9	0	0.9
牛五花肉火鍋片	430	15	40	0	0	0
豬梅花肉	207	19	14	0	0	0
豬大里肌	212	19	14	0	0	0
豬小里肌	139	21	5	0	0	0
豬帶皮五花肉	368	15	34	0	0	0
肋小排	287	18	23	0	0	0
豬絞肉	212	19	15	0	0	0
豬腳	252	21	18	0	0	0
培根	365	14	34	1	0	1
去皮雞胸肉	104	22	1	0	0	0
雞腿	157	18	9	0	0	0
三節翅	210	18	15	0	0	0
雞翅腿	210	18	15	0	0	0
鮭魚	221	20	15	0	0	0
鯖魚	417	15	40	0	0	0
秋刀魚	314	19	26	0	0	0
虱目魚	200	22	12	0	0	0
台灣鯛魚片	110	18	4	2.5	0	2.5
白蝦	103	22	1	0	0	0
草蝦	100	22	1	1	0	1
文蛤	21	4	0.2	1.5	0	1.5
海瓜仔	48	9	1	4.6	0	4.6
花枝	57	12	0.6	3.7	0	3.7
小卷	72	16	0.4	1.6	0	1.6
蝦米	264	57	2	0	0	0
櫻花蝦乾	253	53	3	13	0	13

148

本書的注意事項

- 食譜中所使用的市售調味料，比如：醬油、醋、魚露，建議以碳水化合物含量最低的為優先選擇。
- 食譜中的蔬菜若無特別標註明，其使用的份量是已去皮、去籽、去蒂頭的狀態下秤重的。

  「生酮飲食」的飲食原則比低醣飲食更加嚴格，需要依個人體重來計算出適當的營養素攝取量，才能符合並有效的達到生酮效果。欲詳細了解生酮飲食的朋友們建議可先咨詢醫生與營養師，或參考生酮飲食的相關書籍。

本書的計量

- 材料標示中，1杯=240cc、1大匙=15cc、1小匙=5cc。
- 1台斤=600公克、1公斤=1000公克。
- 適量：依個人口味喜好所用的份量。手捏1小撮：用食指與姆指捏起1小撮的份量。少許：略加即可。

小米桶的低醣飲食之路

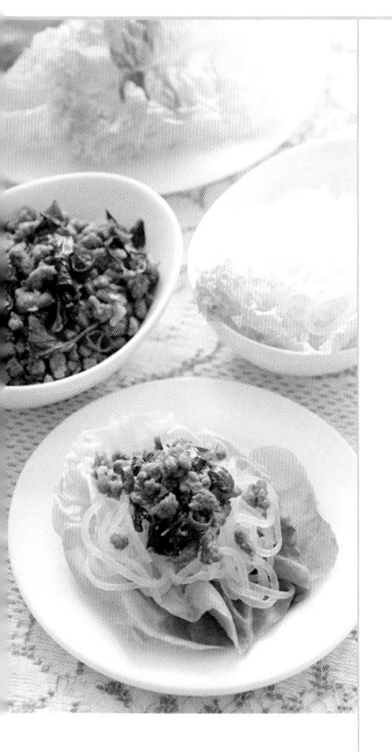

低醣飲食已進行將近一年，讓我最大感想為「低醣飲食是一種友好的生活方式，不需要過於嚴苛，我們只需要遠離高碳水化合物，就能實現健康的目標」。

會接觸低醣飲食不可否認吸引我的是有效減重、降低體脂率，但最大因素是我有傾食症候群的餐後腸道低血糖問題，這症狀一直嚴重影響我的日常生活，發作時狂冒汗、發抖、頭暈噁心、臉色慘白的全身超難受，嚴重時還會暈倒，主治醫生建議我盡量靠改變飲食習慣來控制發作率，多吃肉、海鮮、蛋、奶、蔬菜等原型食物，少吃澱粉與精緻糕點類的碳水化合物。但因為很喜歡吃米飯、麵包、蛋糕，讓我遠離這些美食真的很困難，直到我的先生擁有大大啤酒肚，體重不斷往上攀升到快80公斤，這時才讓我開始正視我們的飲食習慣。主治醫生的飲食建議正好跟低醣飲食不謀而合，與先生討論商議後我們先給自己一個月的時間嘗試，若期間有任何不妥馬上停止，於是就這樣開始了我們的低醣飲食計畫。

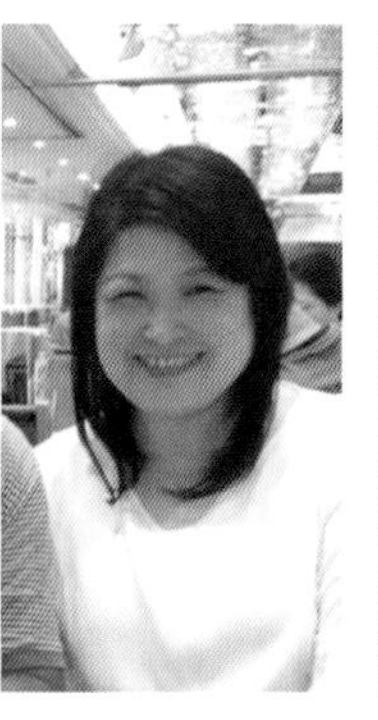

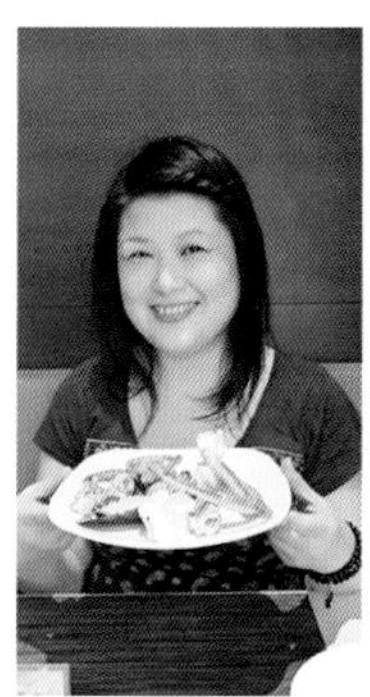

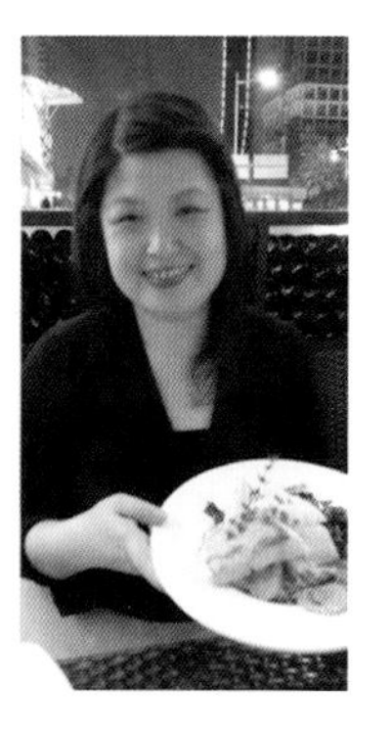

初試的這一個月我們先從嚴格的控制碳水開始，也就是每日大約攝取20～30公克的淨碳水，初期前2周因為徹底斷糖與控制碳水讓我產生焦慮、輕微頭痛、更加想吃甜食，還有口渴與頻尿，事先做足功課，知道這些症狀是必然出現的，也就不覺擔心緊張，這期間我的餐後腸道低血糖竟然一次也沒發作，而且頻尿脫水造成的體重下降使我充滿信心，第3周時不適感開始減緩，到第4周不適感完全消失，食慾減小，精神變好，我的心情不知名的天天愉悅開心，體重持續有節奏的下降，我跟先生就像打了雞血一樣的振奮，對低醣飲食抱有高度好感，我們商量後決定延長計畫進行3個月。

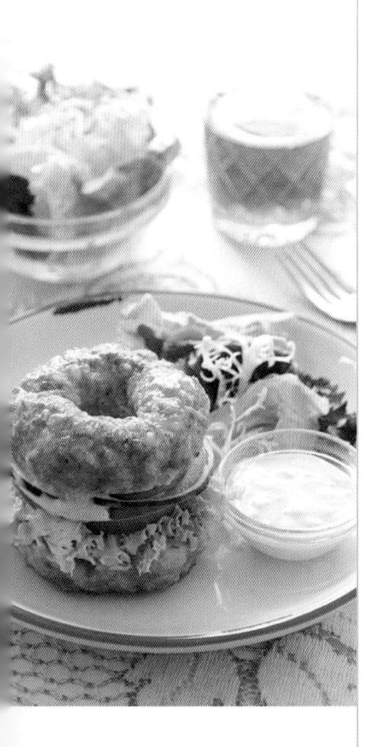

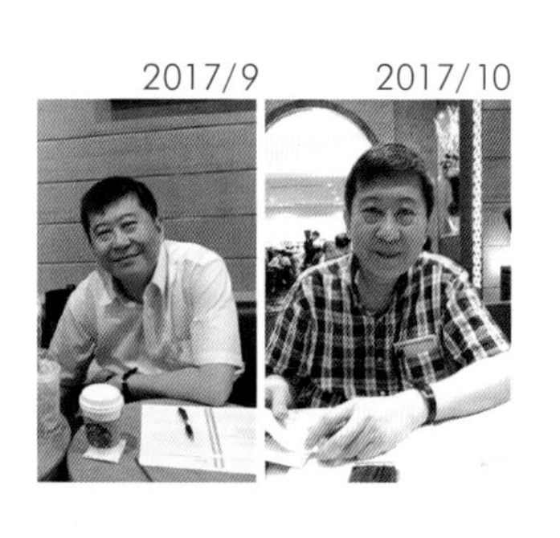

2017/9　2017/10

2017/8

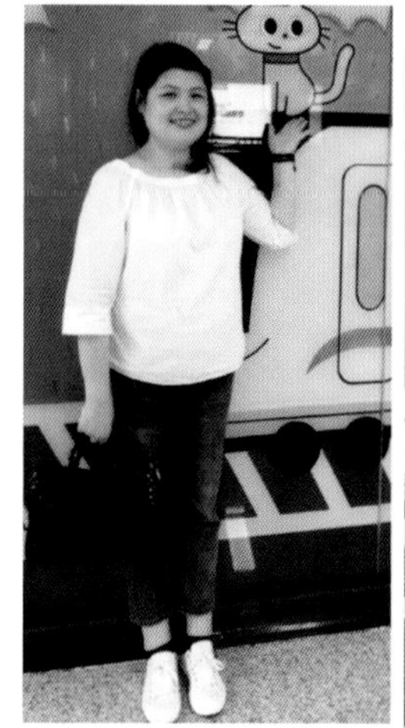

2017/10

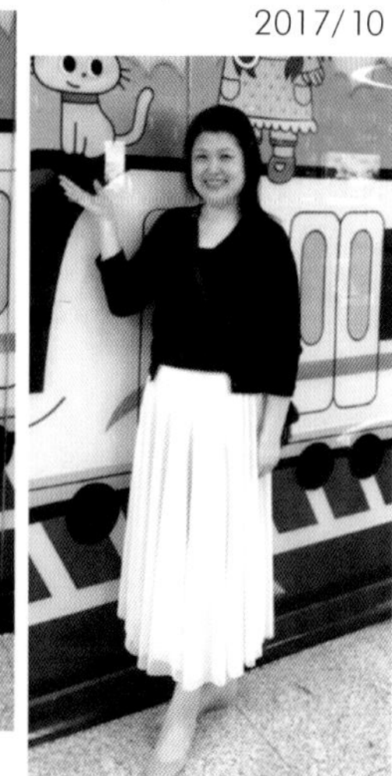

3個月後我們因為低醣飲食受益不少，先生體重減少了11公斤，體脂率下降，啤酒肚消掉了，更神奇的是他瘦瘦時就有睡眠呼吸中止症，打呼跟雷一樣大聲，因為低醣飲食改善了好多，打呼聲真的變小聲，雖然我不知道有沒有必然的關係，但真是意外的驚喜。我自己則是餐後腸道低血糖不再發作，皮膚變好，眼皮不再是水腫的泡泡眼，現在竟然出現雙眼皮，體重雖沒先生降的多，但身型整個小了一圈，尤其是腰背最明顯，媽媽將近有1年沒見我，這次一起旅行她嚇了一大跳，說我一直擺脫不了的游泳圈肥肚終於變小，讓我開心極了。

在低醣飲食的期間發現市面上大多是翻譯的低醣食譜，我跟先生是道地的中餐胃，所以燃起我想寫一本貼近我們台灣人口味的低醣食譜，融合我自己低醣飲食期間的烹調經驗，將大家喜愛的獅子頭、螞蟻上樹、麻油雞、鮮蝦粉絲煲、蝦仁蛋炒飯...等等受歡迎的中式料理設計成低醣版本。書中所用的食材家常容易取得，作法簡單易操作，希望這本食譜書讓想嘗試低醣飲食的朋友們在兼具健康的同時也能享受到美味。

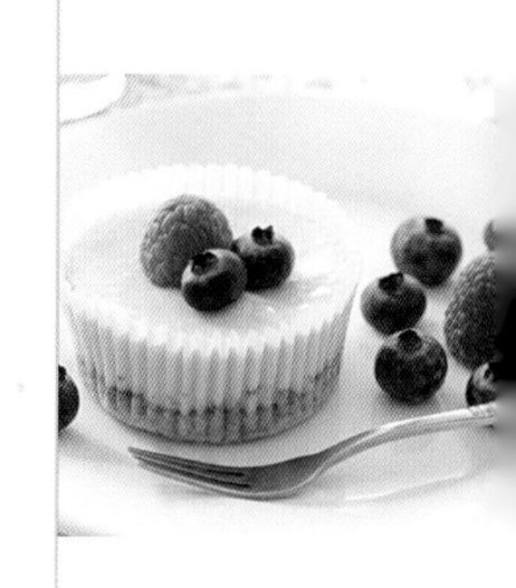

暢銷食譜作者 --- 吳美玲

全職家庭主婦，業餘美食撰稿人

跟著心愛丈夫(老爺) 愛相隨的世界各國跑

廚齡十五年，在廚房舞鍋弄鏟的日子比睡眠時間還長

2005年「小小米桶的寫食廚房」在無名小站開站，2013年轉移至http://mitongwu.com/　自架網站

2017年夏天開始實行低醣生酮飲食，提倡食物原型 × 無糖無醣＝實現健康的目標！

著有：暢銷食譜「零油煙 × 超省時必學常備菜：小小米桶的250個廚房關鍵重點！」、「238個料理的為什麼？小小米桶的不失敗廚房」、「小小米桶的超省時廚房：88道省錢又簡單的美味料理，新手也能輕鬆上桌！」、「小小米桶的無油煙廚房：82道美味料理精彩上桌！」、「新手也能醬料變佳餚90道：小小米桶的寫食廚房」

最希望的是 --- 同心愛老爺一起環遊全世界

最喜歡的是 --- 窩在廚房裡進行美食大挑戰

最幸福的是 --- 看老爺呼嚕嚕的把飯菜吃光光

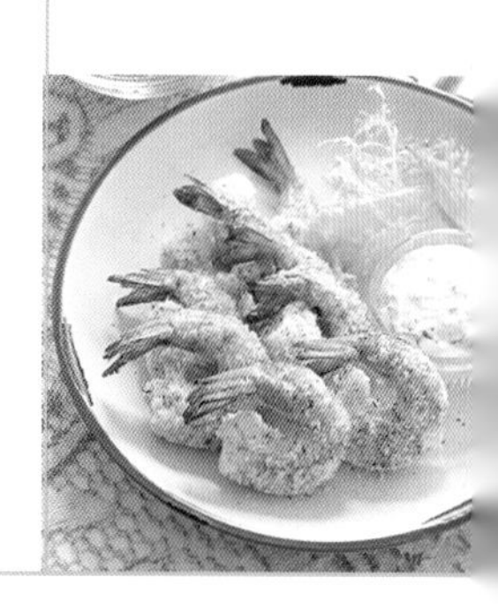

本書前文所介紹的飲食原則方法雖然是以低醣飲食為主，但小米桶也貼心的為酮友們設計出適合生酮飲食的食譜，只要照著書中示範的85道食譜吃，即可輕鬆進行低醣生酮喔！

快速了解低醣飲食

「低醣飲食」是近年十分熱門的飲食法，到底「低醣飲食」是什麼？從字面上解釋就是對碳水化合物(亦稱醣類)加以限制的飲食方式。

人類的能量主要來源自碳水化合物、蛋白質、脂肪三大營養素。

以營養素比例來說「傳統飲食」每日攝取的淨碳水化合物約佔55%佔比最高；「低醣飲食」每日攝取的淨碳水化合物佔20%(約50~100公克)；另外還有更嚴格限制淨碳水化合物攝取的「生酮飲食」，每日約佔10%(只能吃50公克以下)

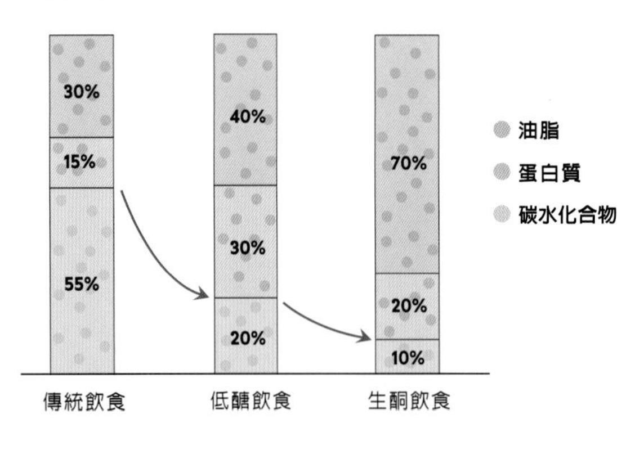

在肥胖問題嚴重的美國，現在已經有三分之一的人口在控制每天碳水化合物的攝取量，而各種低醣飲食方法也已經紅遍美國，風靡全球。為什麼近幾十年來低醣飲食越來越流行？因為不斷有人類學、生物學、醫學、營養學研究，原來攝取過多的碳水化合物會讓我們產生疾病、變胖，而低醣飲食則讓我們從身材到精神都更健康。

低醣飲食在平衡血糖、對抗發炎、調節激素分泌等等方面能幫助我們改善整體健康，但毫無疑問低醣飲食最吸引人的一點，是能吃飽又能達到減肥效果。

低醣飲食適合的對象：健康人士

不適合對象：糖尿病、高血壓、高血脂、痛風、腎臟相關疾病、孕婦、發育期幼兒與青少年

注意事項：雖然低醣飲食具有減脂、減重的效果，但長期攝取可能因各別體質造成血脂肪異常，或是營養素不均衡的情況，建議實行時定期身體檢查，若有不適，應立即停止。

低醣飲食適應期可能出現的症狀

我們一直以來已習慣高碳水的飲食方式，所以當開始控制碳水化合物攝取量的初期難免會有一些不適症狀，比如：特別的想吃甜食、口渴、頻尿，甚至於有的會有輕微頭暈、頭痛類似感冒的症狀，這都是低醣飲食適應期必然出現的，只要渡過2～4週的適應期，這些不適症狀都會消失。

解決之道：水和鹽

當這些症狀出現時可適時補充水和鹽減少以上問題發生。例如：在水中加入半小匙的鹽，然後喝掉它，這會使你在15 － 30分鐘內減少或消除不適應感。
鹽建議使用海鹽或岩鹽，比精鹽含有較多的礦物質。

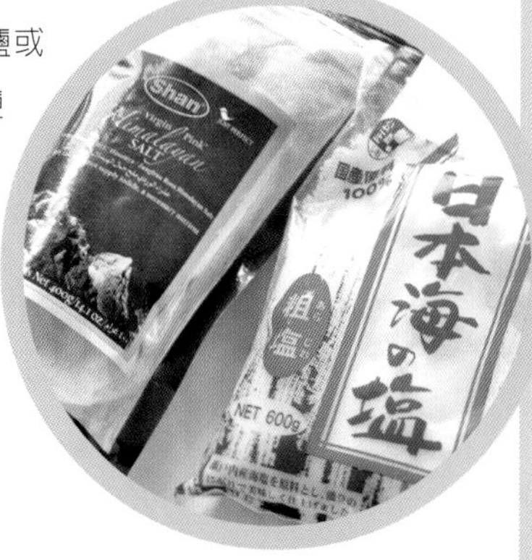

低醣飲食該怎麼吃？

幾乎什麼都可以吃，最大的原則是食物的成份與碳水化合物的攝取量控制，在不超過每日碳水化合物攝取量範圍內聰明選擇適合的食物。並且限制碳水化合物的攝取量，就不需要計算卡路里，吃到飽為止，就這麼簡單。

幾乎什麼都可以吃，
重點是碳水化合物的攝取量控制

以減重為目標
↓
每日不超過50g

以健康或維持體重為目標
↓
每日不超過100g

※攝取量指的是淨碳水化合物，因為膳食纖維不會被人體吸收，也不會造成血糖的升高，可以不用計算。所以「淨碳水化合物＝總碳水化合物－膳食纖維」。
初期的適應階段建議先嚴格的控制碳水化合物，徹底斷糖與澱粉，若覺得餓可以暫時提高優質的脂肪或蛋白質的攝取量以增加飽足感，約等2～4周身體習慣了低醣飲食後，就可以開始酌量的選擇一些在適應期不能吃的食物了。

rule 2

攝取足夠的蛋白質

行政院衛生署提出正常成年人的每日蛋白質攝取量為「每公斤體重×1g蛋白質」，以體重60kg的人為例，每日需要吃60g的蛋白質，也就是相當於可以吃300g左右的肉。

※如果有運動的朋友們蛋白質攝取量可為「每公斤體重×1.2～1.5g蛋白質」。

初期的適應階段因為碳水化合物攝取減少了，會有嘴饞、覺得餓的現象產生，可以暫時增加蛋白質的攝取量，等2～4周後發覺食量變小了，再把蛋白質的攝取量恢復到制定的份量。

多吃優質的油脂

人的營養來源自三大類：碳水化合物、蛋白質、脂肪。當我們控制了碳水化合物的攝取就要用優質健康的脂肪來補足我們每日所需的基礎熱量。

好的油脂，比如：初榨橄欖油、苦茶油、椰子油、豬油、牛油、鮭魚、堅果、酪梨...等等。

注意事項：**「生酮飲食」的飲食原則比低醣飲食更加嚴格，需要依個人體重來計算出適當的營養素攝取量，才能符合並有效的達到生酮效果。欲詳細了解生酮飲食的朋友們建議可先咨詢醫生與營養師，或參考生酮飲食的相關書籍。**

低醣飲食可以／不建議吃什麼？

吃什麼：每餐吃肉、蛋和蔬菜，可以看到原貌的原型食物，不吃任何加工食品。

怎麼吃：每餐先吃油脂、肉，最後吃蔬菜，也就是碳水含量越多的越後吃。

怎麼做：每餐食材種類不要過於單一，保持豐富與變化，烹飪方式也盡量以簡單的蒸、煮、燉。

不可吃的食物

- 糖
- 米飯、麵類、麵包、早餐玉米片、燕麥
- 含有小麥的加工品，比如：餃子皮、咖哩塊
- 零嘴、甜食、蛋糕等精緻澱粉類
- 果汁、汽水、含糖的飲品
- 啤酒、梅酒、甜味酒、雞尾酒
- 市售含糖或多種添加物的調味料，比如：味醂、甜麵醬、番茄醬、烤肉醬

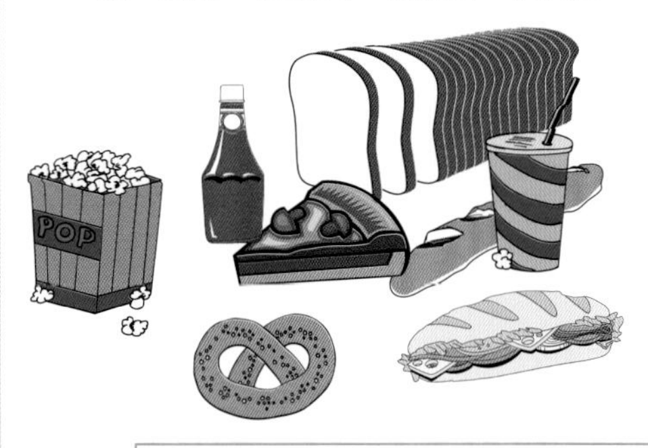

注意事項：**米飯、麵粉等主食，碳水含量都很高，要完全斷絕攝取並不容易，建議盡量在一開始的兩星期嚴格要求自己禁止食用，這樣較易通過適應期。**

可以安心大口吃的食物

- 優質的油脂，比如：橄欖油、苦茶油、椰子油、動物性奶油、豬油、牛油
- 牛肉、豬肉、羊肉、家禽類
- 所有的海鮮類
- 蛋類
- 所有非澱粉類的葉菜類蔬菜，也包括菌菇類，其中以綠葉蔬菜為最佳選擇
- 水果為酪梨、檸檬
- 飲料，比如：水、咖啡(黑咖啡或添加鮮奶油、椰奶)、茶(草本茶、不加糖奶)

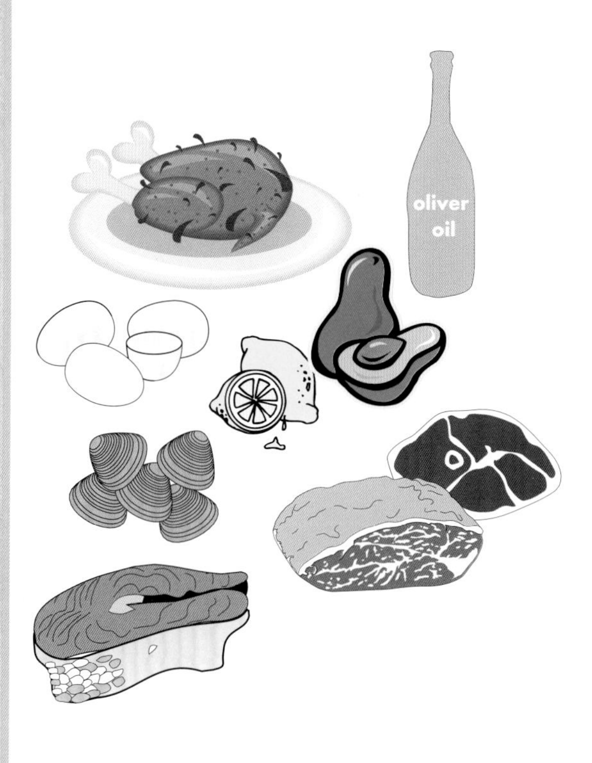

需要注意攝取量的食物

- 根莖類的蔬菜，比如：薯類、南瓜、芋頭、玉米、紅蘿蔔、山藥
- 肉類加工品的培根、火腿、香腸，其中含有過多添加物，建議盡量食用原型食物
- 豆類，比如：豆腐、豆製品、豆類蔬菜、花生...等等
- 奶製品，比如：動物性鮮奶油、乳酪起司...等等
- 水果，漿果類，還有可以偶爾吃些含糖量較低的水果
- 牛奶，每100ml的牛奶含有4.8g碳水化合物。還有無糖豆漿
- 酒精，比如：無糖紅葡萄酒、無糖白葡萄酒、高度烈酒
- 無調味的堅果類，堅果油脂含量高，但碳水量也不低，建議和水果一樣，當做甜點享用偶爾吃即可
- 85%以上的巧克力、無糖可可粉
- 好的代糖，比如：甜菊糖、赤藻糖醇、羅漢果萃取物

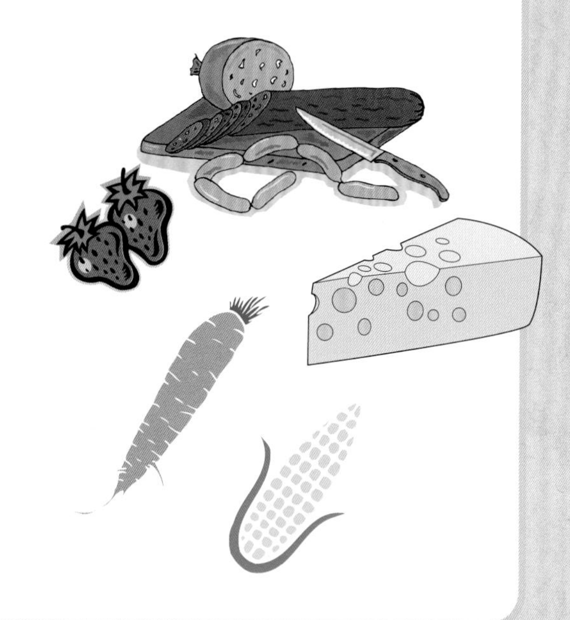

如何計算出碳水化合物、蛋白質、脂肪的攝取量

怎麼得知我吃的食物含有多少碳水化合物 / 蛋白質 / 脂肪？建議大家可以參考並多加利用衛生福利部食品藥物管理署網站上的「食品營養成分資料庫」。

android

https://consumer.fda.gov.tw/Food/TFND.aspx?nodeID = 178

ios

範例：

步驟 1. 進入網站頁面，在關鍵字的欄位輸入想要查詢的食物名稱，比如：馬鈴薯

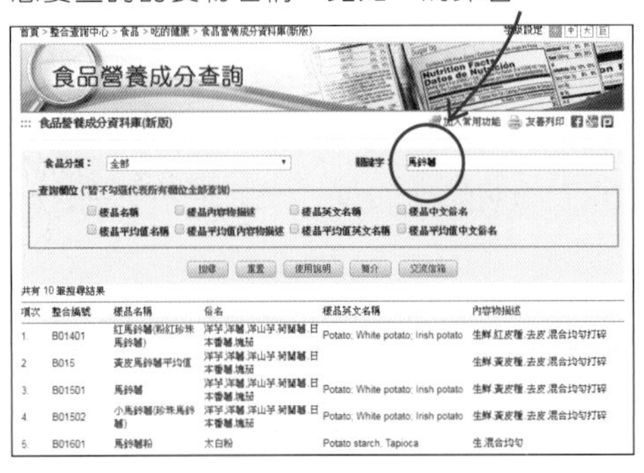

步驟 2. 可以看到每100g馬鈴薯的熱量、蛋白質、脂肪、總碳水化合物、膳食纖維

食品分類：澱粉類
資料類別：樣品平均值
整合編號：B015
樣品名稱：黃皮馬鈴薯平均值
俗名：洋芋.洋薯.洋山芋.荷蘭薯.日本番薯.塊茄
樣品英文名稱：
內容物描述：生鮮.黃皮種.去皮.混合均勻打碎
廢棄率：11.5 %
每單位重(可食部分)：1 x 顆 96.0 克 = 96.0 克
計算每：100 克成分值 更新顯示 匯出 Excel

分析項分類	分析項	單位	每100克含量	樣本數	標準差	每單位重(96.0克)含量x1	每100克含量
一般成分	熱量	kcal	68			65	68.0000
一般成分	修正熱量	kcal	66			63	66.0000
一般成分	水分	g	82.6	2	2.9000	79.3	82.6000
一般成分	粗蛋白	g	2.2	2	0.6000	2.1	2.2000
一般成分	粗脂肪	g	0.1	2	0.2000	0.1	0.1000
一般成分	飽和脂肪	g	0.0			0	0.0000
一般成分	灰分	g	0.9	2	0.0000	0.9	0.9000
一般成分	總碳水化合物	g	14.3			13.7	14.3000
一般成分	膳食纖維	g	1.2	2	0.1000	1.2	1.2000

步驟 3. 計算出淨碳水化合物

「總碳水化合物－膳食纖維＝淨碳水化合物」＝「14.3 － 1.2＝13.1」也就是100g馬鈴薯的淨碳水化合物是13.1g

請準備一個秤子

初期是需要仔細查算的，這樣才知道自己到底吃進了多少營養素，等進行一陣子熟能生巧後，不用秤也能大概的抓出份量。

推薦好用手機app

FatSecret、Myfitnesspal非常實用的免費紀錄食物應用程式，裡面有非常多食物清單，也可以自定義自己的食物，只要加進您吃的東西，就能自動計算出熱量與營養比例。

FatSecret

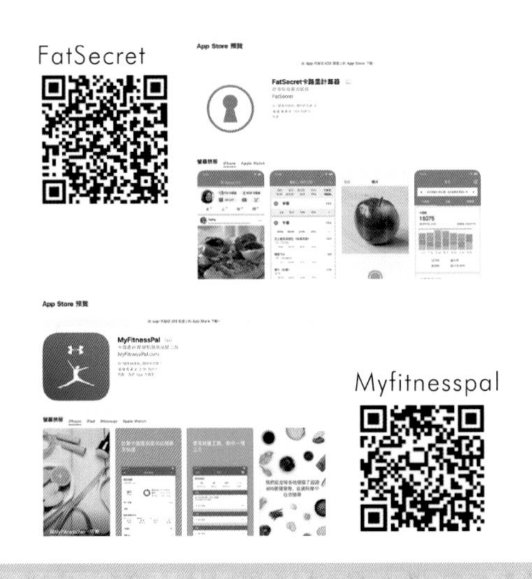

Myfitnesspal

養成購買前仔細閱讀營養成分標示

學會看外包裝的營養標示就能吃到正確的食物，避面隱形的碳水化合物

範例一：料理中最常用到的醬油

Nutrition Information/營養資料
Servings Per Package/每包裝所含食用分量數目：100
Serving Size/食用分量：5mL/毫升
Per Serving/每食用分量
Energy/能量 6kcal/千卡
Protein/蛋白質 0.5g/克
Total fat/總脂肪 0g/克
-Saturated fat/飽和脂肪 0g/克
-Trans fat/反式脂肪 0g/克
Carbohydrates/碳水化合物 0.7g/克
-Sugars/糖 0.6g/克
Sodium/鈉 317mg/毫克
使用後請即蓋好並冷藏存放
Tightly Close Lid After Use And Keep Refrigerated

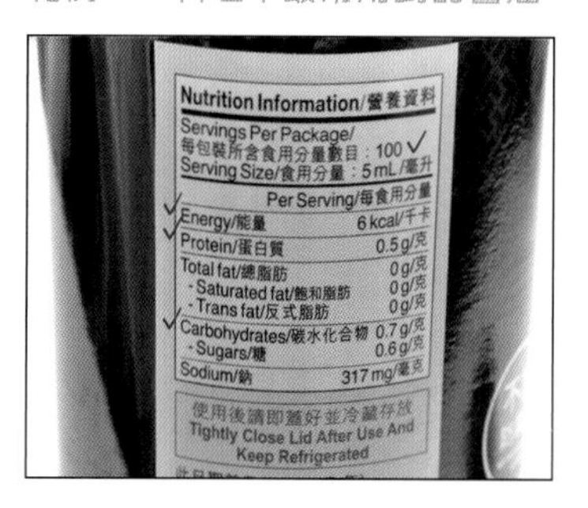

步驟 1

首先看總重量有多少？營養標示的基準是以100g(ml)，還是以份數為基準？如果是以份數來標示，則要看每一份標示的重量是多少？總共內含幾份？

這瓶醬油總量是500ml，是以份數來標示的一共有100份，每份是5ml(1小匙)

步驟 2

將食用的量乘上標示列出的數值，就可以算出吃進的熱量及各種營養素的量

比如，烹煮時我加了10ml(2份)的醬油，就等於吃進熱量12大卡(2×6＝12)，蛋白質1g(2×0.5＝1)，以及碳水化合物1.4g(2×0.7＝1.4)

範例二：燕麥片

燕麥片每100g的熱量是351大卡，蛋白質12.2g， 脂肪9.6g，淨碳水化合物54g(總碳水67.6 －膳食纖維13.5)

營養資料 Nutrition Information

	每100克 / Per 100g
能量 / Energy	351千卡 / kcal (1474千焦 / kJ)
蛋白質 / Protein	12.2克 / g
總脂肪 / Total Fat	9.6克 / g
- 飽和脂肪 / Saturated Fat	2克 / g
- 反式脂肪 / Trans Fat	0克 / g
總碳水化合物 / Total Carbohydrates	67.5克 / g
- 膳食纖維 / Dietary Fibre	13.5克 / g
- 糖 / Sugars	0.9克 / g
鈉 / Sodium	0毫克 / mg

此日期前最佳(日/月/年)：

慎選調味料
避免隱形醣量

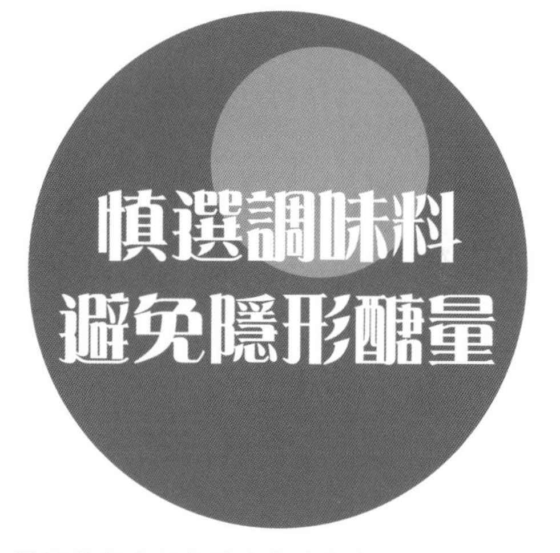

除了留意食材的碳水化合物含量之外，調味料也要仔細的確認喔！

只使用鹽、胡椒、碳水化合物低的醬油、醋等簡單的調味料，再搭配各種香草或辣椒粉、咖哩粉、孜然粉等香料。

柴魚片、蝦米、小魚乾、昆布、乾香菇的碳水化合物含量低，是不錯的鮮味來源，可以多加利用。

絕不可使用的是砂糖、味醂、甜麵醬、市售的番茄醬與烤肉醬，以及各種含糖的人工速成調味料。

盡量自製醬料或使用替代調味料，比如：

砂糖→代糖

味醂→米酒＋代糖

番茄醬→無糖番茄汁或番茄糊

低醣飲食也能享受美味的甜點，麵粉用烘焙用的杏仁粉、椰子細粉、無基因改造的大豆粉來替代。砂糖則用甜菊糖、赤藻糖醇、羅漢果萃取物替代。

椰子細粉（Coconut Flour）

是由椰子肉脫水後研磨成的細粉，淡淡的微黃色澤，質地與麵粉一樣細緻，與超市或東南亞商店常見的顆粒椰子粉（蓉）不一樣，椰子細粉無麩質、高纖、低碳水化合物、富含飽和脂肪，比其他加工穀粉類更能維持血糖平衡，增加飽足感，很適合用來製作低醣甜點。

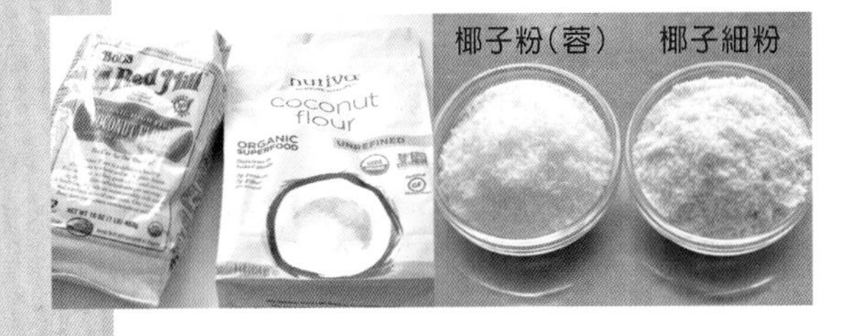

赤藻糖醇（Erythritol）

赤蘚糖醇的甜度是蔗糖的70%，因為升糖指數GI為0，不會引起血糖波動，所以每100g的淨碳水化合物只需計算為3~5g，很適合作為低醣飲食的代糖。

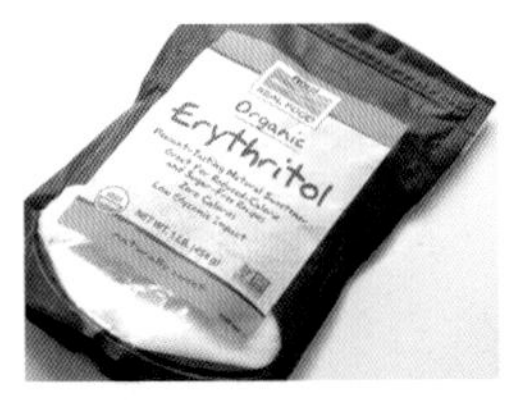

購買地點：台灣大型藥房

iHerb網站 http://tw.iherb.com/

外食也能輕鬆實踐「低醣飲食」

在外用餐時常常只注意到主食材，卻忽略調味料當中隱藏了不少碳水化合物。

比如：糖醋排骨、三杯雞都是含有大量糖在裡頭。還有太白粉勾芡的料理，比如：麻婆豆腐、帶湯汁的燴菜。西式濃湯裡則有麵粉，日式咖哩、照燒料理....等等都是含有大量的碳水化合物。

所以在外用餐時盡量選擇料理方式最單純的菜色，避免帶有醬料、勾芡、濃湯、有外層裹粉麵衣的炸物

早餐店 可以選擇荷包蛋、無糖豆漿、蔥花蛋，培根、火腿因是加工製品，斟酌食用。

自助餐 最簡單的方式就是以五花肉、排骨、雞腿、豬腳、蛋類、豆腐類為優先選擇，再挑幾樣綠葉蔬菜即可。

小吃麵店 可以選擇的也很多，比如：燙青菜（不要加甜甜的醬汁）、滷蛋、滷海帶、豆干類的小菜、白切肉、清燉牛肉湯...等都能吃的美味又吃的飽。

火鍋店 吃火鍋時可以多吃肉類、海鮮、與青菜，避免貢丸、魚餃之類的加工火鍋料。

便利商店 一定要仔細的看營養標示，成分不要太複雜，選擇原型食物，不要過多的加工程序。可以選擇茶葉蛋，或以蔬菜為主的雞肉或鮪魚沙拉，但要避免使用附帶的沙拉醬料，建議可以自備醬料。關東煮，像白蘿蔔、香菇...等能看到原型的食物都是不錯的選擇，而貢丸、黑輪等加工品都不行，油豆腐也算是加工品，勉強還可以食用，但要限量攝取。便利商店有皮蛋與盒裝嫩豆腐可自行加工成涼拌皮蛋豆腐。也可以將茶葉蛋與鮪魚罐頭混合成沙拉食用。

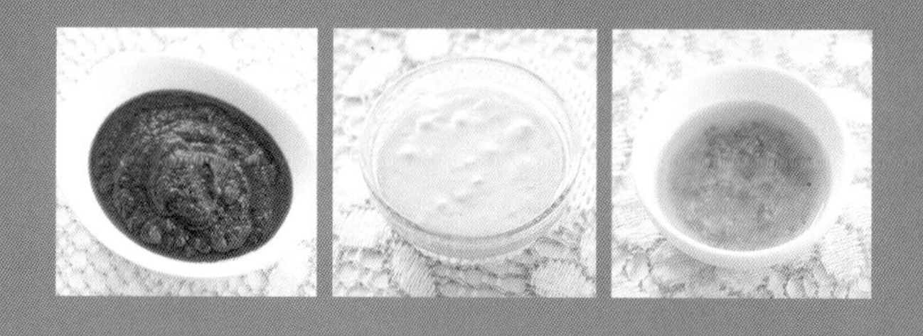

自製健康醬料

SAUCES

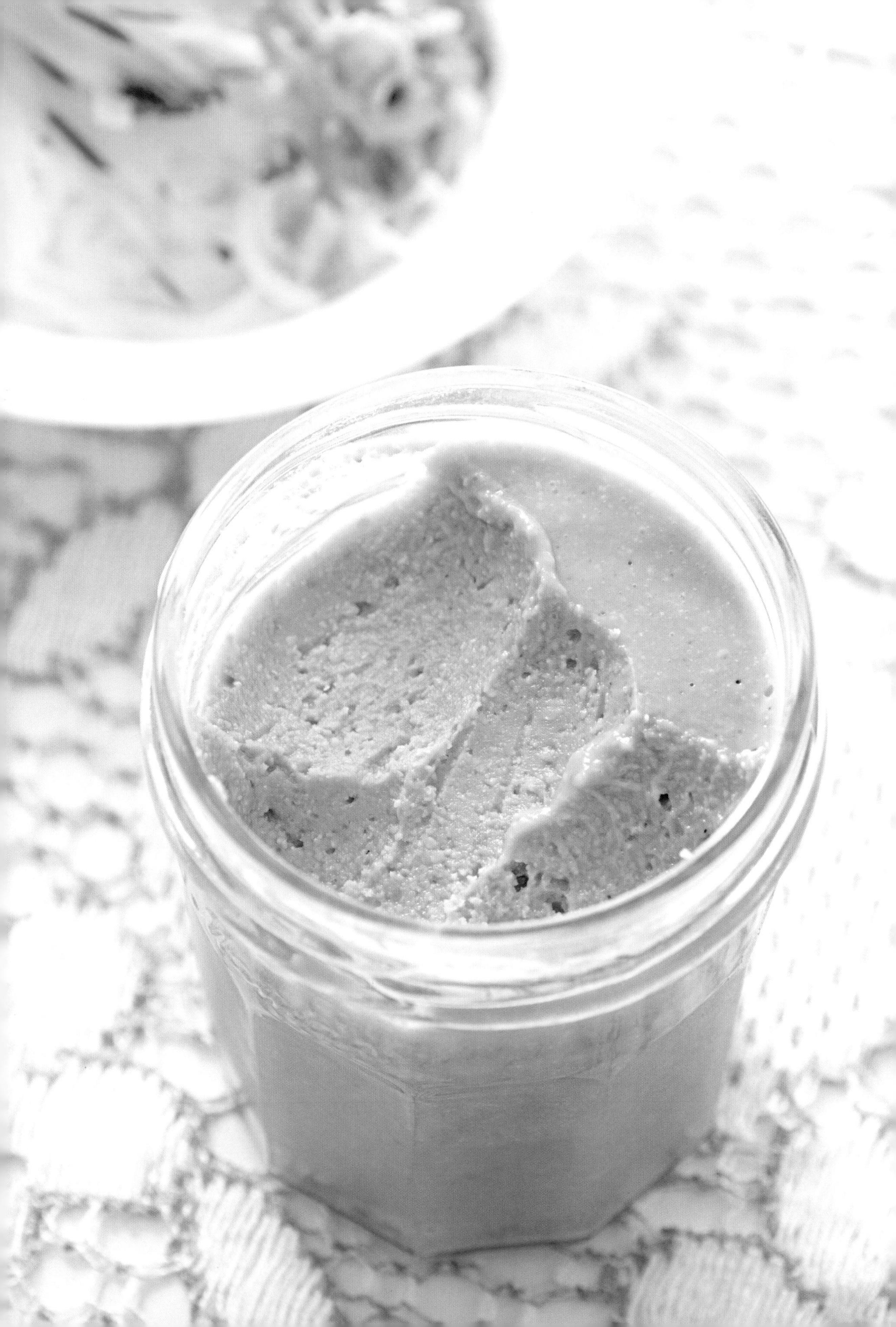

1大匙(18g)

熱量	蛋白質	脂肪	總碳水化合物	膳食纖維	淨碳
104 g	4 g	8 g	5 g	1.5 g	3.5 g

健康花生醬

市售花生醬含有大量的糖份，自己製作非常簡單，除了當抹醬也能用來調醬汁喔

材料　11份 每份18g(1大匙)

生的去殼花生‧‧‧‧‧ 200g

鹽 ‧‧‧‧‧‧‧‧‧‧‧‧‧ ⅛小匙

椰子油‧‧‧‧‧‧‧‧‧‧ 1大匙

※ 可依喜好加入適量赤藻糖醇增加甜味

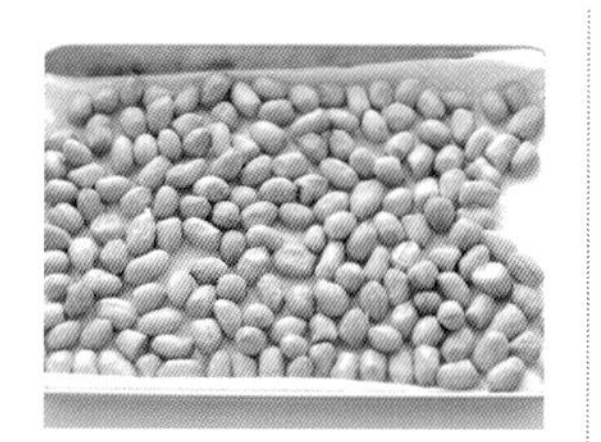

1

將花生快速的沖洗後用廚房紙巾將水份擦乾，再平鋪在墊有烘焙紙或錫箔紙的烤盤上

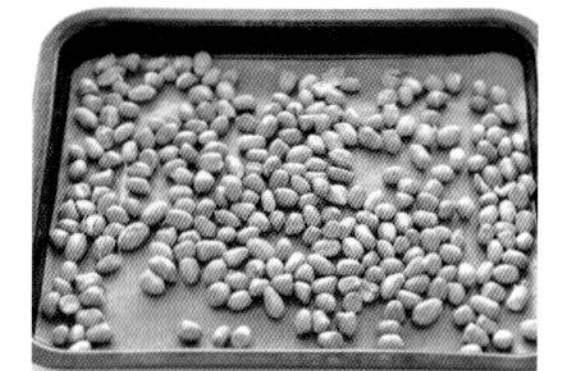

2

放進已預熱的烤箱，以攝氏160度 烤 約15~20分鐘，放涼後就是酥脆的花生

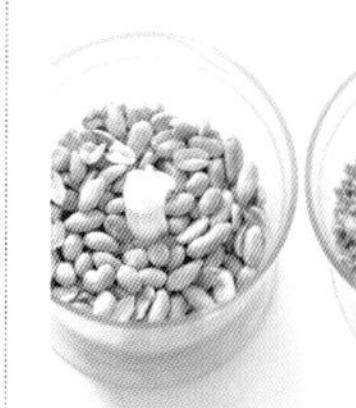

3

將花生去皮後放進調理機裡攪打約幾十秒

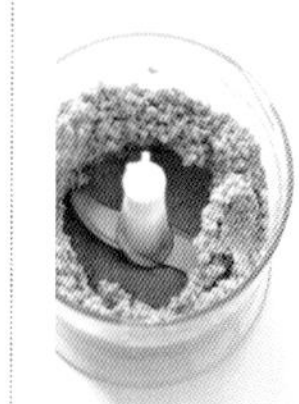

4

用湯匙翻拌幾下，再繼續邊攪打邊翻拌，直到攪打成花生泥

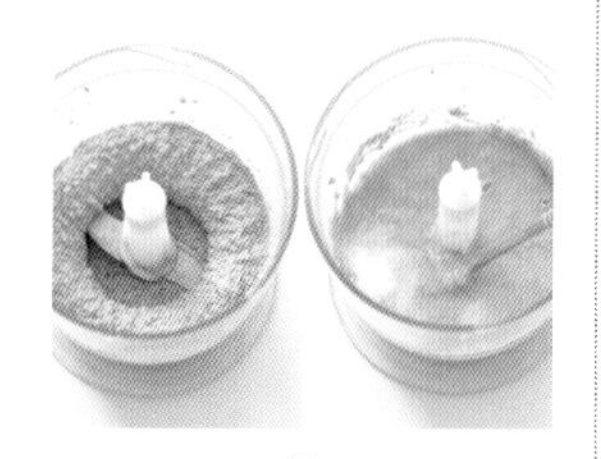

5

加入鹽、椰子油調味

可以加入適量赤藻糖醇增加甜味，或1大匙無糖可可粉，或¼小匙肉桂粉增加風味喔

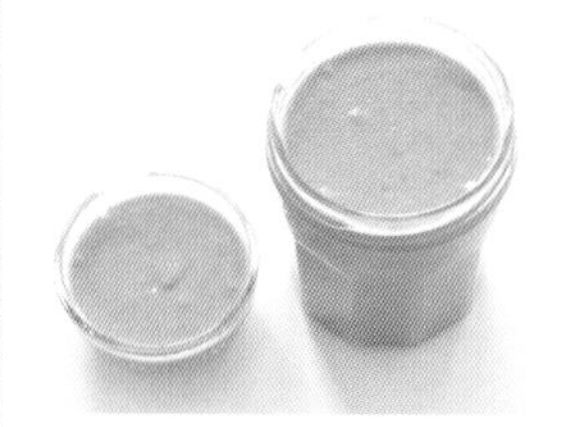

6

最後裝入玻璃罐中，冰箱冷藏保存1個月

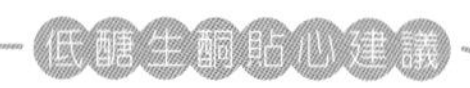

- 花生醬越打會越稀不再是膏狀，所以可依喜好來斟酌打的狀態
- 除了花生，各式堅果也能這樣打成醬喔
- 花生若不水洗，則烤的時間會縮短。花生的大小也會影響烤的時間，可邊烤邊觀察
- 無法調溫的小烤箱更適合用來烤花生，因空間小熱的比較快，花生離上下火都比較近
- 微波爐也能叮，將花生平鋪到平盤上，以中高火力先加熱2分鐘，取出翻動一下，再分次每次加熱1分鐘，直到顏色變金黃即可
- 以低醣生酮飲食的角度來看花生醬是屬於不建議食用的食物，但自製的花生醬可以選用新鮮質量好的花生，少量製作新鮮吃即可避免黃麴毒素，且自製的花生醬可用來入菜，每次的使用量也只有1~2匙，適量的食用即可

1大匙(18g)
熱 量
133 g
蛋白質
0.36 g
脂肪
14 g
總碳水化合物
0.3 g
膳食纖維
0 g
淨碳
0.3 g
生酮餐

自製美乃滋

自製美乃滋最大的優點在於能嚴選優良的食材，避免不必要的添加物，新鮮做、健康吃

材料　8份每份18g（1大匙）

- 蛋黃 ··· 1顆
- 法式芥末醬 ··· 1小匙
- 無明顯味道的油 ··· 120ml
- 檸檬汁 ··· 1～2大匙
- 鹽 ··· 適量

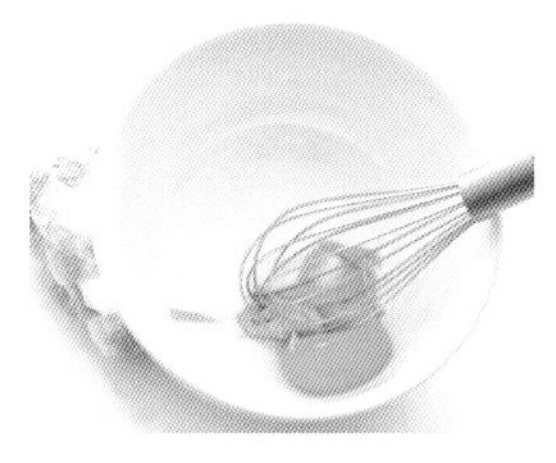

1
蛋黃恢復室溫後加入芥末醬，以打蛋器攪拌至顏色比原來的要白一些
製作美乃滋的器具一定要擦乾水份，否則美乃滋會打不起來

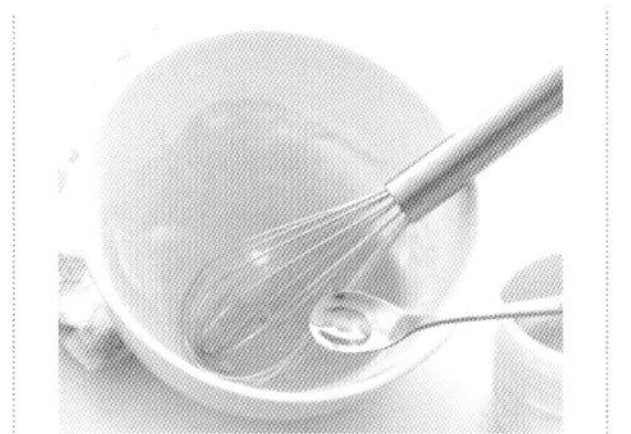

2
加入1～2小滴的油，攪拌至蛋油完全融合，大約需拌10～15圈，重複相同動作約30次
美乃滋成功的訣竅在於一開始只加極少許的油

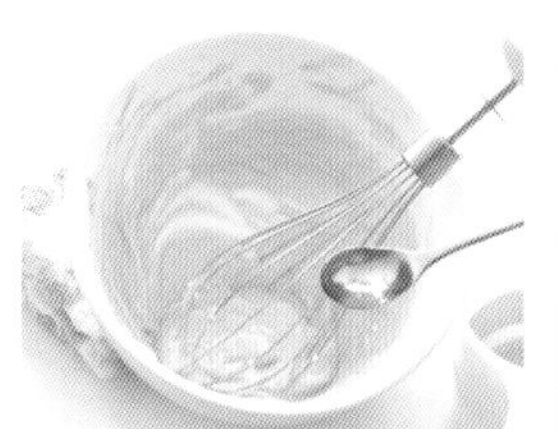

3
接著改加入 ¼ 小匙的油，攪拌至蛋油完全融合，重複相同動作直到蛋黃呈現奶油狀

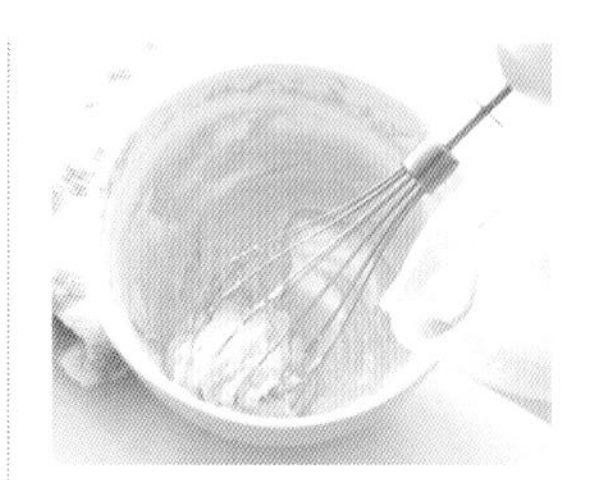

4
等蛋黃與油變成黏稠的奶油霜狀後，每次加的油就能增量，直到油全部用完

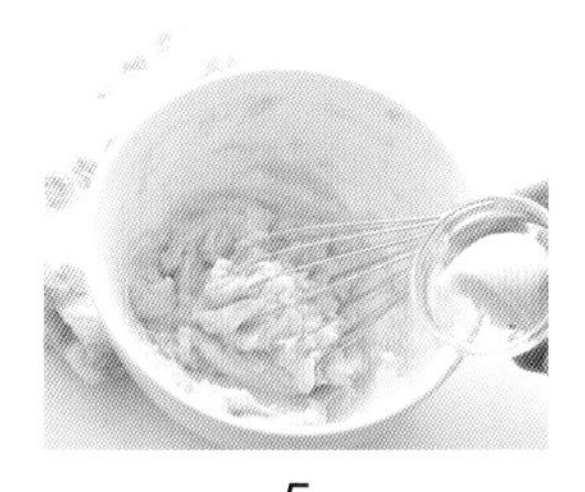

5
加入檸檬汁攪拌均勻，此時美乃滋的色澤會變較白

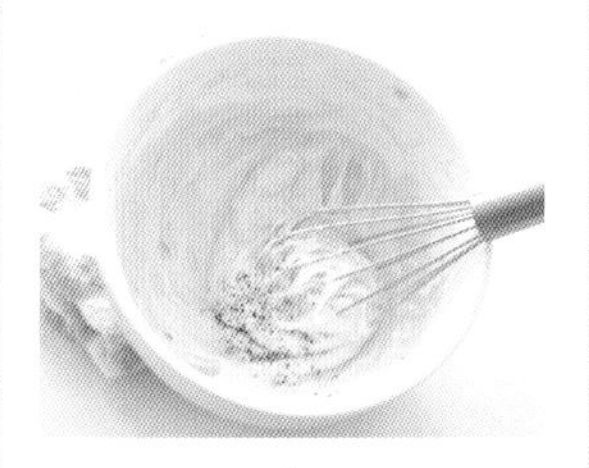

6
再加鹽調味，或依喜好加少許現磨黑胡椒粉增加香氣，即完成
加入適量的赤藻糖醇則為甜味美乃滋

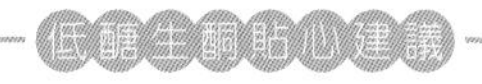

- 建議使用的油為非調和的植物油，而味道重的麻油、花生油不太適合，容易搶味
- 油的使用量約100～200ml，可嘗試不同比例的油量調出適合自己的口味
- 建議用多少、做多少，做完需冷藏保存並於7日內食用完
- 也可以用果汁機、食物調理機或手持調理機來製作美乃滋更省時
- 美乃滋成功的訣竅在於一開始只加極少許的油，攪拌至蛋油完全融合才能再加油，若油一下加太多或加太快容易失敗喔
- 如果不小心把美乃滋打到油水份離怎麼辦？請暫停加油動作，另取一顆蛋黃再次重複每次極少量的加入先前油水分離的蛋黃液，直到加完後才再加入先前未使用的剩油

1大匙(18g)

熱量	蛋白質	脂肪	總碳水化合物	膳食纖維	淨碳
376 g	1 g	40 g	2.3 g	0.2 g	2 g

生酮餐

千島沙拉醬

以美乃滋爲基底，只需簡單用番茄醬調味，
馬上就能變化成另一款美味沙拉醬

材料　1份 總計75g

自製美乃滋 ·········· 5og
自製低醣番茄醬 ······ 15g
洋蔥末 ··············· 10g
現磨黑胡椒粉 ······· 少許
※ 可加入赤藻糖醇增加甜味
※ 自製美乃滋作法
請見第21頁
※ 低醣番茄醬作法
請見第25頁

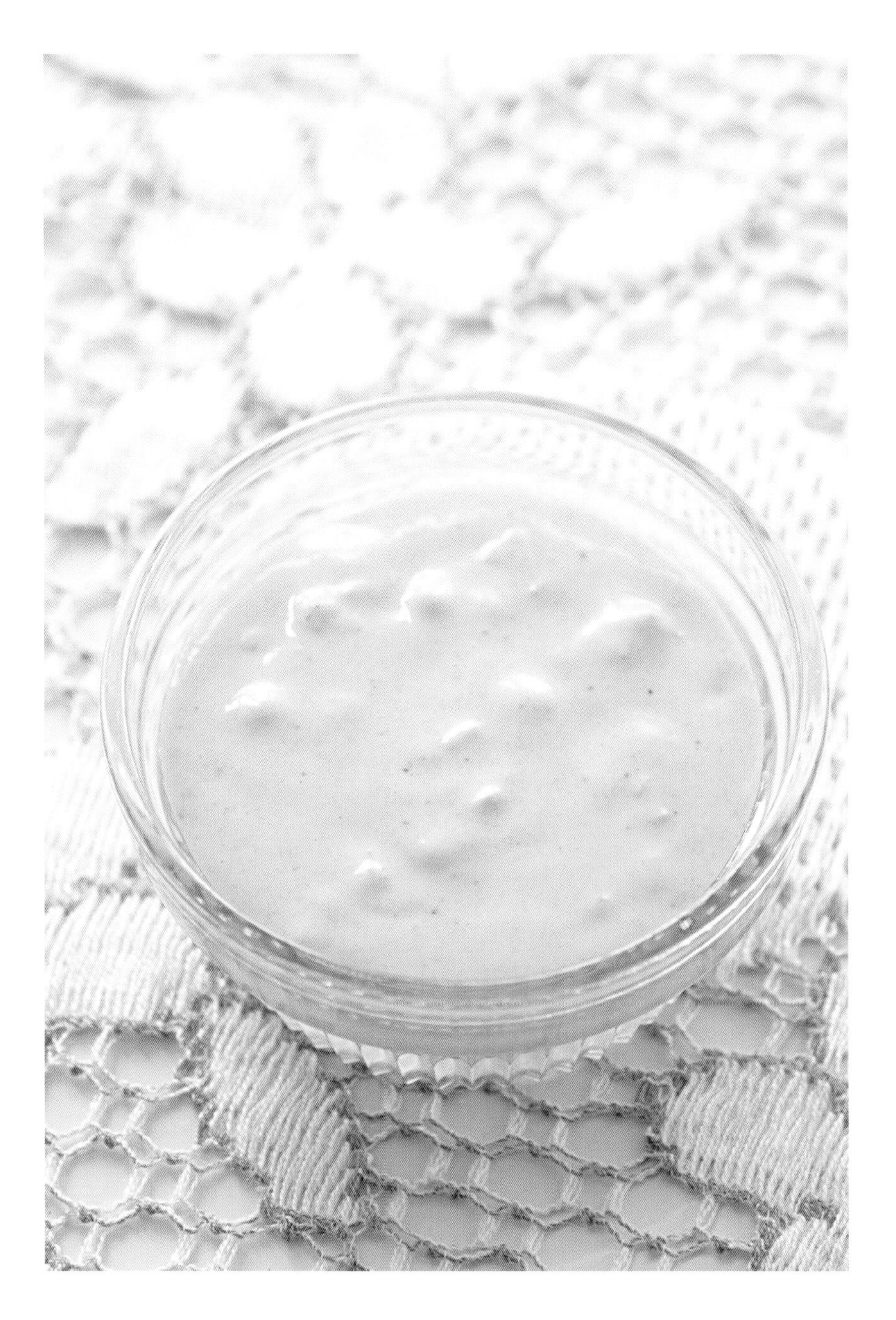

作法

所有材料攪拌均勻即可

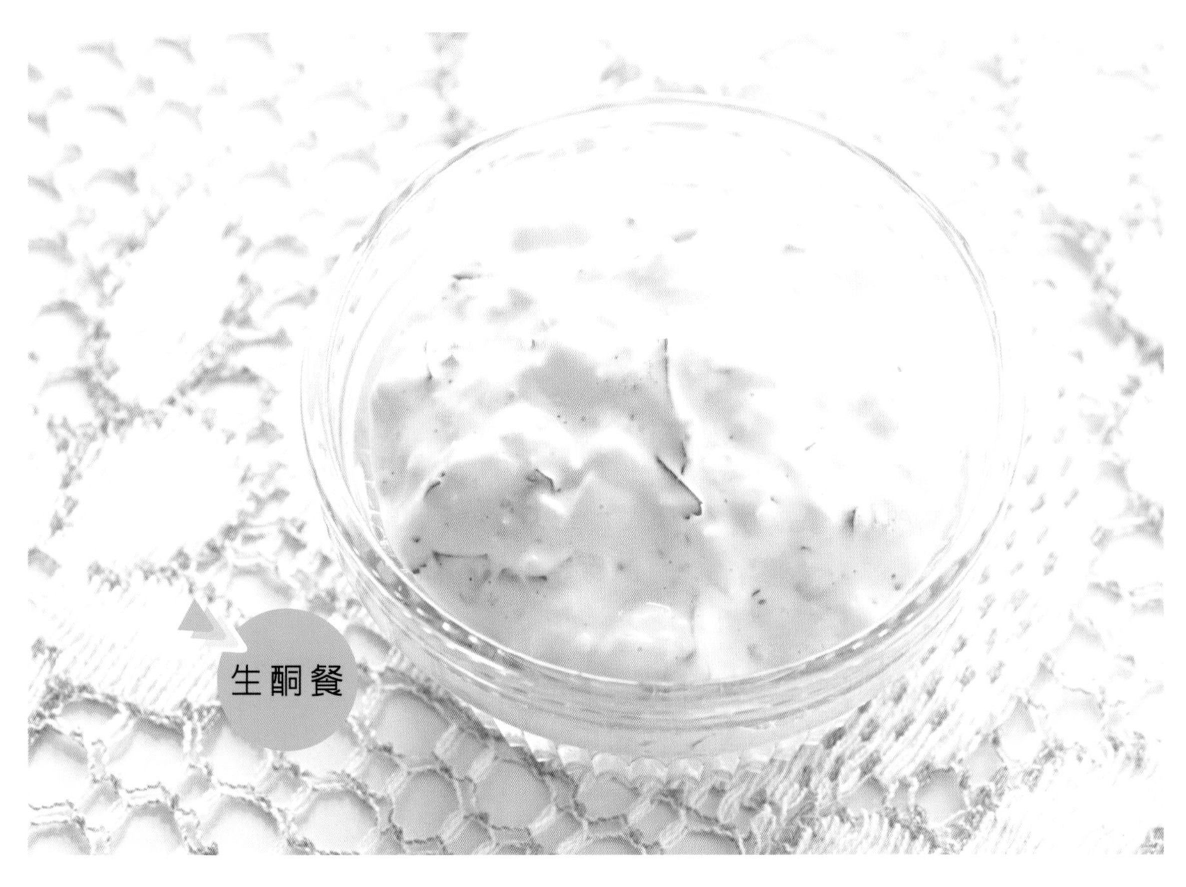

1大匙(18g)

熱量	蛋白質	脂肪	總碳水化合物	膳食纖維	淨碳
379 g	8 g	37 g	3.7 g	0.4 g	3.3 g

塔塔醬

塔塔醬最常用來搭配炸物一起食用，
也能直接拌生菜沙拉，或是漢堡、三明治的醬料

材料　1份 總計125g

自製美乃滋 ······· 40g
水煮蛋 ······1顆，切碎
洋蔥末 ··········· 15g
香菜末 ············· 5g
檸檬汁 ······· 1~2小匙
鹽與現磨黑胡椒粉·· 少許

※ 可加入赤藻糖醇增加甜味
※ 自製美乃滋作法請見第21頁

作法

所有材料攪拌均勻即可

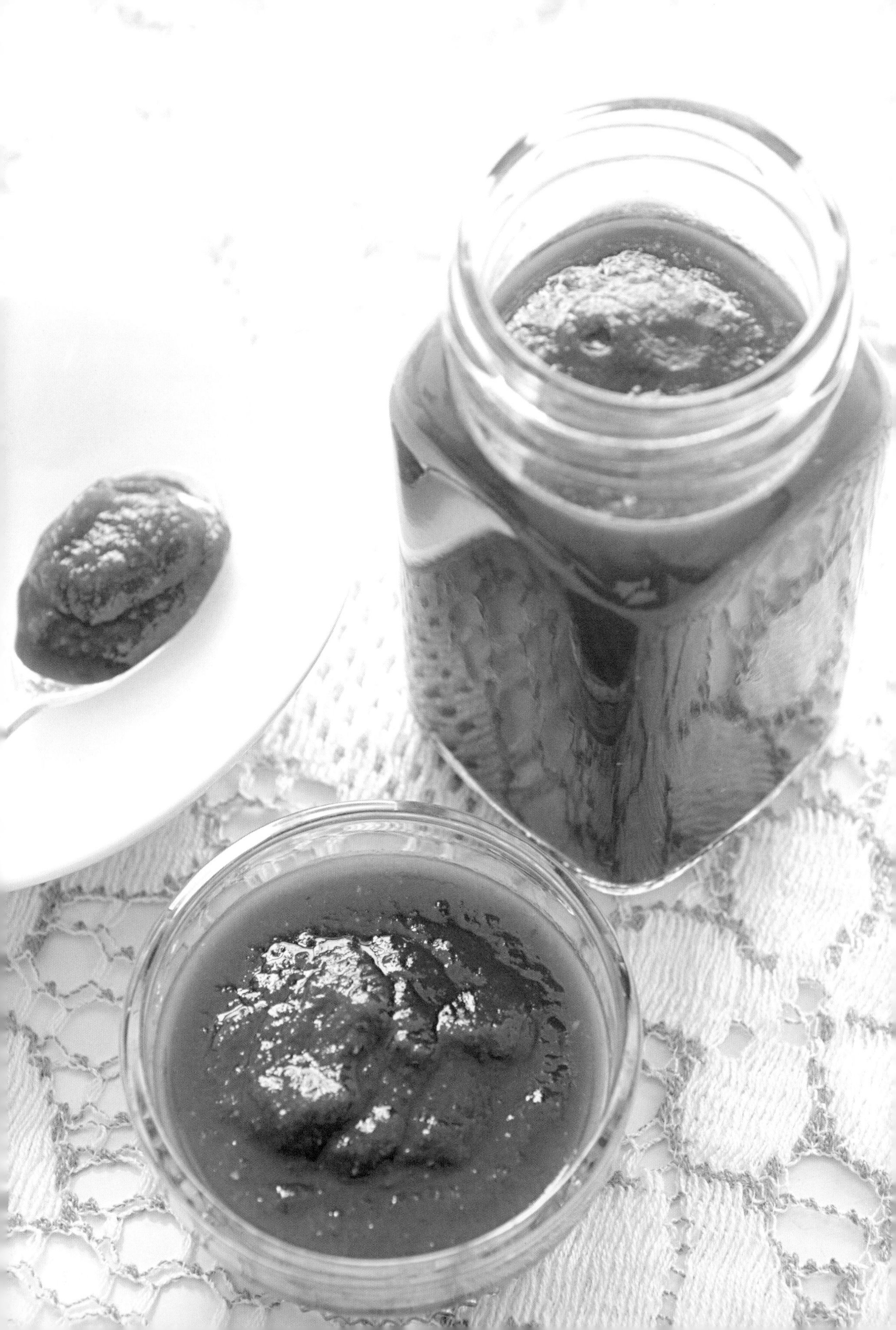

1大匙(18g)

熱量	蛋白質	脂肪	總碳水化合物	膳食纖維	淨碳
2 g	0 g	0 g	0.5 g	0.1 g	0.4 g

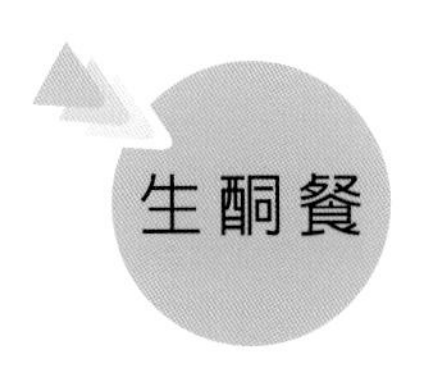

低醣番茄醬

市售的番茄醬含有大量的糖甚至添加劑，其實作法很簡單，可以在家自製喔

材料　22份

每份18g(1大匙)

罐頭番茄 ··· 1罐，400g
蘋果醋 ··········· 60ml
洋蔥 ············· 20g
蒜頭 ············· 2瓣
香葉 ············· 2片
丁香 ······2粒，可省略
鹽與現磨黑胡椒粉....適量

※ 可依喜好加入適量赤藻糖醇增加甜味

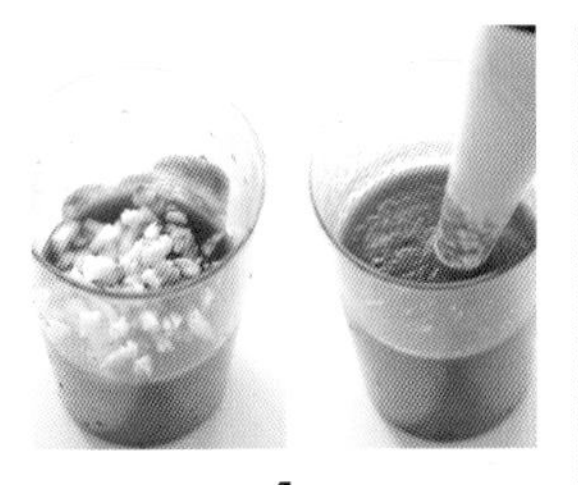

1
將洋蔥、蒜頭切小塊後與罐頭番茄一起用調理機打成泥狀

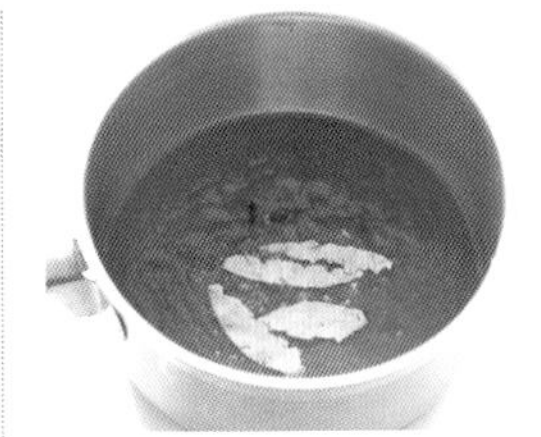

2
再放入鍋中加入蘋果醋、香葉、丁香
香葉要撕去葉脈，香味才會釋放出來

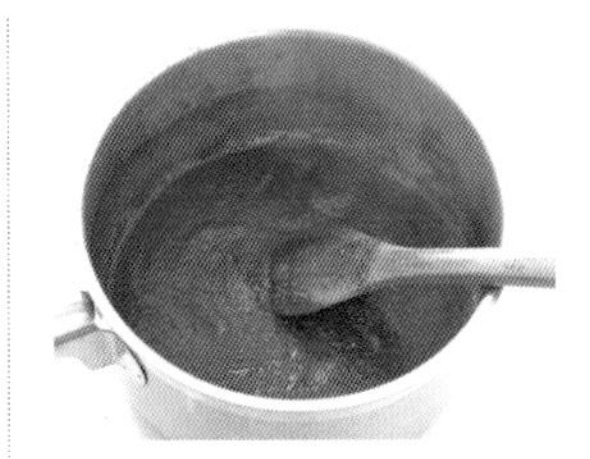

3
小火邊攪拌邊煮約10~15分鐘後，加鹽、黑胡椒粉調味，再挑出香葉與丁香，即完成
可依喜好加入適量赤藻糖醇增加甜味

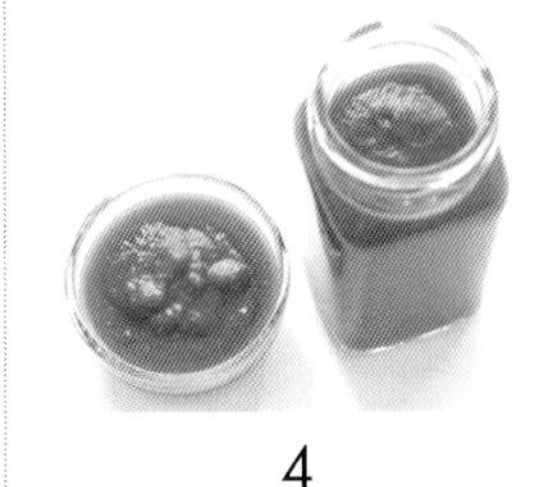

4
可以趁熱倒入乾燥的玻璃瓶中，冷卻後放入冰箱可冷藏保存1個月

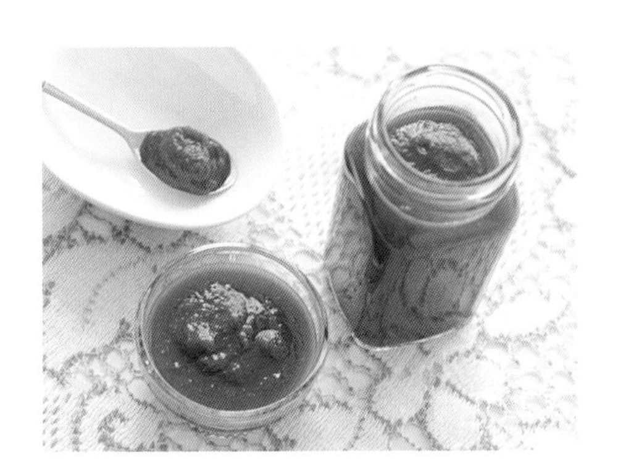

低醣生酮貼心建議

也可用番茄膏tomato paste來替代罐頭番茄，只要增加適量的清水即可

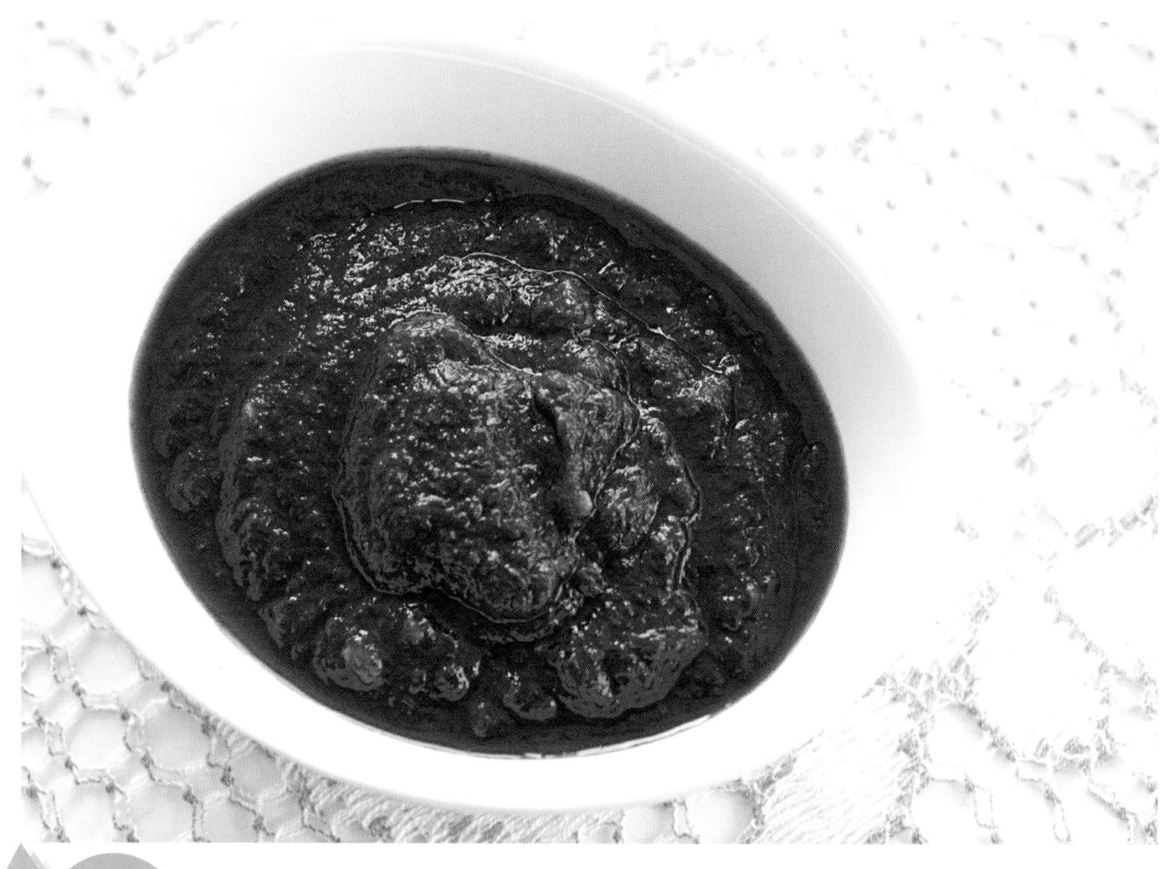

生酮餐

1大匙(18g)

熱量	蛋白質	脂肪	總碳水化合物	膳食纖維	淨碳
19 g	0.5 g	1 g	1.8 g	0.9 g	1 g

低醣辣味燒烤醬

自製低醣辣味燒烤醬用來烤豬肋排、雞腿、雞翅超讚的喔

材料　16份 每份18g(1大匙)

自製低醣番茄醬‧‧‧ 250g
椰子油 ‧‧‧‧‧‧‧‧‧ 1大匙
蒜末 ‧‧‧‧‧‧‧‧‧‧‧ 1大匙
辣椒粉 ‧‧‧‧‧‧‧‧‧ 3大匙
醬油 ‧‧‧‧‧‧‧‧‧‧‧ 2大匙
清水 ‧‧‧‧‧‧‧‧‧‧‧ 2大匙
鹽與現磨黑胡椒粉‧‧ 適量

※ 可依喜好加入適量赤藻糖醇增加甜味

※ 低醣番茄醬作法請見第25頁

作法

1 將蒜末放入鍋中用椰子油炒香，再加入低醣番茄醬、辣椒粉、醬油、清水

2 小火邊攪拌邊煮約3~5分鐘，煮的時間可依喜好濃稠度來決定

3 加入適量的鹽與現磨黑胡椒粉調整味道
可依喜好加入適量赤藻糖醇增加甜味

4 再趁熱倒入玻璃瓶中，冷卻後放入冰箱可冷藏保存1個月

低醣生酮貼心建議

辣椒粉也可以替換成無糖可可粉，則為巧克力燒烤醬，或是咖哩粉成為咖哩燒烤醬喔

1份

熱量	蛋白質	脂肪	總碳水化合物	膳食纖維	淨碳
416 g	0.6 g	42 g	2 g	0.1 g	2 g

生酮餐 油醋醬

傳統油醋醬的調配比例是三份油對上一份酸，再加點鹽和香料幾乎可以搭配各種蔬菜沙拉

作法

所有材料攪拌均勻即可

材料　1份 總計68g

初榨橄欖油 ‥‥‥ 3大匙
法式芥末醬 ‥‥‥ 1小匙
檸檬汁 ‥‥‥‥‥ 1大匙
蒜泥 ‥‥‥‥‥‥ 1小瓣
鹽 ‥‥‥‥‥‥‥‥ 適量
現磨黑胡椒粉 ‥‥‥ 適量

低醣生酮貼心建議

法式芥末醬的量可依喜好自行調整，最好使用現磨黑胡椒粉

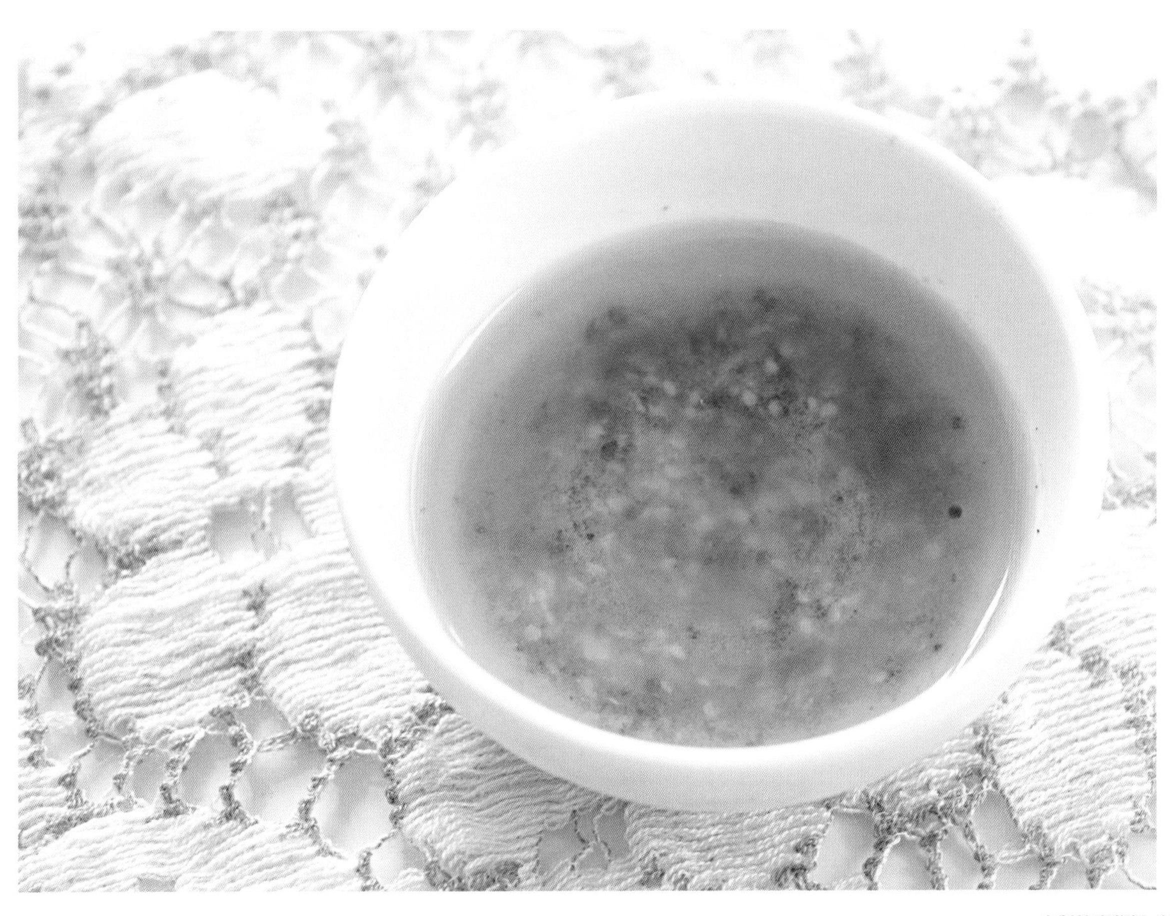

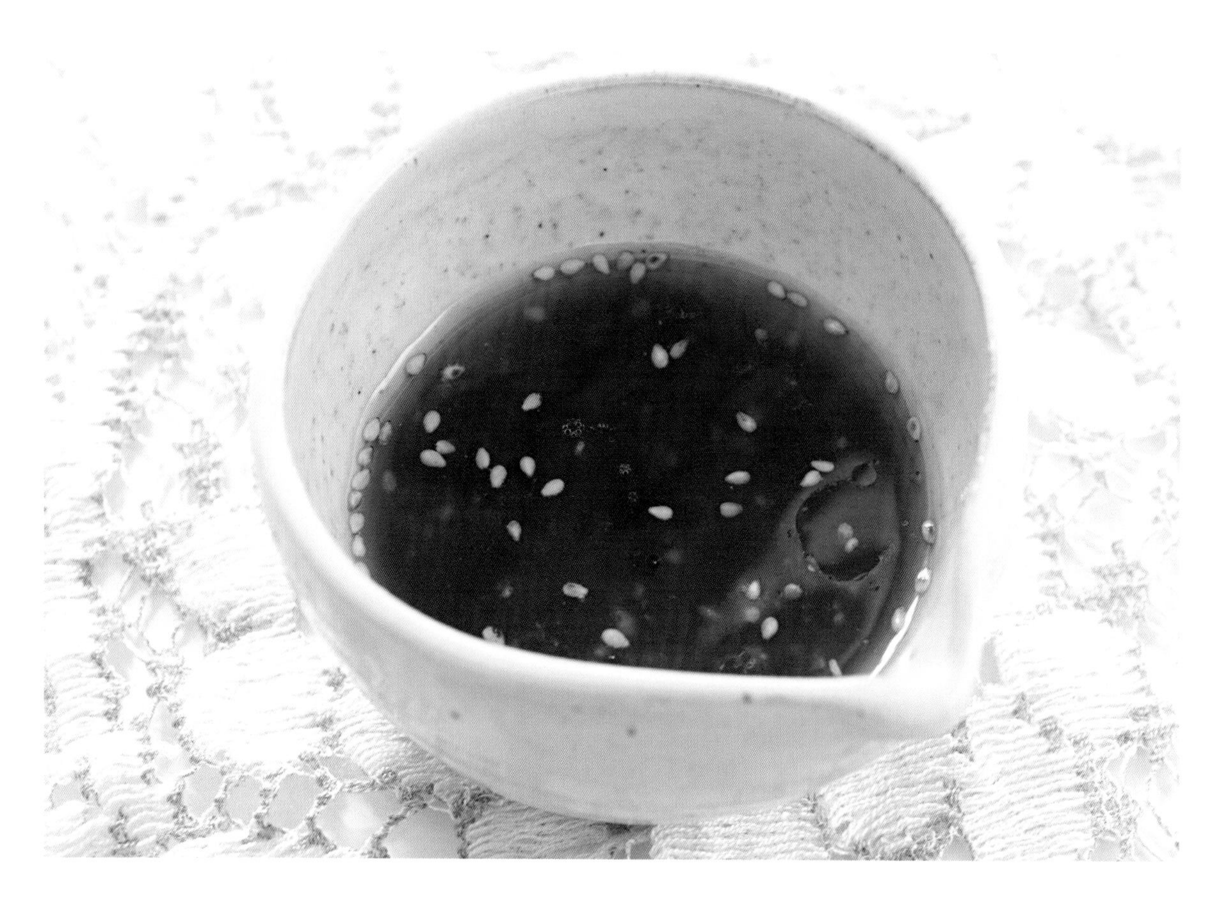

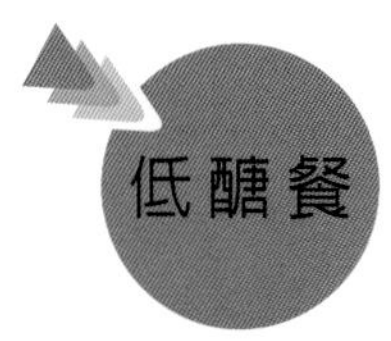

1份

熱量	蛋白質	脂肪	總碳水化合物	膳食纖維	淨碳
263 g	1 g	27 g	3.6 g	0.3 g	3.3 g

和風沙拉醬

除了搭配各種蔬菜沙拉，也能用來拌麵，或當涮肉片的沾醬喔

材料　1份 總計60g

沙拉油 ……… 1大匙
香油 ………… 1大匙
醬油 ………… 1小匙
味噌 ………… 1小匙
蘋果醋(或米醋)‥ 1大匙
蒜泥 …………… 少許
炒香的白芝麻
……… 1小撮，捏碎

作法

所有材料攪拌均勻即可

低醣生酮貼心建議

- 酸與鹹度可依口味調整，也能再加入少許的洋蔥泥增香
- 味噌替換成自製花生醬也是挺好吃的喔

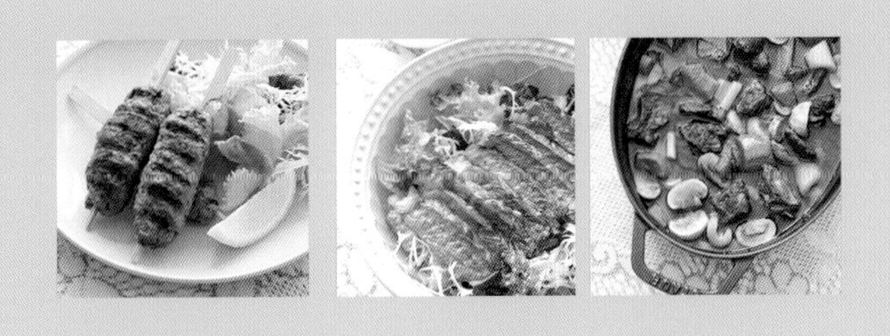

營養健康更美味的牛肉佳餚

B E E F S

低醣餐

1份

熱量	蛋白質	脂肪	總碳水化合物	膳食纖維	淨碳
839 g	27 g	77 g	7 g	1 g	6 g

香煎漢堡肉佐奶油蘑菇醬

漢堡肉以半煎半蒸的方式，就能烹煮出滑嫩多汁不乾柴的口感

材料 2份

牛絞肉 ·········· 250g
五花豬絞肉 ······· 50g
洋蔥末 ··········· 50g
中型雞蛋 ········· 1顆
現磨黑胡椒粉 ···· 小匙
鹽 ············· ¼ 小匙
椰子油 ········· 2大匙
清水 ··········· 3大匙

奶油蘑菇醬

蘑菇 ············· 80g
蒜末 ··········· 2小匙
鮮奶油 ········· 100ml
清水············ 2大匙
鹽與現磨黑胡椒粉·· 少許

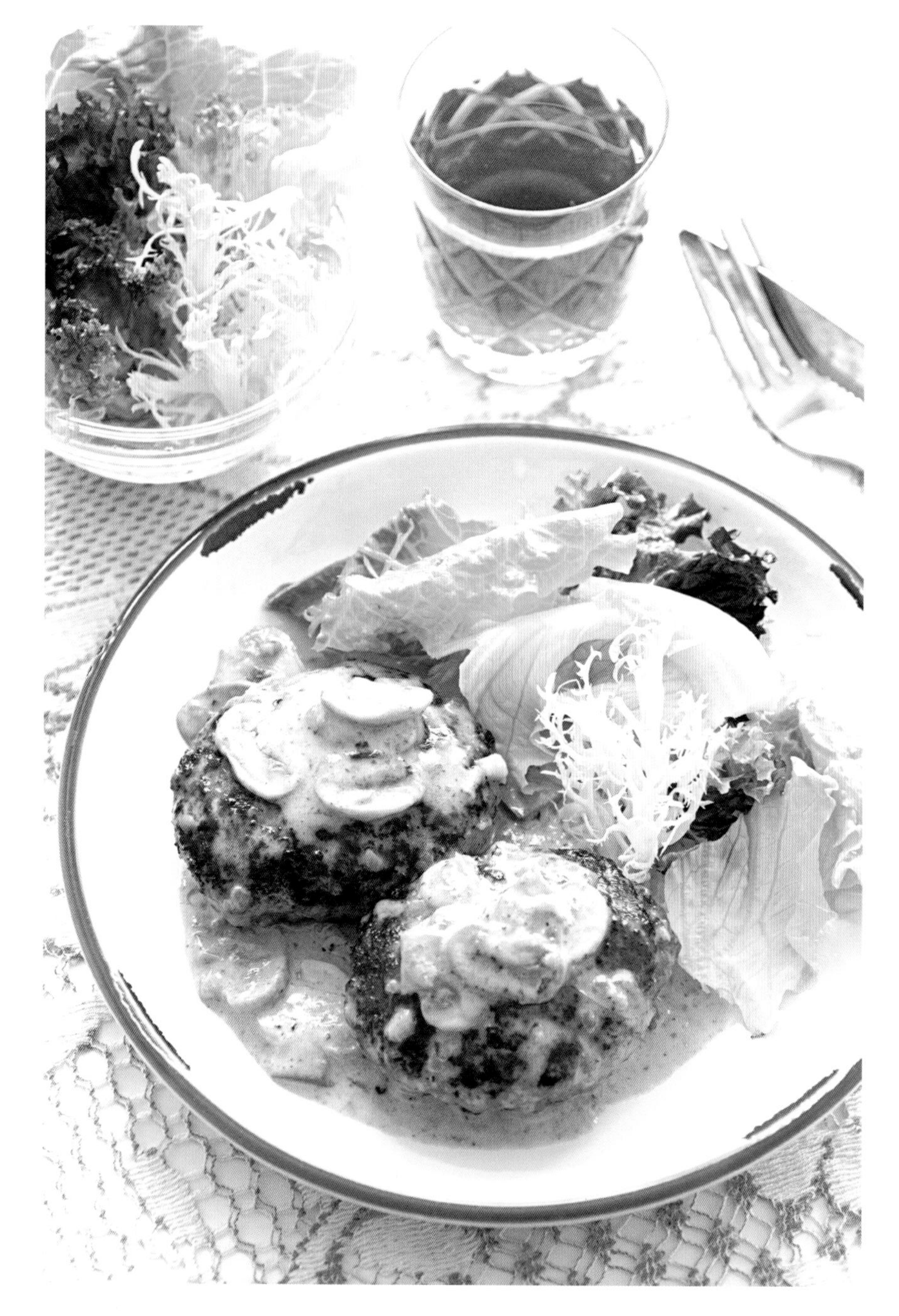

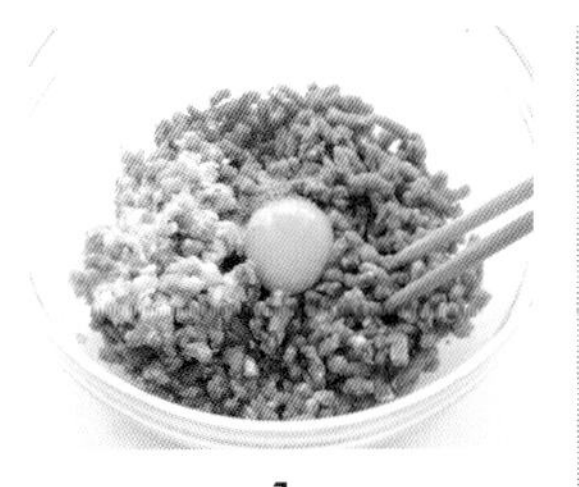

1

將牛絞肉、豬絞肉放入盆中加入雞蛋、黑胡椒粉、鹽以同一方向攪拌約2分鐘

牛肉提香，豬肉增加滑嫩口感，豬肥肉越多漢堡肉就越滑嫩多汁

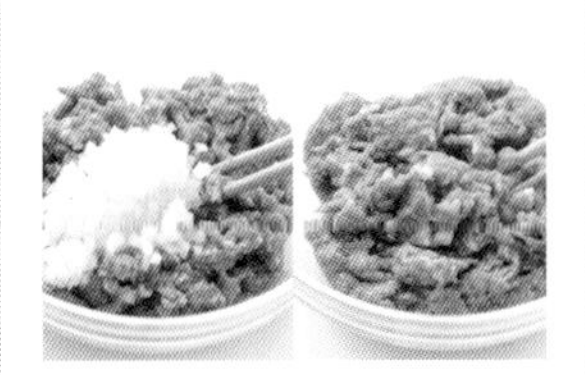

2

加入洋蔥以同一方向拌勻後，再整團肉拿起往盆裡摔打1分鐘

摔打肉餡可以排出空氣增加彈性，煎的時候才不易散掉

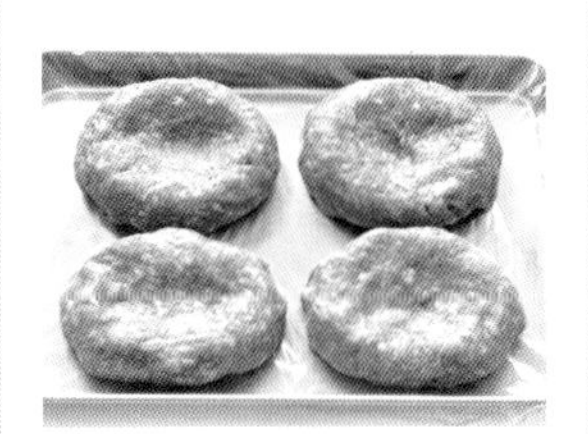

3

肉餡均分成4等份，塑成圓球狀，用手來回輕拋排出空氣再整成橢圓形，備用

整成中間較凹陷的餅狀，就不怕熟度不均勻

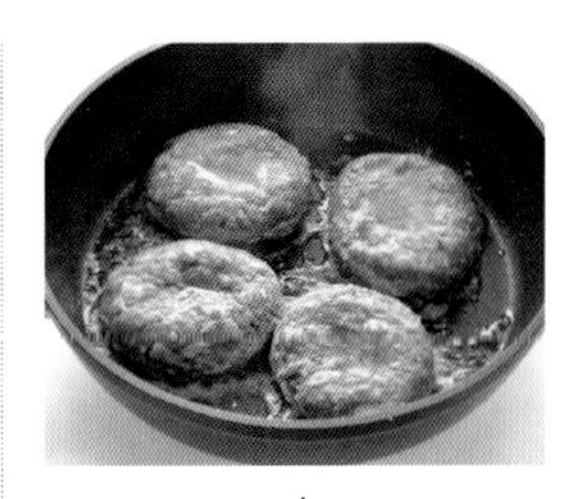

4

熱鍋，椰子油燒熱後放入漢堡肉，以中大火煎約1分鐘至底部上色

鍋要熱才能鎖住肉汁，也不可反覆翻面會讓肉汁流失

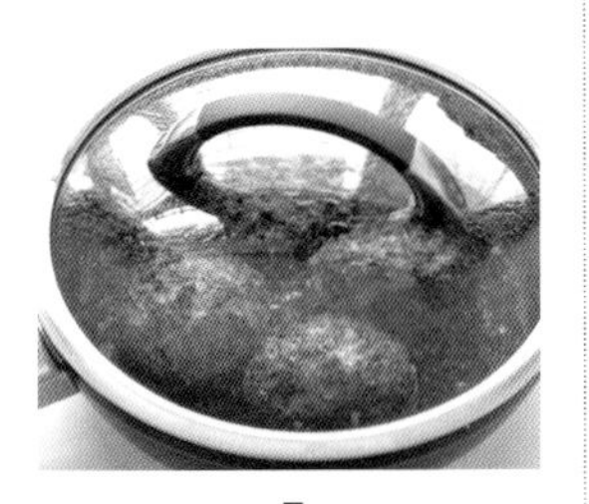

5

將漢堡肉翻面煎約1分鐘，加入3大匙清水，蓋上鍋蓋轉中小火燜煎約3~4分鐘

以半煎半蒸的方式就能做出不乾柴的口感

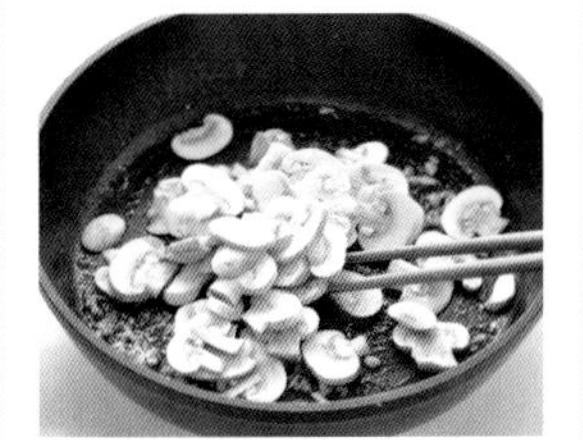

6

將漢堡肉盛起，續用原鍋放入蒜末炒香，再放入切片的蘑菇翻炒至軟

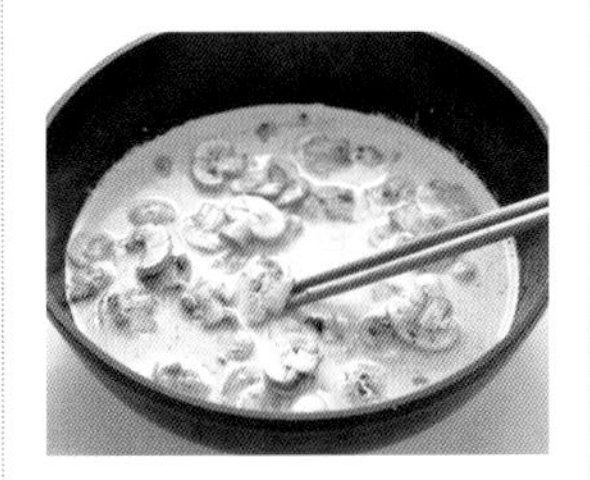

7

加入鮮奶油與清水拌勻煮至滾，並加鹽與黑胡椒粉調味

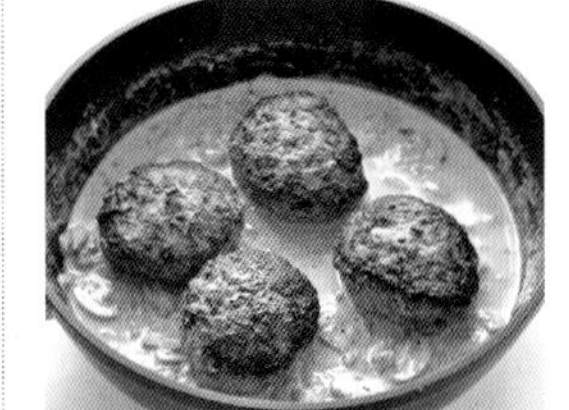

8

最後再加入漢堡肉續煮約1分鐘，即完成

低醣生酮貼心建議

- 可以在肉餡裡加入起司粉增加風味，或是加入美乃滋增加滑嫩口感
- 鮮奶油也可替換成椰奶，或是無甜度的紅酒

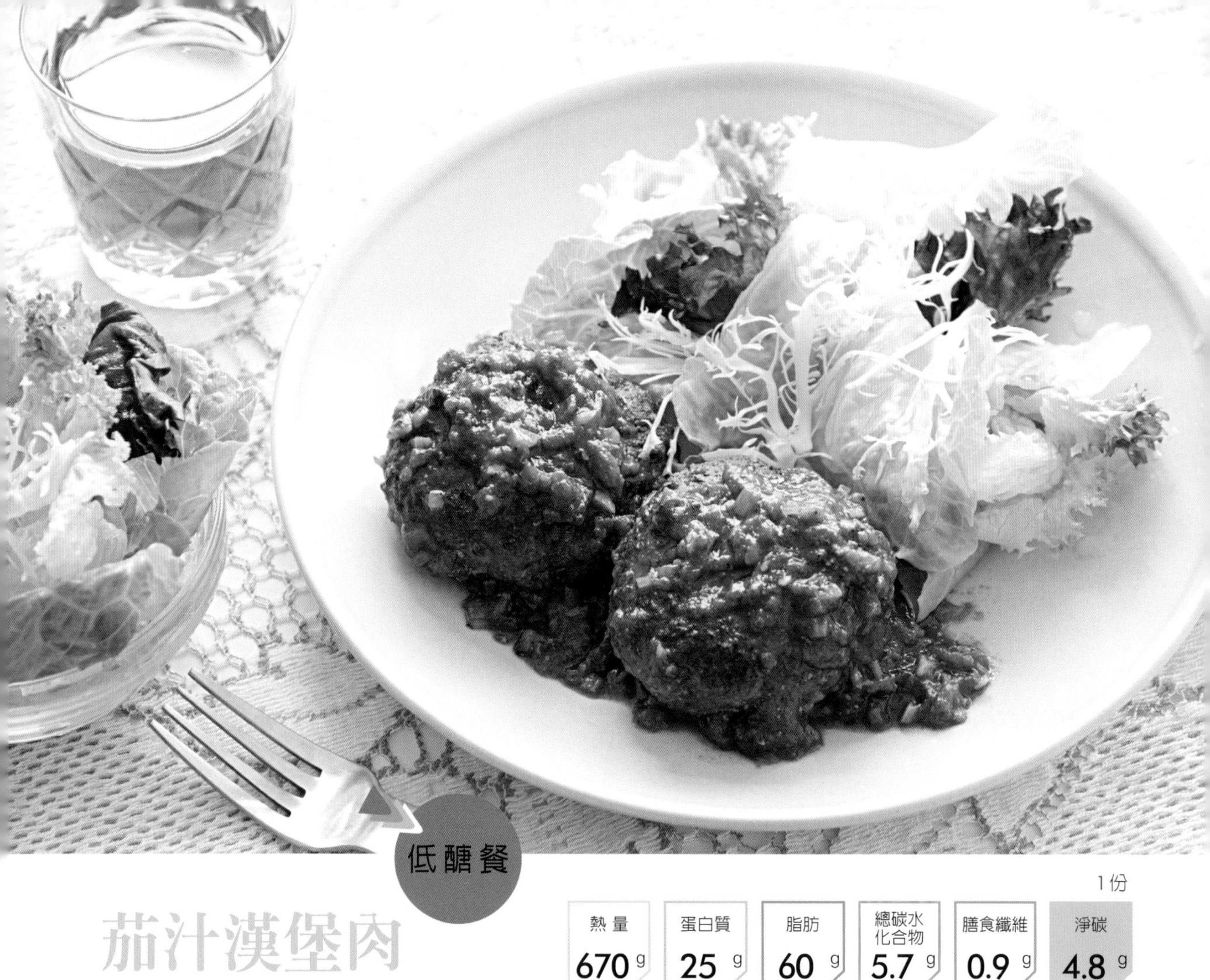

低醣餐

茄汁漢堡肉

1份

熱量	蛋白質	脂肪	總碳水化合物	膳食纖維	淨碳
670 g	25 g	60 g	5.7 g	0.9 g	4.8 g

微酸的番茄醬汁讓漢堡肉吃起來清爽不膩口

材料　2份

- 牛絞肉………… 250g
- 五花豬絞肉……… 50g
- 洋蔥末………… 50g
- 中型雞蛋……… 1顆
- 現磨黑胡椒粉…… 小匙
- 鹽…………… ¼小匙
- 椰子油……… 2大匙

茄汁醬

- 罐頭番茄……… 150g
- 蒜末………… 2小匙
- 洋蔥末………… 20g
- 清水………… 80ml
- 鹽與現磨黑胡椒粉‥ 少許

作法

1. 將牛絞肉、豬絞肉放入盆中，加入雞蛋、黑胡椒粉、鹽以同一方向攪拌約2分鐘
2. 加入洋蔥以同一方向拌勻後，再整團肉拿起往盆裡摔打1分鐘
3. 肉餡均分成4等份，塑成圓球狀，用手來回輕拋排出空氣再整成橢圓形，備用
4. 熱鍋，椰子油燒熱後放入漢堡肉，以中大火煎約1分鐘至底部上色
5. 將漢堡肉翻面煎約1~2分鐘後，放入茄汁醬中的蒜末、洋蔥末一起煎香
6. 再加入切碎的罐頭番茄與清水，蓋上鍋蓋煮約5分鐘
7. 最後再加鹽與黑胡椒粉調味，即完成

低醣生酮貼心建議

若覺得茄汁醬過酸，可加入適量的赤藻糖醇平衡酸度

1份

熱量	蛋白質	脂肪	總碳水化合物	膳食纖維	淨碳
615 g	22 g	56 g	4.3 g	1.9 g	2.4 g

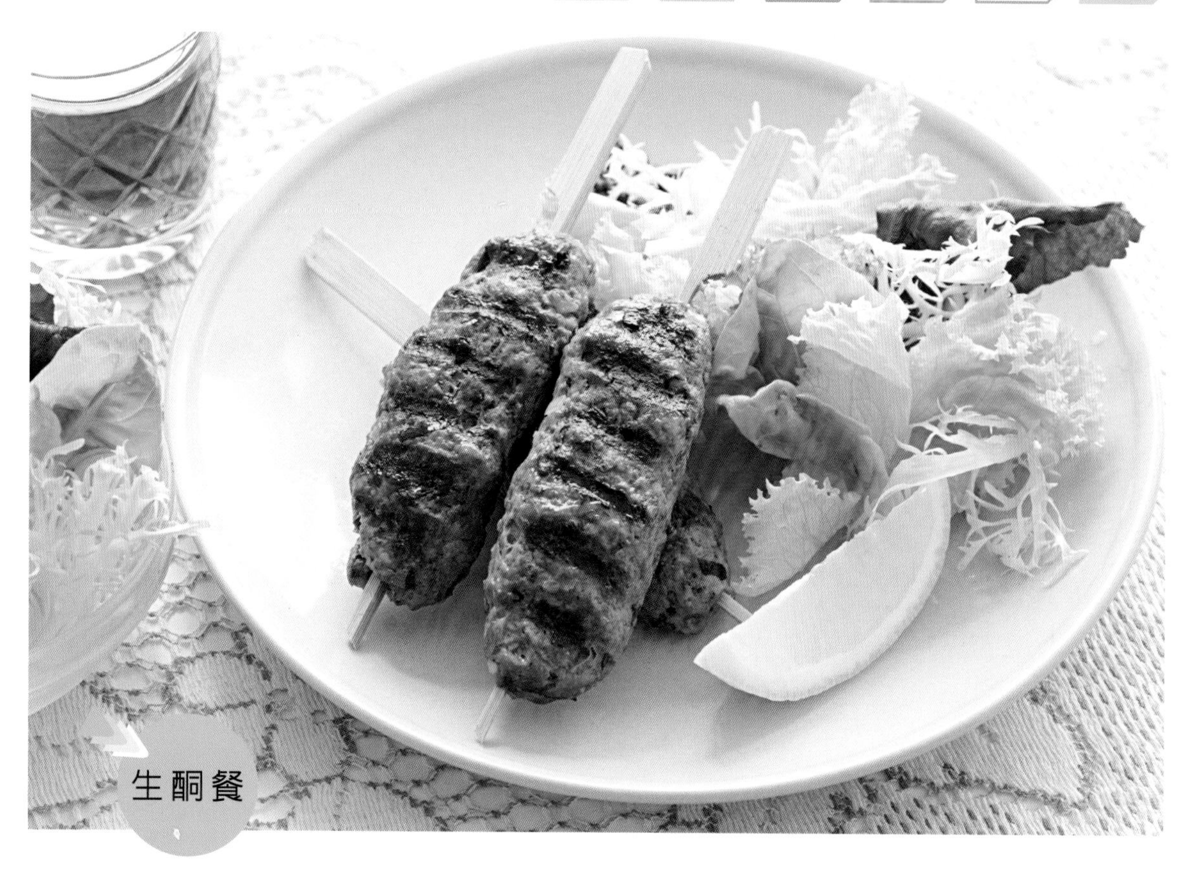

生酮餐

中東風格烤牛肉串

以辣椒粉、孜然粉、香菜調味的牛肉串
非常具有中東風味

材料 2份

牛絞肉 ··········· 300g
洋蔥末 ············· 50g
香菜碎 ············· 25g
辣椒粉 ·········· ½小匙
孜然粉 ·········· ½小匙
肉桂粉 ·········· ¼小匙
現磨黑胡椒粉 ···· ⅛小匙
鹽 ·············· ½小匙
清水 ············ 1大匙
竹籤 ················ 6支
椰子油 ········ 1½大匙

作法

1 將牛絞肉加入辣椒粉、孜然粉、肉桂粉、黑胡椒粉、鹽、清水，以同一方向攪拌約2分鐘

2 加入洋蔥末、香菜碎以同一方向拌勻後，再整團肉拿起往盆裡摔打1分鐘

3 放入冰箱冷藏至少2小時或隔夜，可幫助入味，也能讓肉餡冰硬較好固定在竹籤上

4 肉餡均分成6等份，塑成長形狀並插入竹籤，也可同時插入2支竹籤幫助固定

5 熱鍋，椰子油燒熱後放入肉串，以中大火煎約1分鐘至底部上色，再翻面煎約1分鐘

6 加入3大匙清水，蓋上鍋蓋轉中小火燜煎約2~3分鐘，即完成。食用時可擠上檸檬汁做搭配

低醣生酮貼心建議

- 可以用羊肉或雞肉
- 孜然粉、肉桂粉可以自由變換，比如：薑黃粉、咖哩粉
- 也可以放入烤箱以攝氏200度烤約15~18分鐘

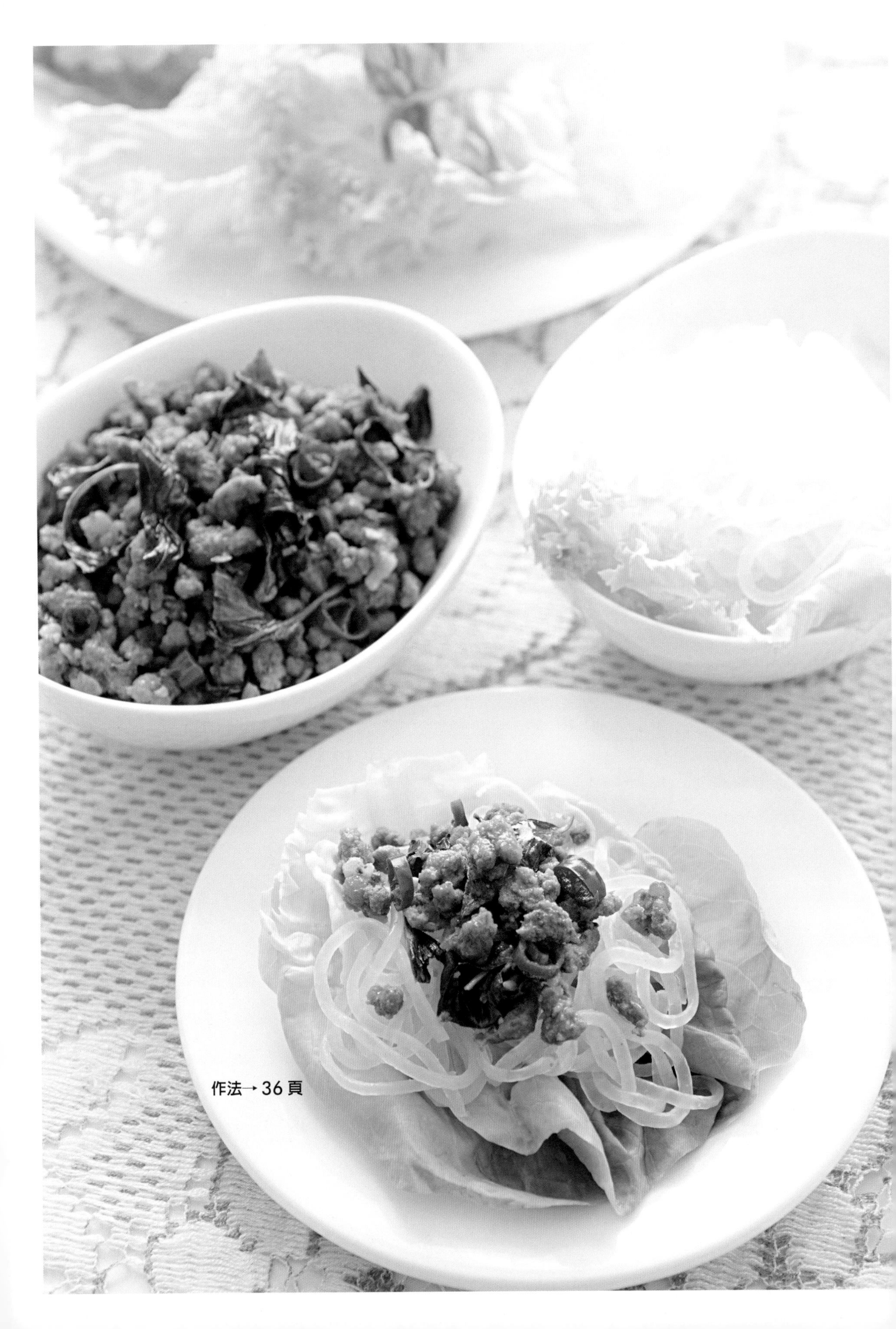

作法→ 36 頁

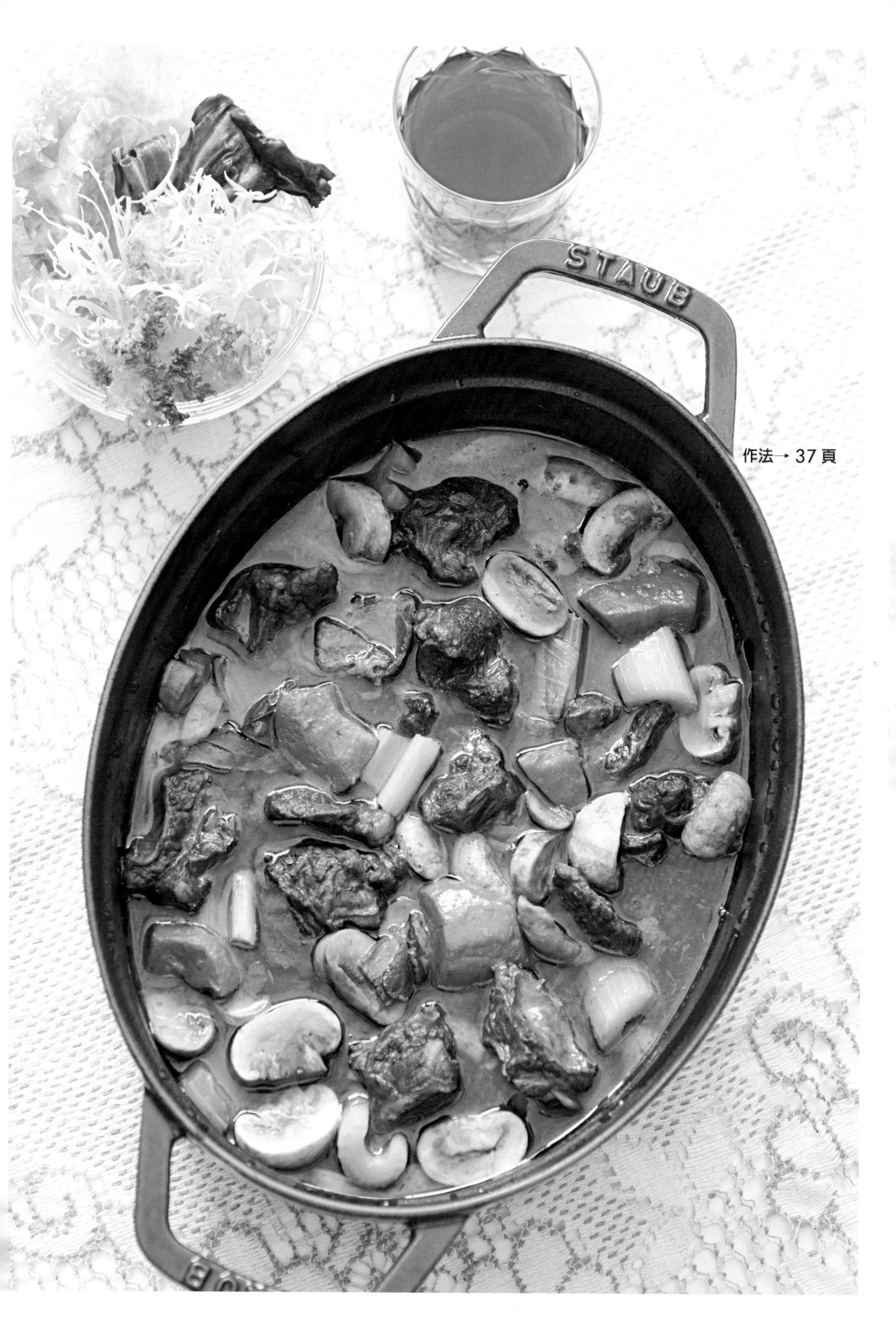

作法→ 37 頁

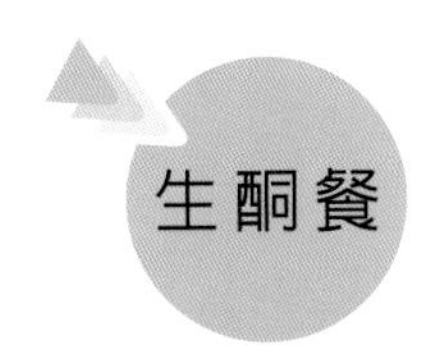

1份

熱量	蛋白質	脂肪	總碳水化合物	膳食纖維	淨碳
480 g	17 g	42 g	9 g	5.5 g	3.5 g

打拋牛肉佐粉絲生菜

九層塔香氣濃郁，口感鹹香的牛肉，搭配蒟蒻絲與生菜非常好吃喔

材料　2份

牛絞肉 ………… 200g
蒜末 ………… 1大匙
薑末 ………… 1小匙
辣椒 ……… 1根，切片
九層塔 ………… 30g
蒟蒻絲 ………… 200g
生菜 ………… 150g
椰子油 ………… 2大匙

調味料

醬油 ………… 1小匙
魚露 ………… 1大匙
鹽與白胡椒粉 …… 適量
檸檬汁 ………… ½小匙

※ 可依喜好加入適量赤藻糖醇調味

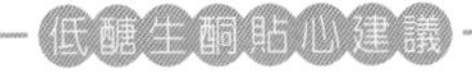

- 這是簡易的打拋肉，以方便取得的九層塔來替代打拋葉
- 牛絞肉可替換成豬絞肉，或是混合搭配也行
- 購買魚露時請注意成份標示，選擇碳水化合物含量越低的越好

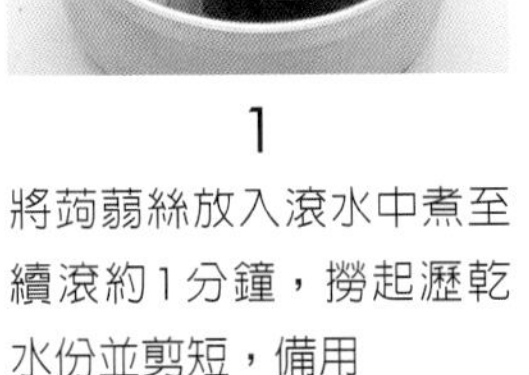

1
將蒟蒻絲放入滾水中煮至續滾約1分鐘，撈起瀝乾水份並剪短，備用

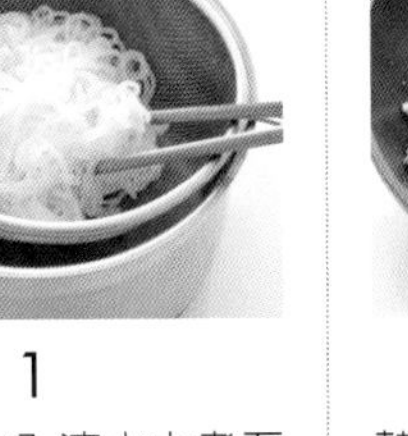

2
熱鍋，用椰子油將蒜末、薑末、辣椒炒出香味，再放入牛絞肉拌炒

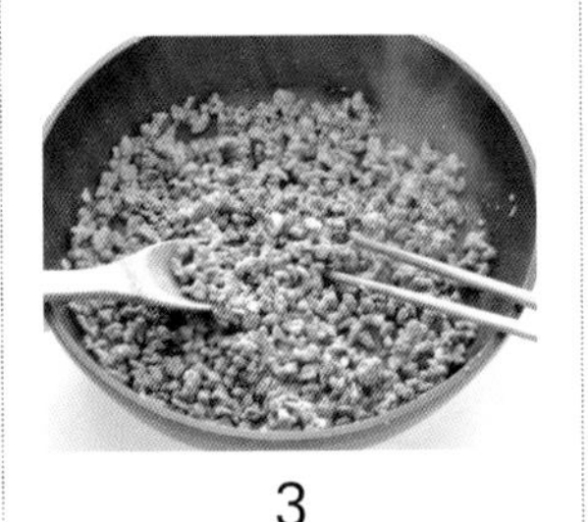

3
等牛絞肉炒至變色時加入醬油、魚露、鹽與白胡椒粉調整味道，並炒至肉熟
魚露的碳水化合物含量很低，可以善加利用讓料理美味好吃

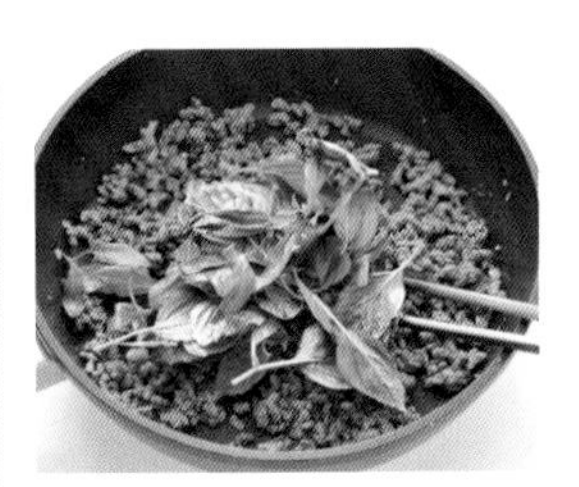

4
放入九層塔翻炒均勻

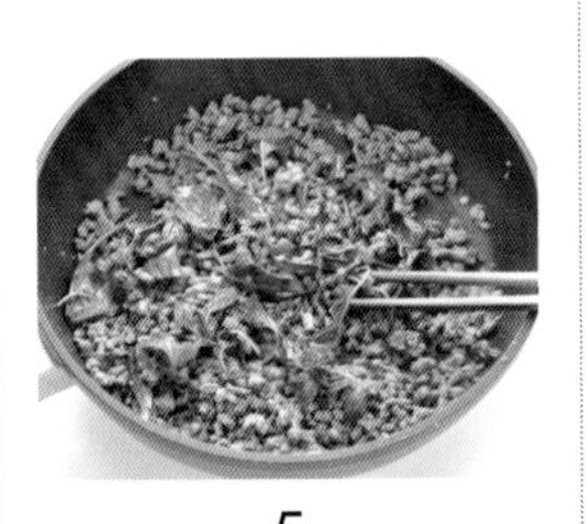

5
熄爐火前淋入檸檬汁提味，即完成打拋牛肉

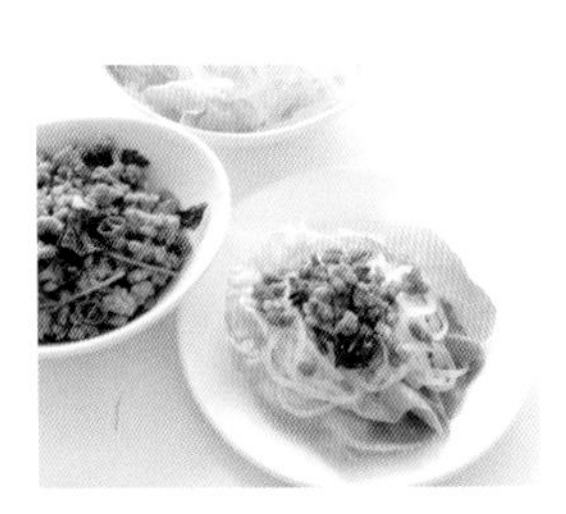

6
食用時以生菜包捲蒟蒻絲與打拋牛肉即可

1份

熱量	蛋白質	脂肪	總碳水化合物	膳食纖維	淨碳
480 g	19 g	40 g	6.3 g	1.6 g	4.7 g

低醣餐

紅酒燉牛肉

無甜味的葡萄酒碳水化合物含量較其他酒類低，用來入菜經過長時間燉煮，酒精也揮發的所剩不多喔

材料　6份

牛腩 ·············· 600g
培根 ·············· 100g
蒜頭 ········ 3瓣，切碎
洋蔥 ·············· 100g
紅蘿蔔 ············ 100g
西芹 ·············· 200g
蘑菇 ·············· 200g
無甜度紅酒 ······ 180ml
乾燥百里香 ······ ½小匙
香葉 ················ 2片
鹽與現磨黑胡椒粉 ·· 適量
奶油 ················ 30g

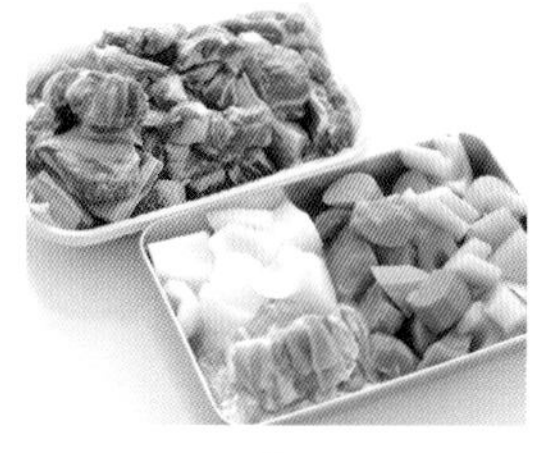

1
牛肉切約5公分塊狀；培根切小片；洋蔥、紅蘿蔔、西芹切大塊，備用

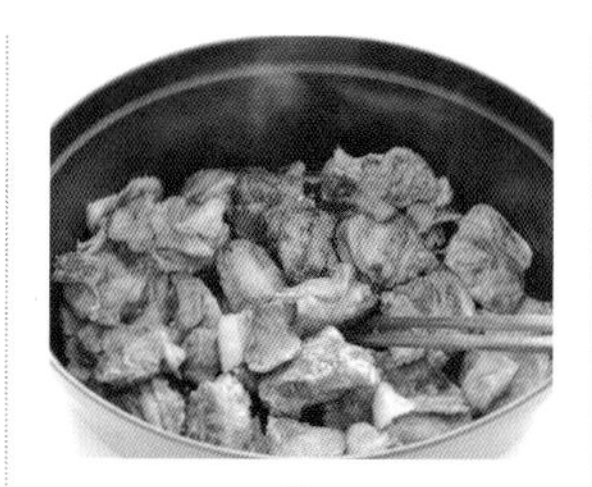

2
熱鍋，放入10g奶油將培根煎香，再放入牛肉煎炒至變色

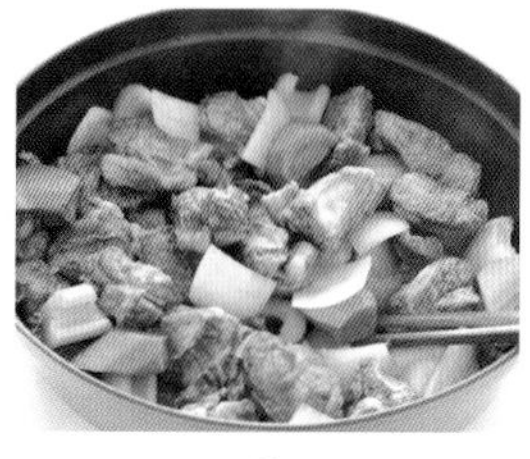

3
再放入洋蔥、紅蘿蔔、西芹炒出香味

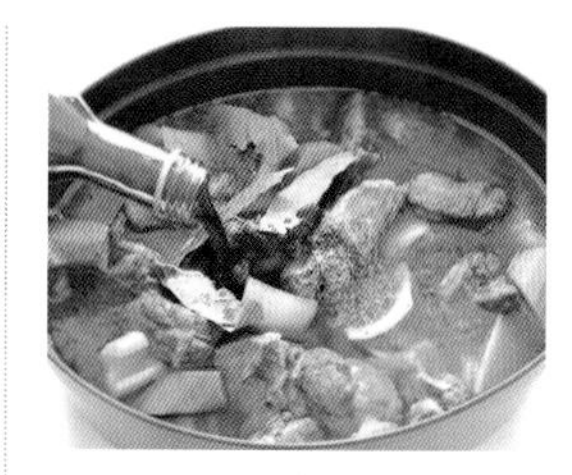

4
放入紅酒、百里香、香葉、與食材齊平的清水，大火煮滾後轉小火燉煮約1.5小時
紅酒能讓肉變嫩，且長時間燉煮酒精揮發的所剩不多

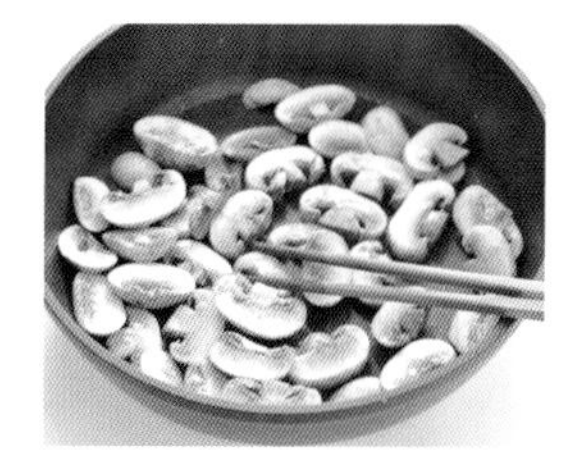

5
牛肉燉好後，將切片的蘑菇用20g奶油炒熟

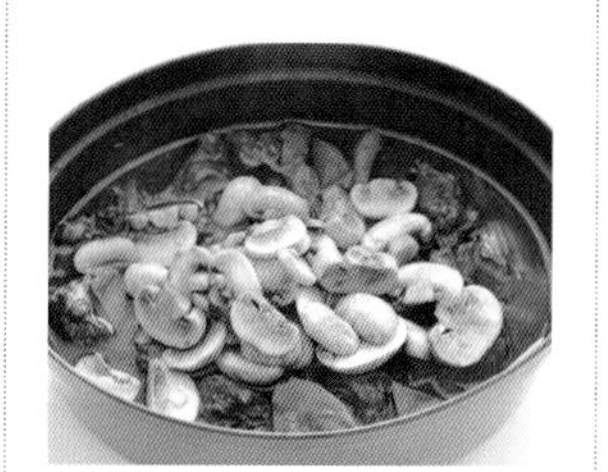

6
再將蘑菇加入牛肉裡續煮約4~5分鐘，再加鹽與黑胡椒粉調味，即完成

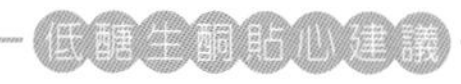

乾燥的百里香可替換成新鮮的2支，或是改用乾燥的義大利綜合香草

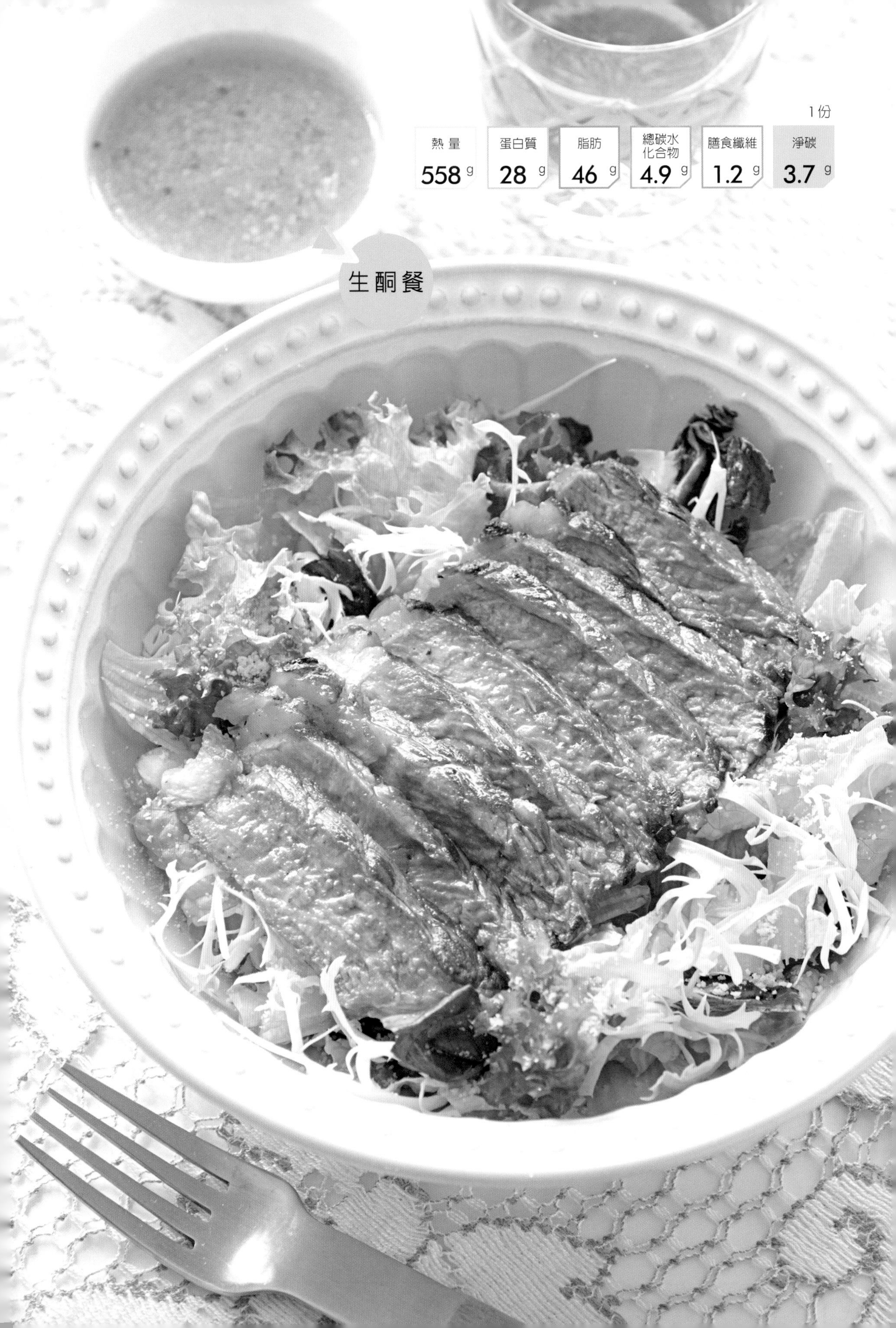

1份

熱 量	蛋白質	脂肪	總碳水化合物	膳食纖維	淨碳
558 g	28 g	46 g	4.9 g	1.2 g	3.7 g

生酮餐

牛排溫沙拉

無需過多調味的鮮嫩牛排，搭配爽脆的生菜，清爽好吃又開胃

材料　2份

2公分厚的沙朗牛排	250g	鹽	適量
各種喜愛的生菜	150g	帕馬森起司粉	5g
初榨橄欖油	2大匙	油醋醬	1份

※ 油醋醬作法請見第27頁

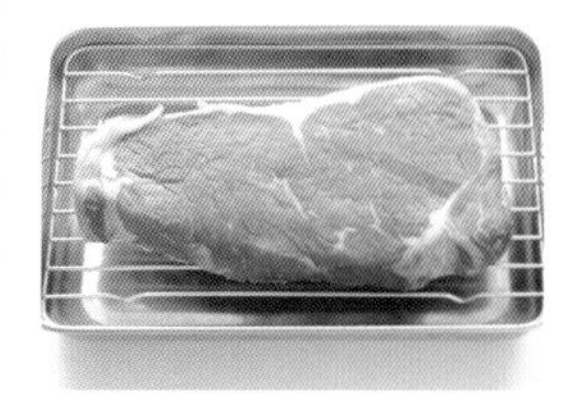

1
將牛排從冰箱取出靜置30分鐘至1小時，使其恢復成室溫
冰冷的牛排直接下鍋容易煎成外焦中間還是冰的

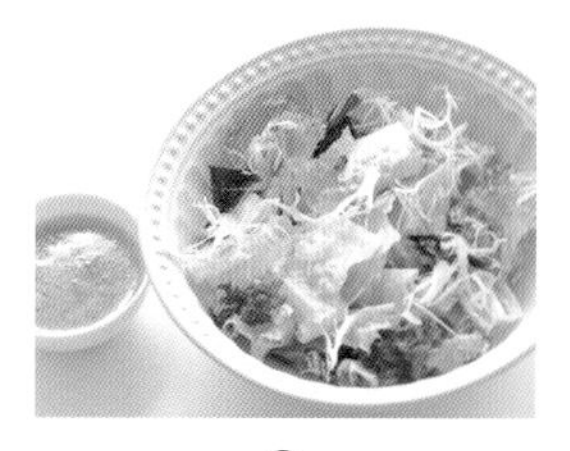

2
趁牛排回溫時，將生菜清洗處理好並擺盤，油醋醬也調好，備用

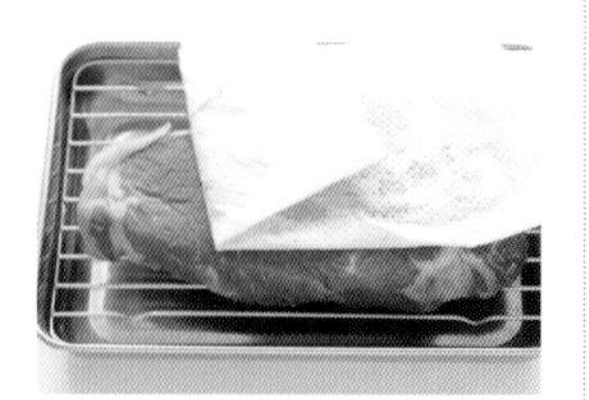

3
牛排不要水洗，直接用廚房紙巾將表面的血水擦乾淨
血水會讓鍋溫大幅下降，這樣就無法高溫鎖住肉汁

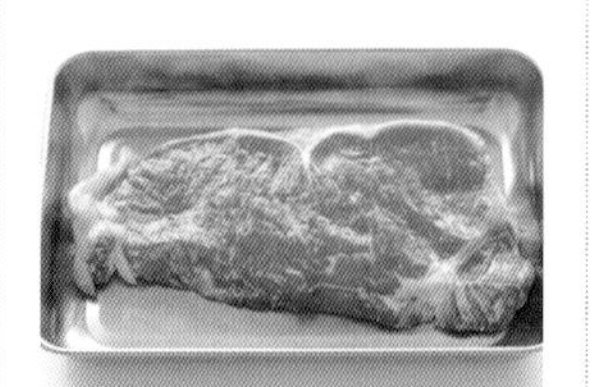

4
牛排的兩面撒上鹽，再抹上1大匙橄欖油
若要放黑胡椒，牛排煎好才撒上，若生肉就撒，煎時高溫易燒焦

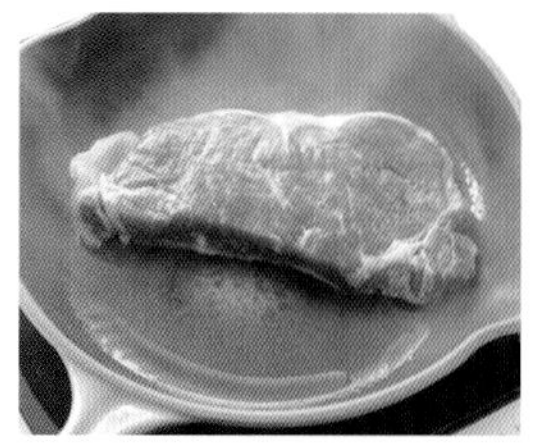

5
熱鍋，將鍋燒到開始冒煙時加入1大匙橄欖油，放上牛排煎約1分鐘至底面上色
鍋一定要燒熱且下鍋後不要翻動牛排，這樣才能鎖住肉汁

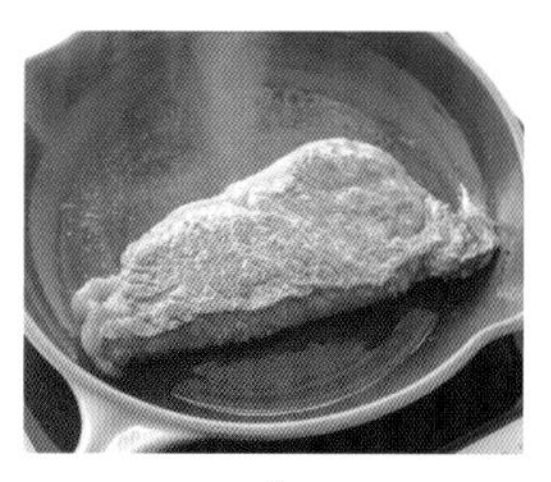

6
接著翻面煎約1分鐘，再翻面續煎1分鐘

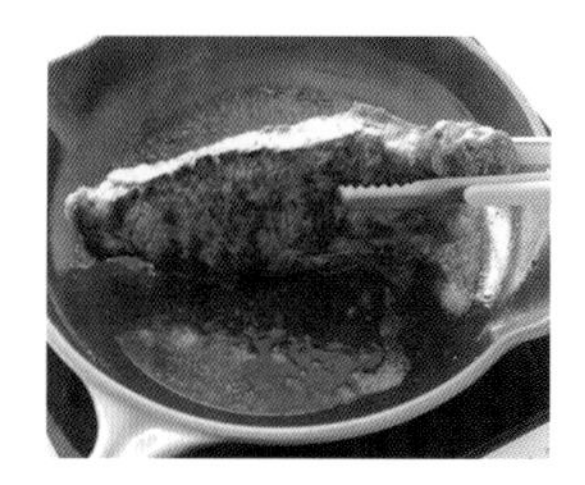

7
用夾子將牛排立起，把外圍一圈各煎約30秒

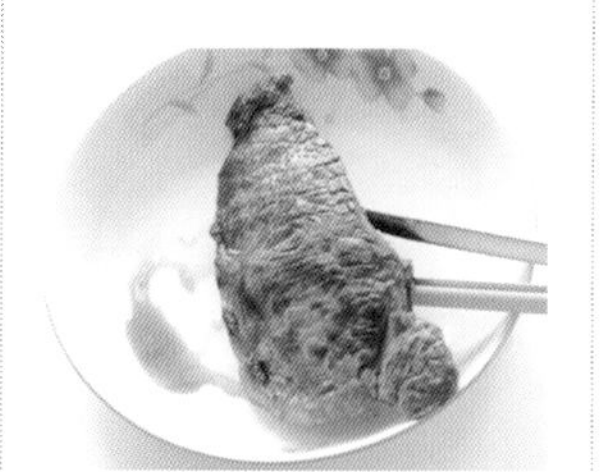

8
即可盛盤，撒上現磨的黑胡椒粉，讓牛排靜置休息5分鐘
靜置休息可讓肉汁回到組織裡，口感才會多汁，若煎好馬上切開，肉汁會流光光

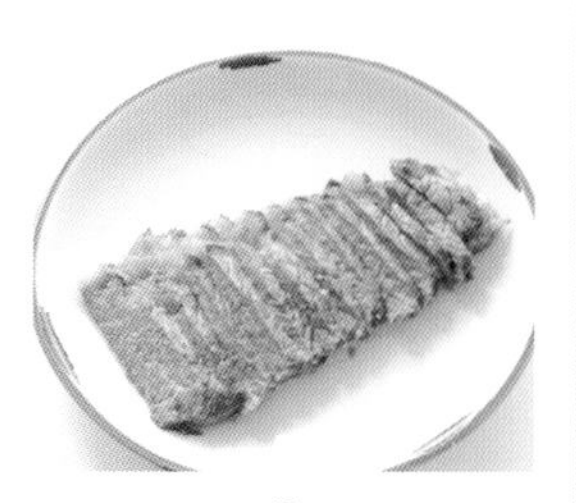

9
牛排靜置休息好後，以斜刀的方式切片

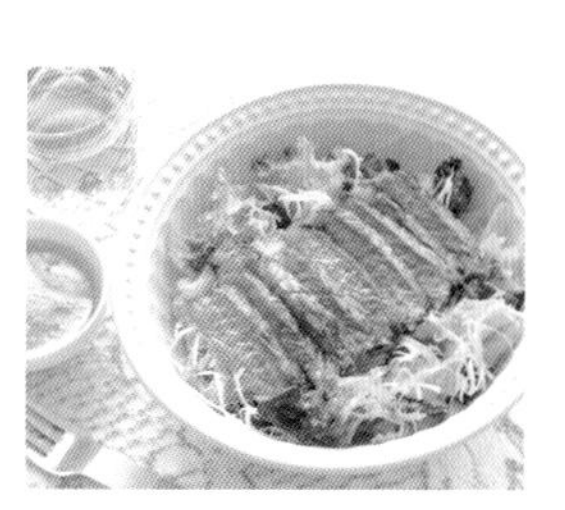

10
最後將牛排放在生菜上面，撒上起司粉，食用時淋上油醋醬拌勻即可
若喜歡可以將靜置盤裡牛肉汁一起拌入增香

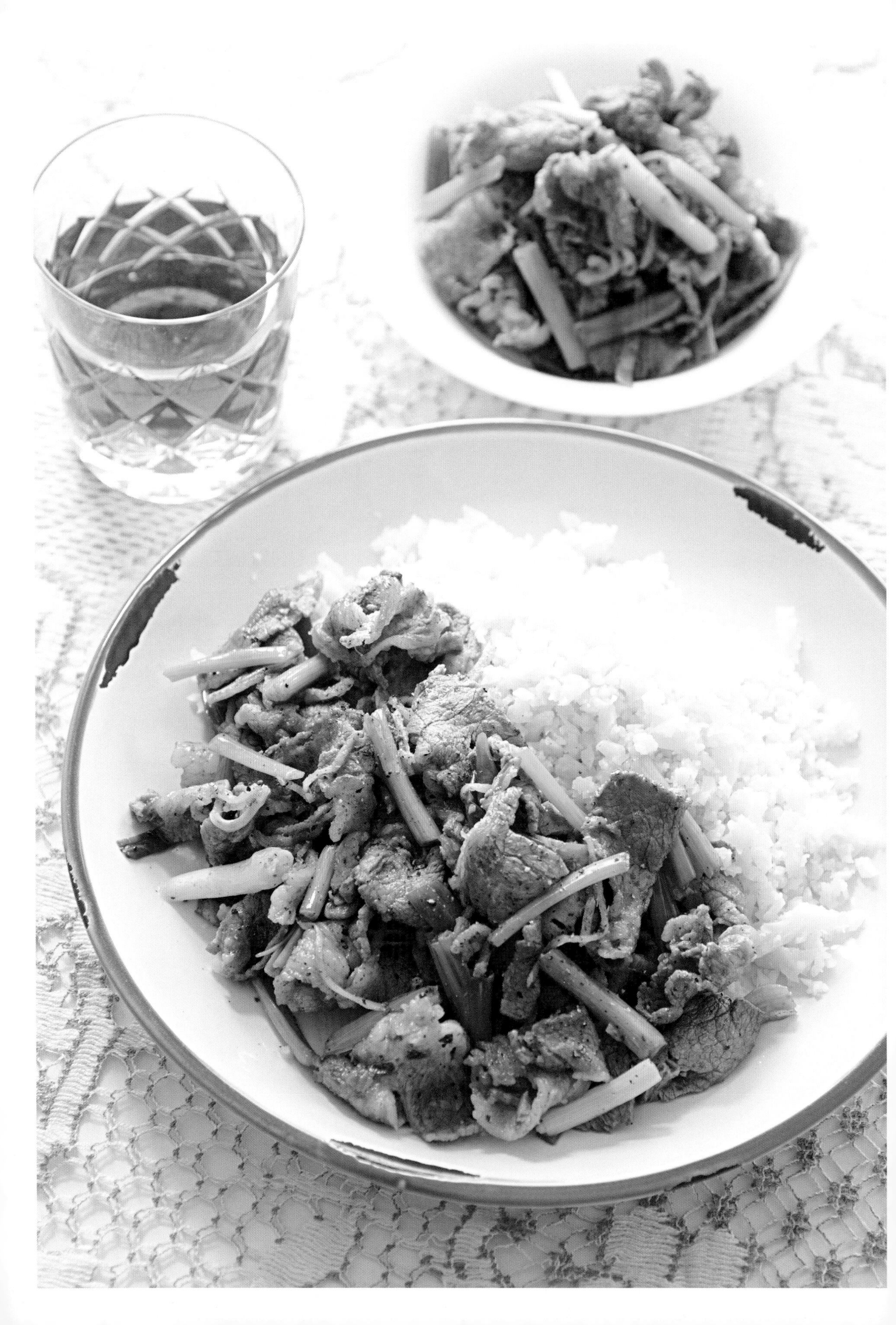

1份

熱量	蛋白質	脂肪	總碳水化合物	膳食纖維	淨碳
353 g	25 g	26 g	2.5 g	1 g	1.5 g

生酮餐

香蔥炒牛肉

將牛肉搭配青蔥簡單的熱炒，就是一道美味的方便料理

材料　2份

牛肉片 ………… 250g
蔥 ………………… 70g
薑絲 ……………… 5g
米酒 ………… 1小匙
醬油 ………… 1大匙
鹽 ………………… 少許
現磨黑胡椒粉 …… ¼小匙
椰子油 ……… 1小匙

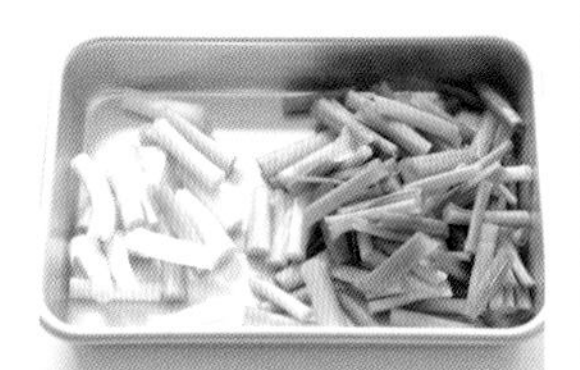

1
將蔥洗淨後切2.5公分段長，並將蔥白與蔥綠分開，備用

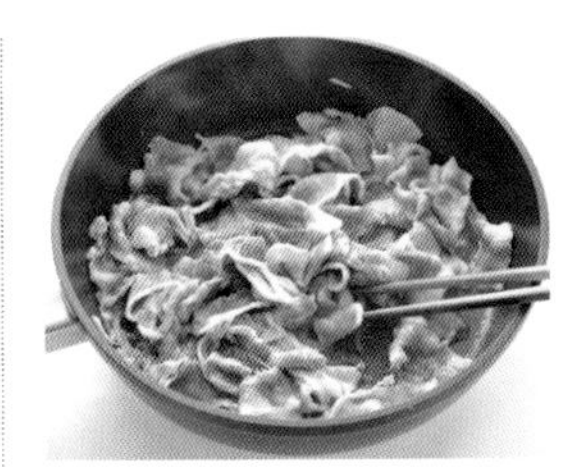

2
熱鍋，先用椰子油將薑絲爆香，再放入牛肉片炒至稍微變色

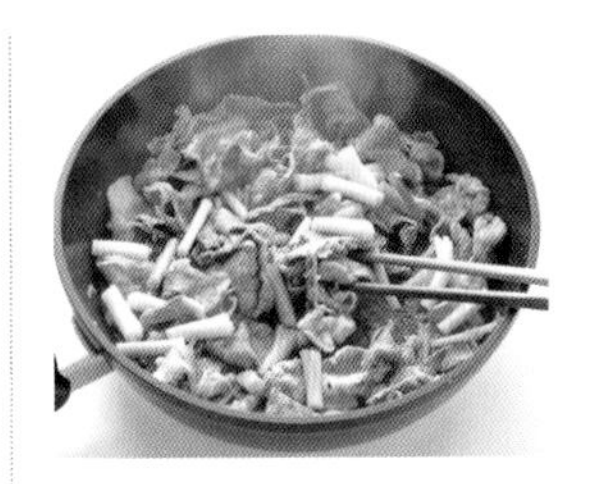

3
放入蔥白翻炒至香味溢出，再加入米酒、醬油炒至肉熟

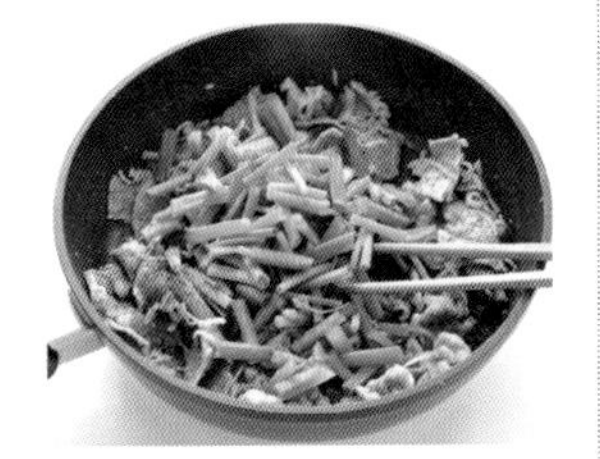

4
撒入蔥綠快速翻炒均勻

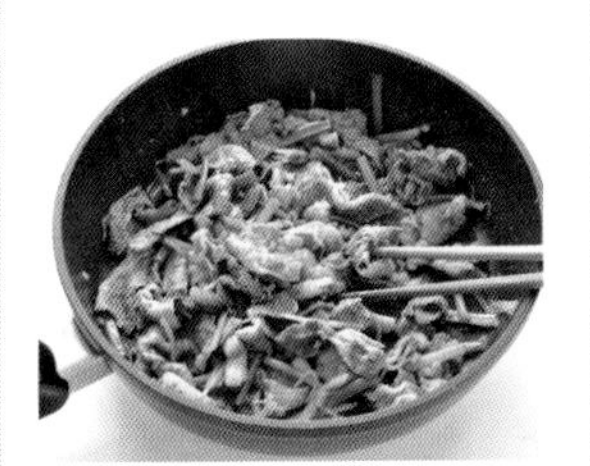

5
最後加入鹽、黑胡椒粉調整味道，即完成

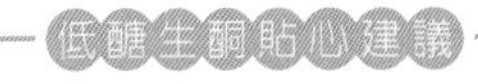

牛肉也可替換成豬肉或雞肉；蔥可替換成各種菇類

1份

熱量	蛋白質	脂肪	總碳水化合物	膳食纖維	淨碳
289 g	27 g	18 g	6.8 g	1.7 g	5 g

牛肉蔬菜捲

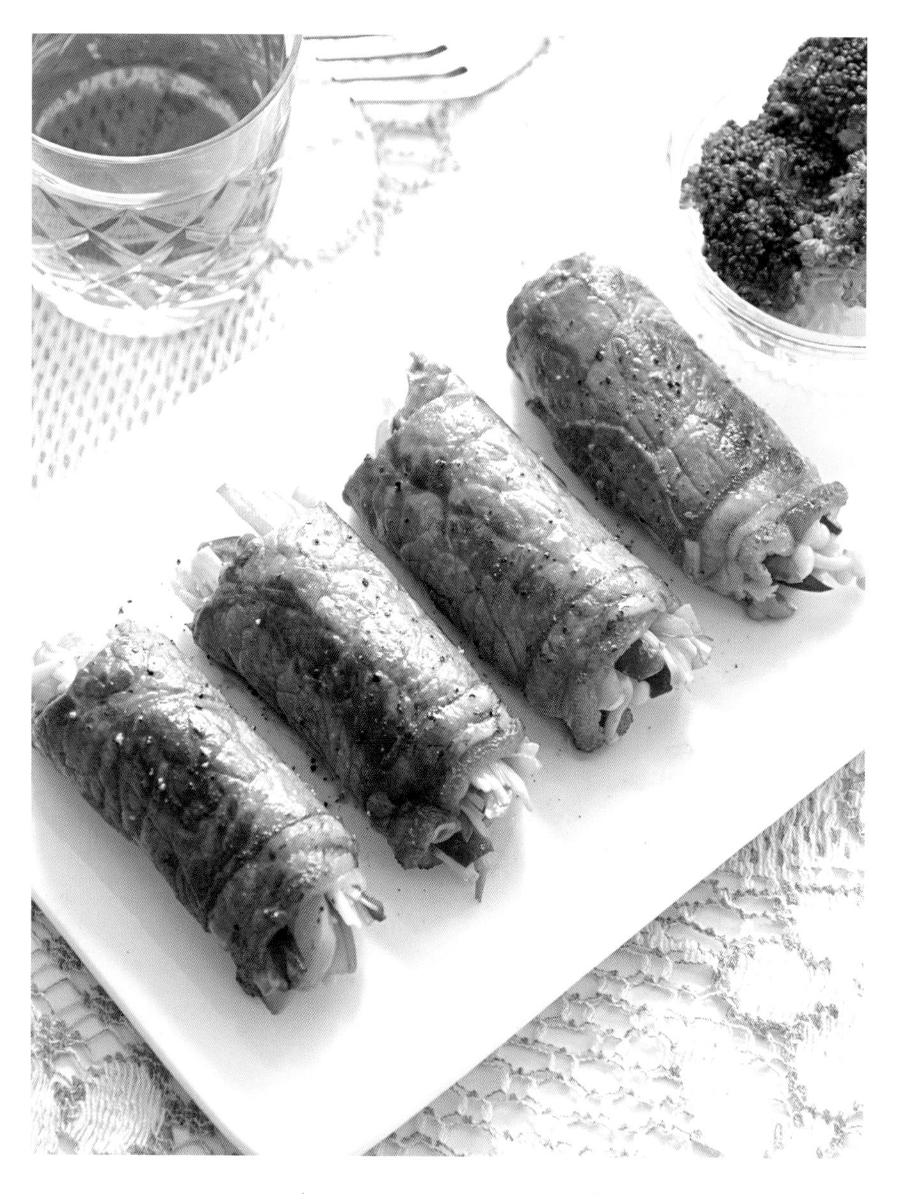

色彩繽紛的牛肉蔬菜捲
營養豐富還很誘人食慾

材料　2份

沙朗牛肉片 ……… 250g
青椒 ……………… 50g
紅甜椒 …………… 30g
黃甜椒 …………… 30g
金針菇 …………… 50g
鹽與現磨黑胡椒粉 ……………… 適量
椰子油 ………… 1大匙

低醣生酮貼心建議

牛肉可替換成豬肉，蔬菜捲料可自由搭配，若選用低醣的芹菜、小黃瓜、蘆筍則可成為生酮餐

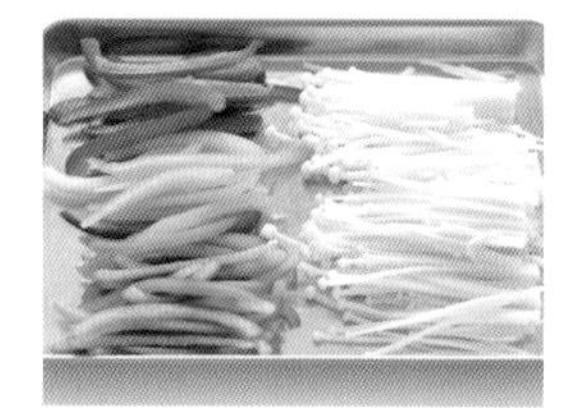

1
將青椒、紅甜椒、黃甜椒切粗絲；金針菇去掉根部，備用

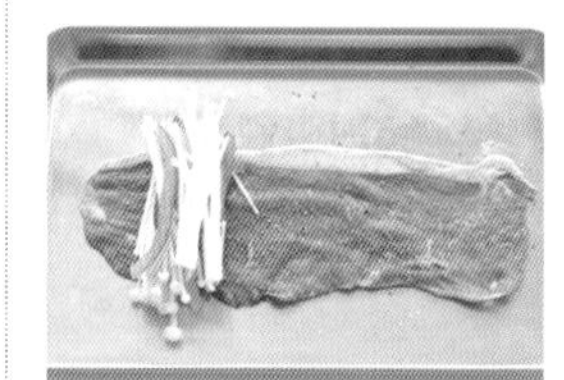

2
將牛肉攤平撒上鹽與黑胡椒粉，放上適量的青椒、紅甜椒、黃甜椒、金針菇

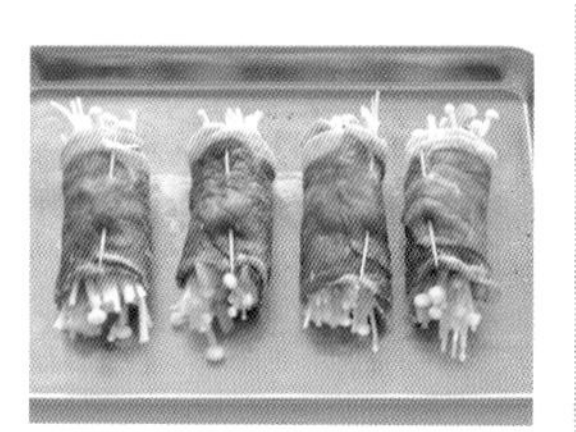

3
捲起後用牙籤像別針一樣封口固定

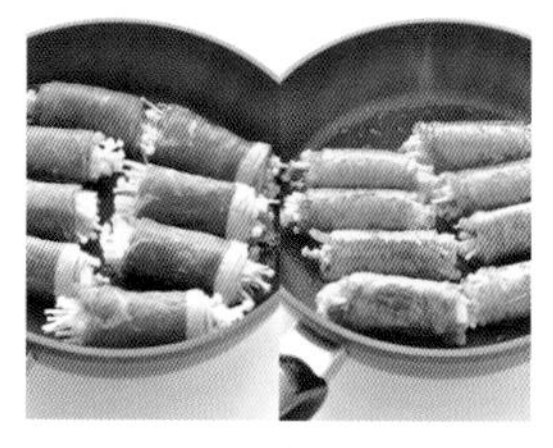

4
熱鍋，放入椰子油將牛肉蔬菜捲煎熟，即完成

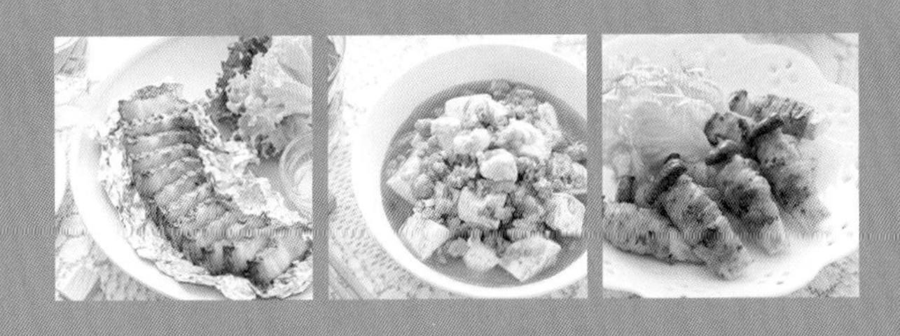

滋味豐富多變化的豬肉料理

P O R K S

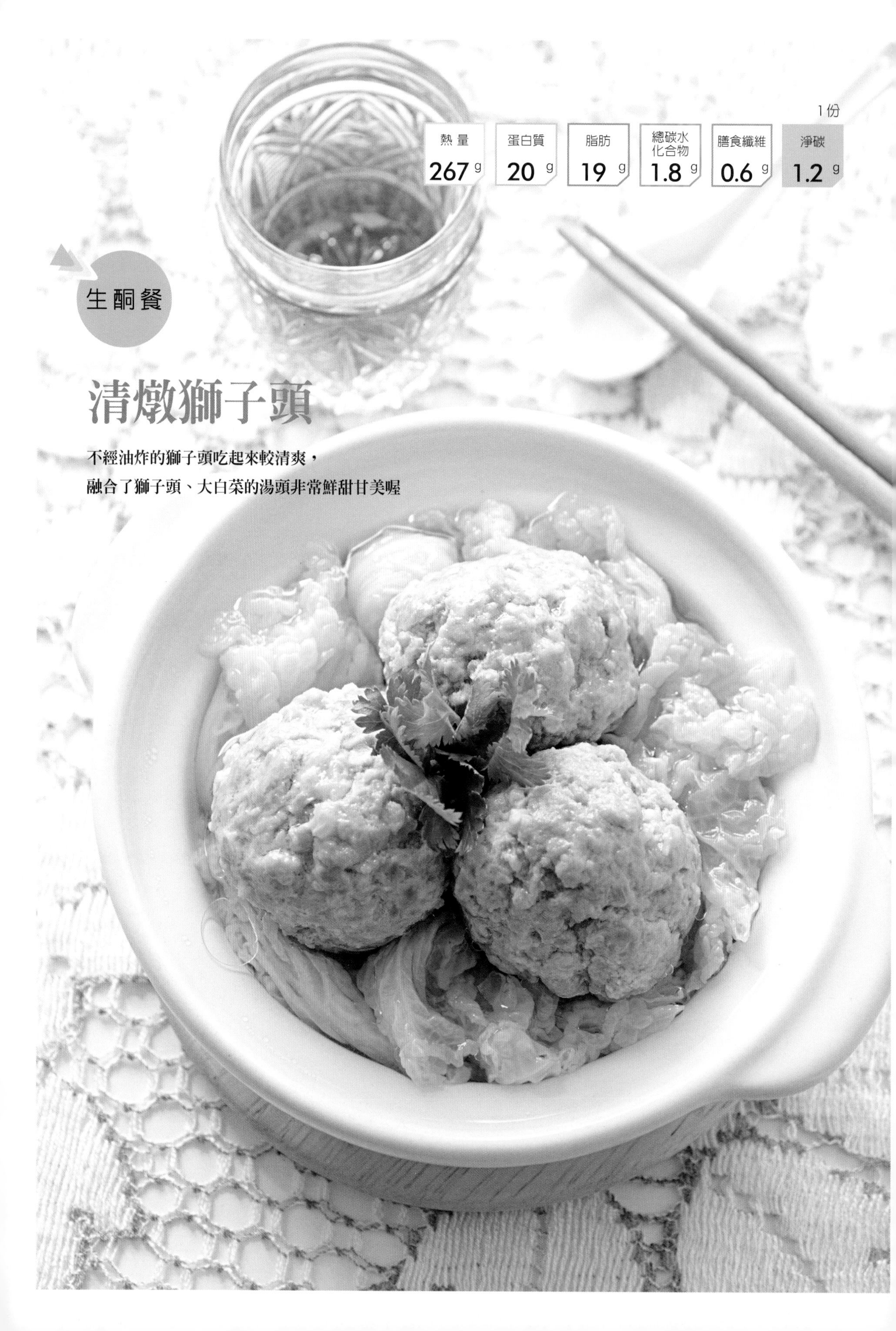

1份

熱量	蛋白質	脂肪	總碳水化合物	膳食纖維	淨碳
267 g	20 g	19 g	1.8 g	0.6 g	1.2 g

生酮餐

清燉獅子頭

不經油炸的獅子頭吃起來較清爽，
融合了獅子頭、大白菜的湯頭非常鮮甜甘美喔

材料　6份

肥三瘦七的豬絞肉‧ 600g

大白菜‧‧‧‧‧‧‧‧‧‧‧ 300g

蔥薑水

蔥‧‧‧‧‧‧‧‧‧‧‧‧‧‧‧‧ 2支

薑‧‧‧‧‧‧‧‧‧‧‧‧‧‧‧‧ 4片

米酒或紹興酒‧‧‧‧ 1大匙

水‧‧‧‧‧‧‧‧‧‧‧‧‧‧ 3大匙

肉餡調味料

醬油‧‧‧‧‧‧‧‧‧‧‧‧ 2小匙

鹽‧‧‧‧‧‧‧‧‧‧‧‧‧‧ ½小匙

白胡椒粉‧‧‧‧‧‧‧‧‧ 小匙

香油‧‧‧‧‧‧‧‧‧‧‧‧ 2大匙

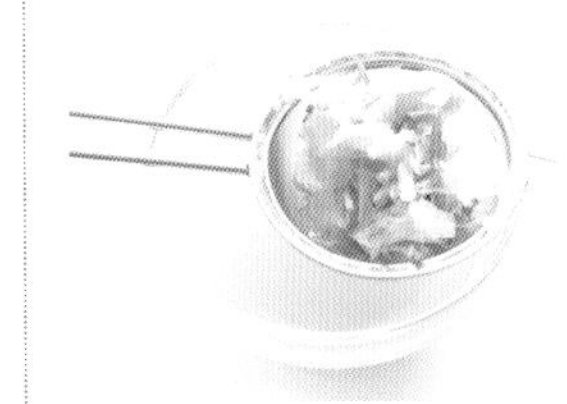

1
將蔥與薑用刀拍扁，放入碗中加入米酒與水用手擠抓出蔥薑汁液再瀝出，即成為肉餡用的蔥薑水，備用

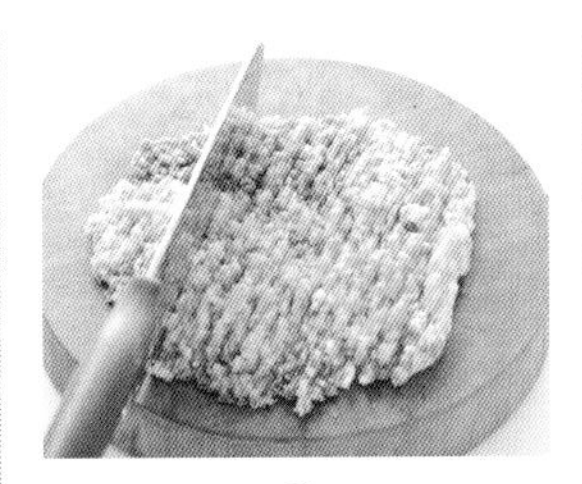

2
將絞肉剁約2~3分鐘
現成的絞肉是機器擠出來的，肉雖碎了但筋沒全斷，為讓口感更好要再手工剁至筋斷

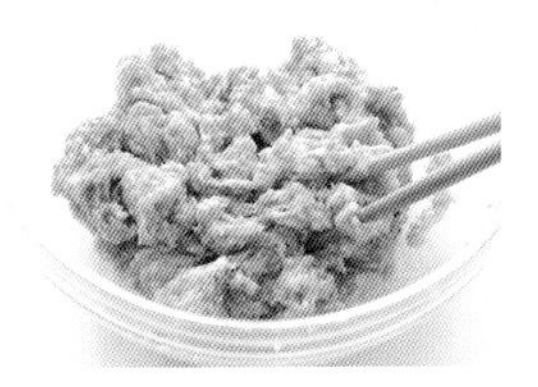

3
再將絞肉加入醬油、鹽、白胡椒粉拌勻
絞肉最好冷藏至冰涼再開始拌製，這樣才能順利的將調味料與蔥薑水打進肉裡

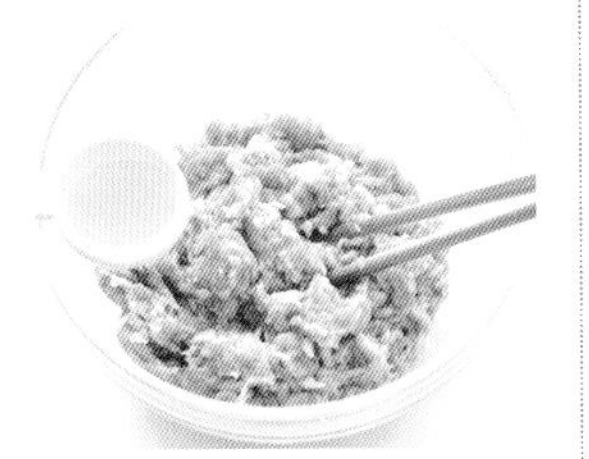

4
再分3次加入蔥薑水拌勻
打水這個步驟可讓肉丸吃起來滑嫩多汁。蔥薑水不可一次全下，要分次少量的拌進肉裡

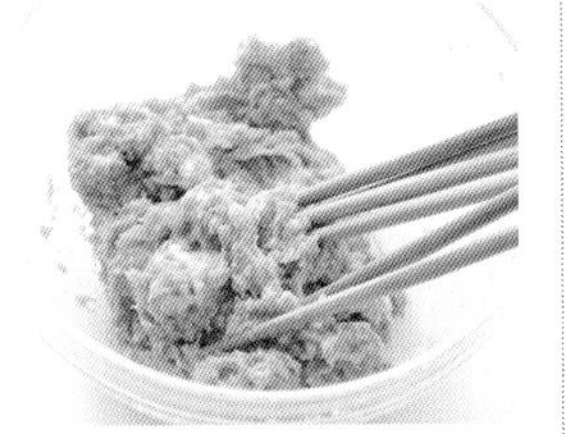

5
用多雙筷子以同一方向攪拌約100下，或用自己的五指微張做弓起狀攪拌
同方向攪拌可使肉起膠產生黏性

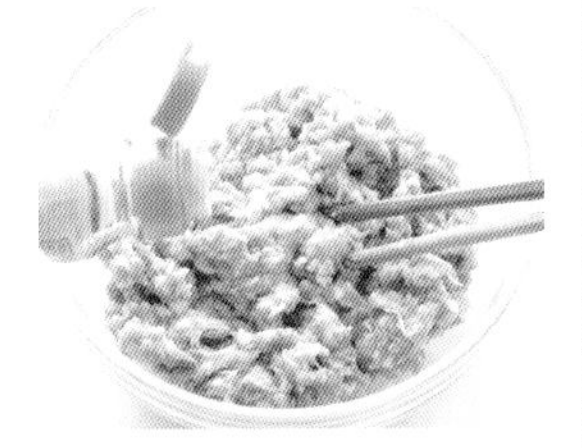

6
再加入香油混合均勻，並將整團肉餡拿起往盆裡摔打約1分鐘
香油主要是封住肉汁，要在最後才放入，太早放則會阻礙肉吸收調味料

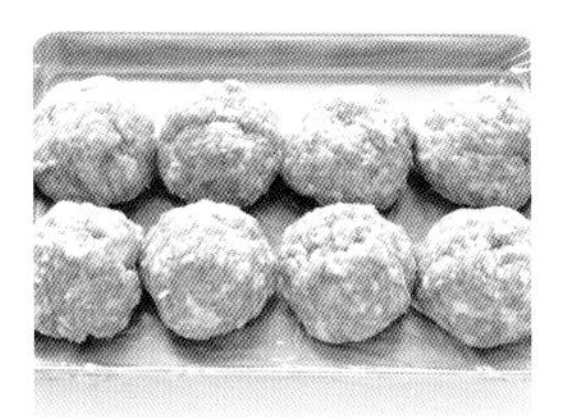

7
將肉餡分成8份並搓圓，備用

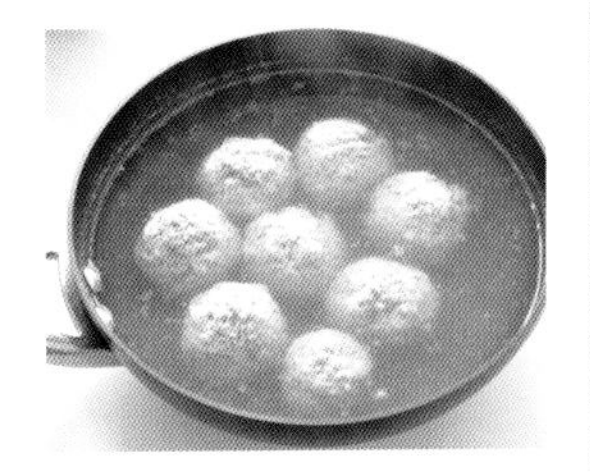

8
煮一鍋水，水滾後將爐火轉最小，再放入肉丸，等肉變成白色即可起鍋，備用
此動作是為了讓肉丸定型，也為了去除多餘的雜質，燉好的湯才不會混濁

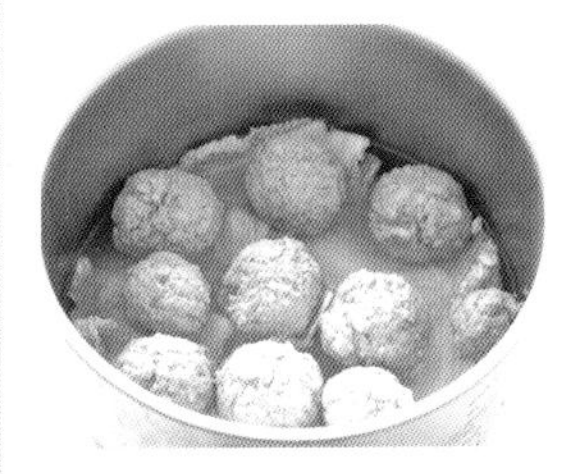

9
取一鍋，先把大白菜墊底，再放上肉丸，加入適量的清水

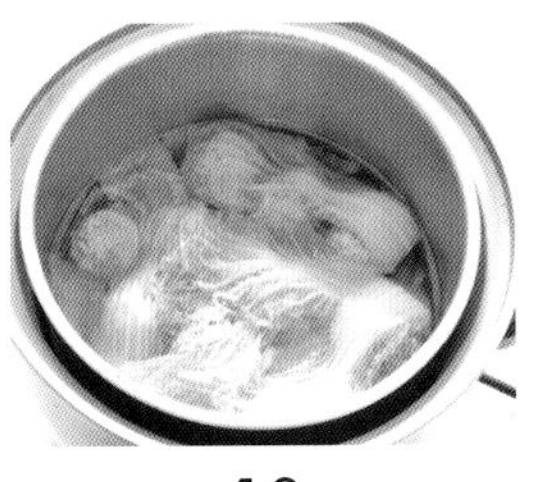

10
再蓋上一整片的大白菜葉，大火煮滾轉小火燉約1小時，再加鹽與白胡椒粉調味，即完成
可放入電鍋中蒸燉更節省能源

低醣生酮貼心建議

- 可以使用300g五花肉加上300g梅花肉，自己手工剁成肉餡，獅子頭口感會更好喔
- 獅子頭肉餡可一次多做份量，燉好冷卻後用保鮮夾鍊袋分裝一次食用量冷凍保存
- 可以加入蛤蜊一起慢燉，讓湯頭更加鮮美；或是快燉好前5分鐘加入各種菇類也能增鮮

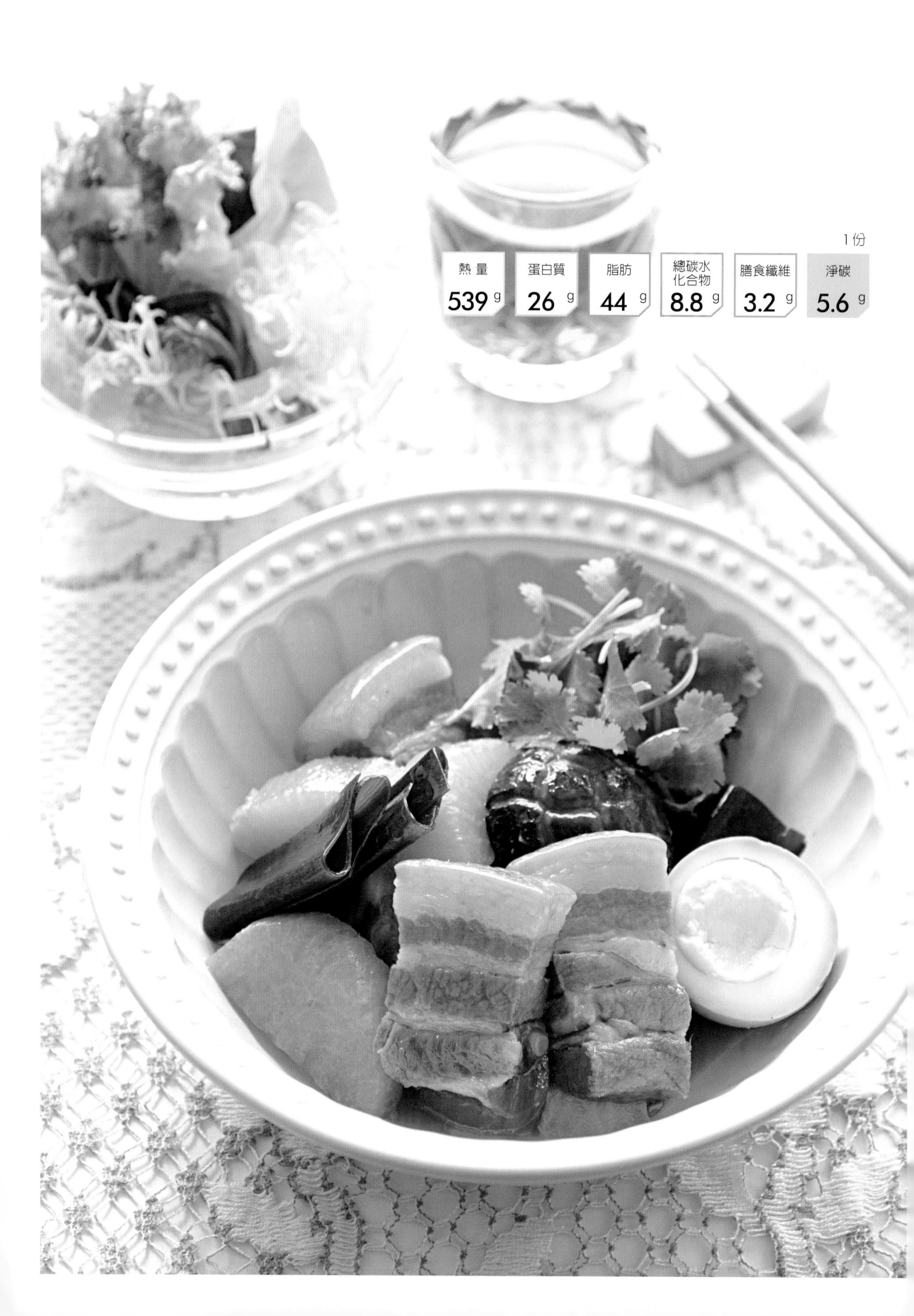

1份

熱 量	蛋白質	脂肪	總碳水化合物	膳食纖維	淨碳
539 g	26 g	44 g	8.8 g	3.2 g	5.6 g

原滋味滷肉

利用白蘿蔔、乾香菇、海帶本身的鮮甜，
醬油只用一點點，就能品嚐到滷肉的自然滋味

材料　5份

- 五花肉…………600g
- 白蘿蔔…………300g
- 乾香菇…………15g
- 昆布(乾海帶)……15g
- 薑……………3片
- 蒜頭……………3瓣
- 八角……………2粒
- 水煮蛋…………5顆

調味料

- 米酒或紹興酒……1大匙
- 醬油……………2大匙
- 鹽………………適量
- 赤藻糖醇…………適量

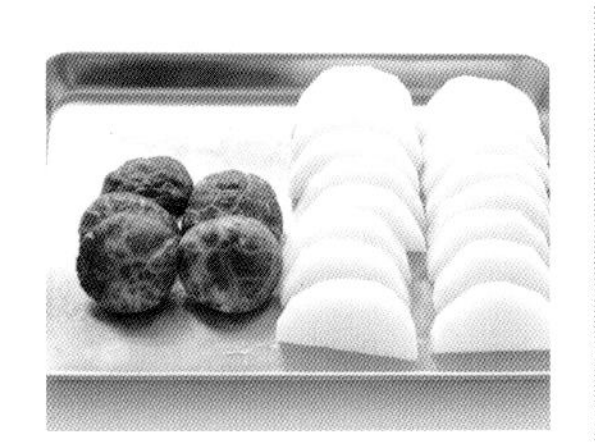

1
乾香菇洗淨後用冷水泡至軟；白蘿蔔去皮切大塊
乾香菇要用冷水泡，香氣才不會跑掉，泡軟即可，泡過久也會讓香氣流失

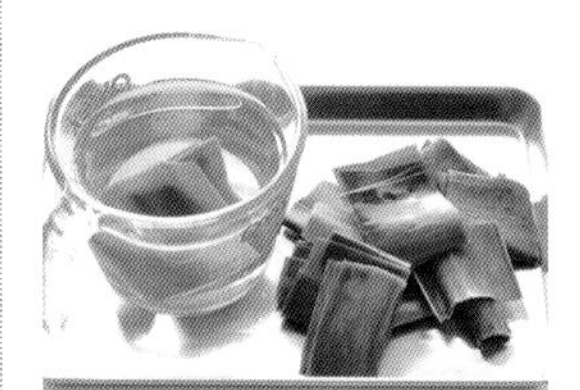

2
昆布快速沖水後放入800ml的清水中浸泡30分鐘，再用剪刀剪成適當的塊狀，備用

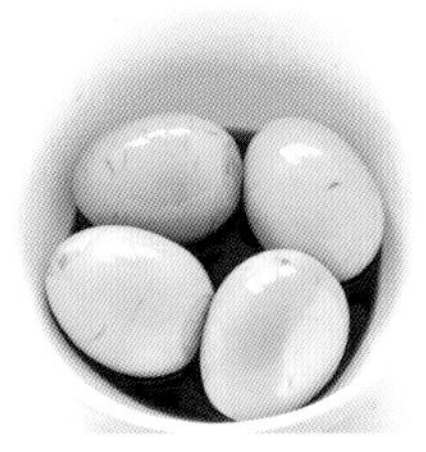

3
將水煮蛋浸泡在調味料中的醬油約10分鐘，中途要翻動使其上色，備用
水煮蛋先泡在醬油裡上色，就能滷出色澤漂亮的滷蛋

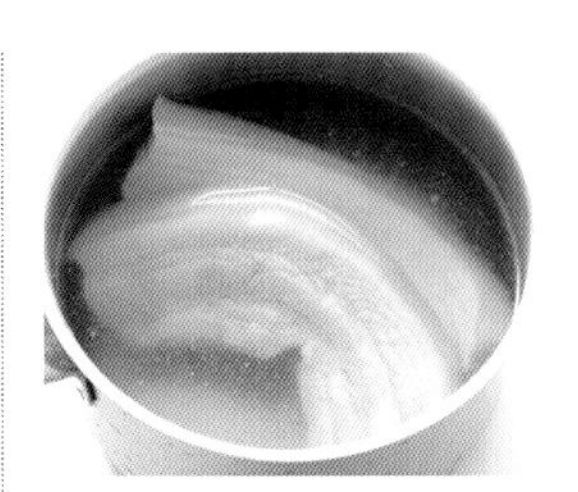

4
五花肉洗淨切長條，放入滾水中汆燙後撈起洗淨，再切3公分塊狀
五花肉先燙再切，可讓滷好的肉保持原型，不會大小不一

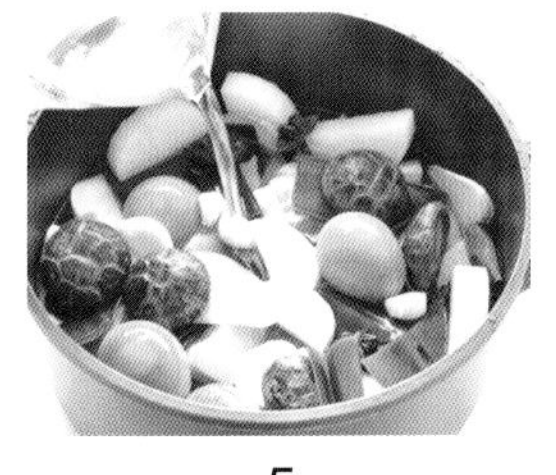

5
取一鍋，放入五花肉、香菇、白蘿蔔、昆布與浸泡的水、醬油與水煮蛋、薑片、蒜頭、八角、米酒大火煮滾後，轉小火滷約1小時至肉熟軟

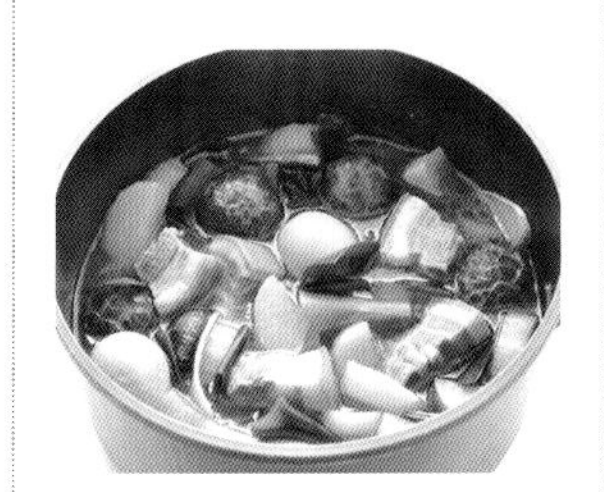

6
熄爐火，加鹽、赤藻糖醇調整味道，讓滷肉繼續浸泡在滷汁中2~4小時味道會更好，即完成
利用香菇、白蘿蔔、昆布本身的鮮甜，就能品嚐到滷肉的自然滋味

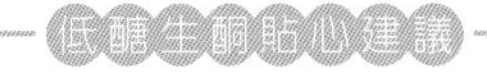

五花肉可以替換成梅花肉、排骨或雞腿、雞翅

香烤五花肉佐生菜

用自製燒烤醬醃烤鮮嫩帶汁、肥瘦相間的五花肉，
再與生菜蒜片搭配超好吃

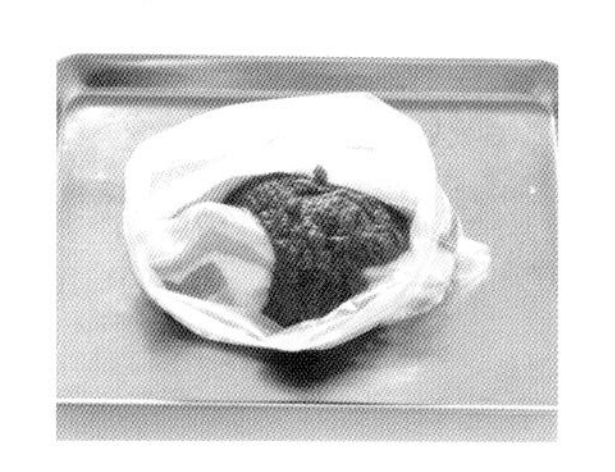

材料　2份

五花肉··········· 250g
自製低醣燒烤醬···· 40g
米酒············ 1小匙
五香粉·········· 1小撮
鹽 ············· ⅛小匙
生菜與蒜片········ 適量

※ 自製低醣燒烤醬作法請見第26頁

作法

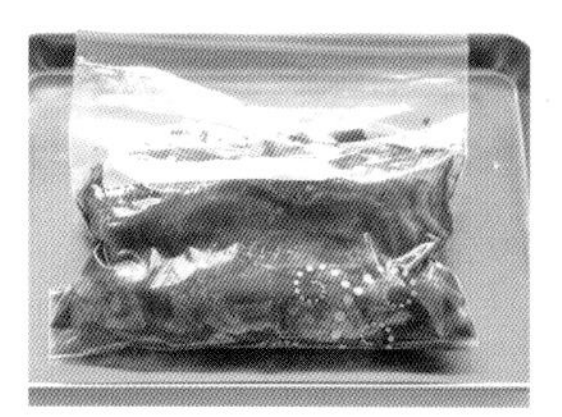

1 將五花肉洗淨用廚房紙巾擦乾水份，與燒烤醬、米酒、五香粉、鹽一起放入夾鍊式保鮮袋中

2 揉拌至肉均勻沾裹上燒烤醬，將袋中的空氣擠出並密封好，冰箱冷藏醃約1夜使其入味

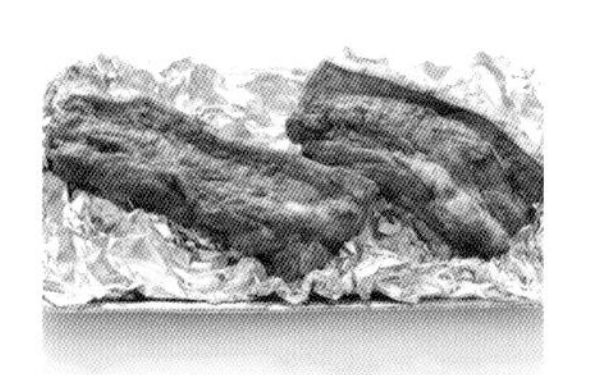

3 將醃好的肉放在墊有揉皺的錫箔紙的烤盤上，放入已預好熱的烤箱，以攝氏220度烤約30分鐘

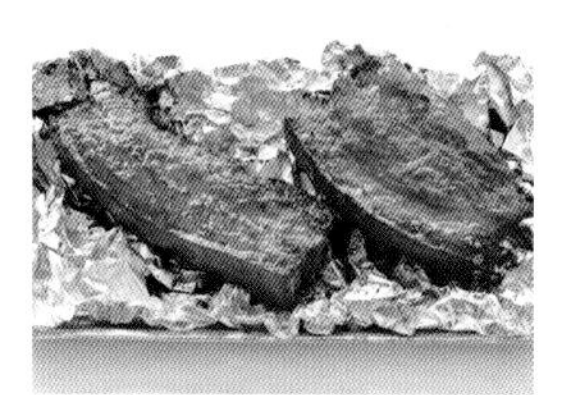

4 烤的中途要翻2次面，最後5分鐘時烤溫提高至攝氏250度

5 烤好取出靜待約5~10分鐘後，再切片盛盤
剛烤好的肉若是馬上急著切開，肉汁就會邊切邊流失

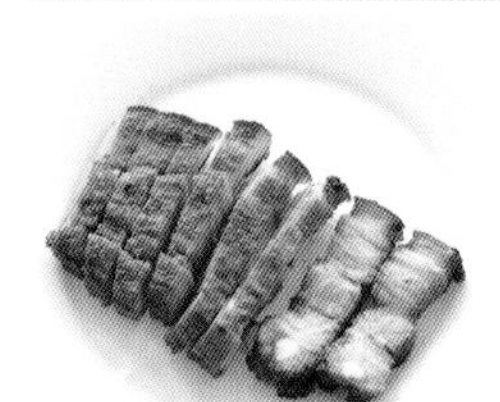

6 用生菜搭配蒜片包裹肉片食用，類似韓式烤肉的吃法，即完成

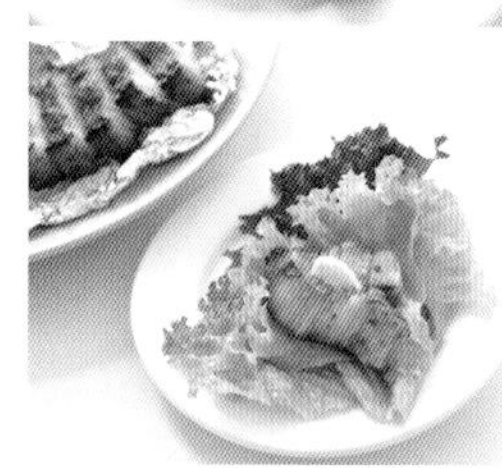

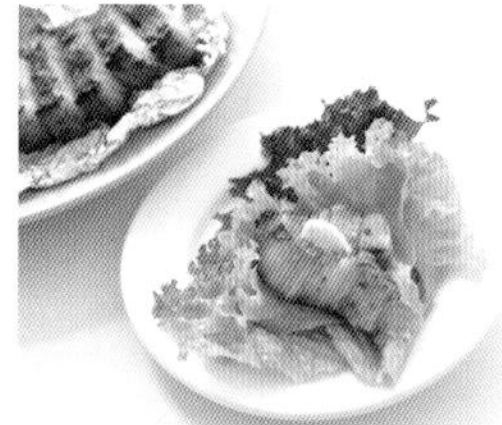

生酮餐

1份（不包含搭配食用的生菜與蒜片）

熱量	蛋白質	脂肪	總碳水化合物	膳食纖維	淨碳
475 g	19 g	42 g	2.8 g	0.95 g	2 g

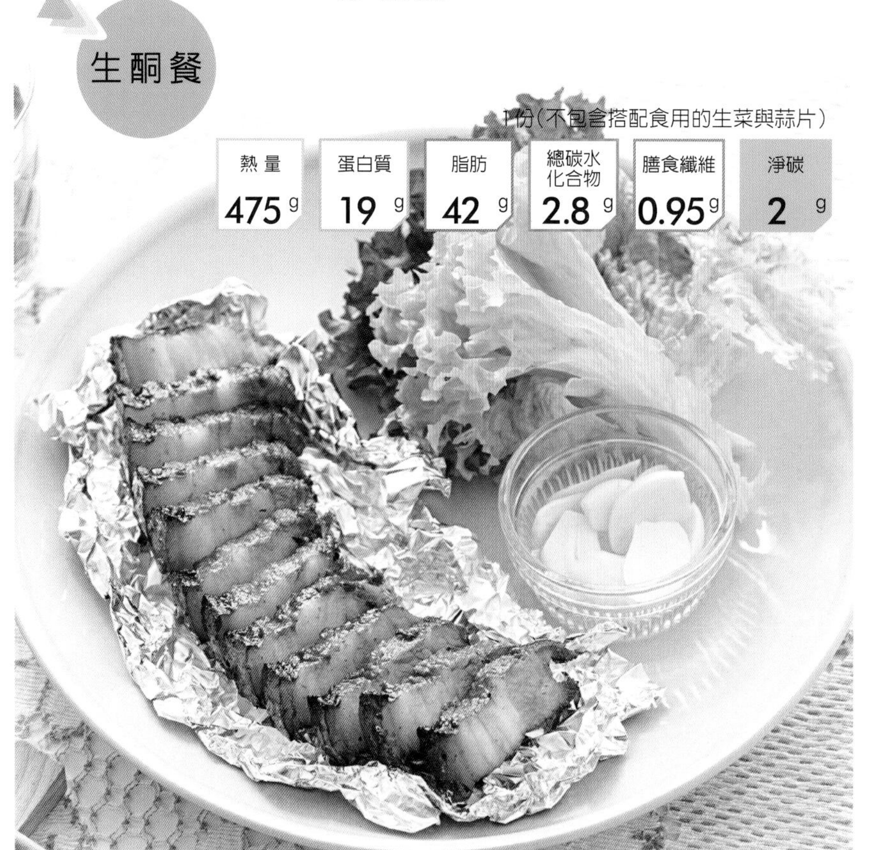

低醣生酮貼心建議

- 五花肉可替換成豬肋排、雞腿、雞翅，烤的時間要依情況調整
- 五香粉可以替換成1小匙的咖哩粉
- 自製低醣燒烤醬若較鹹，則醃肉時鹽要減量

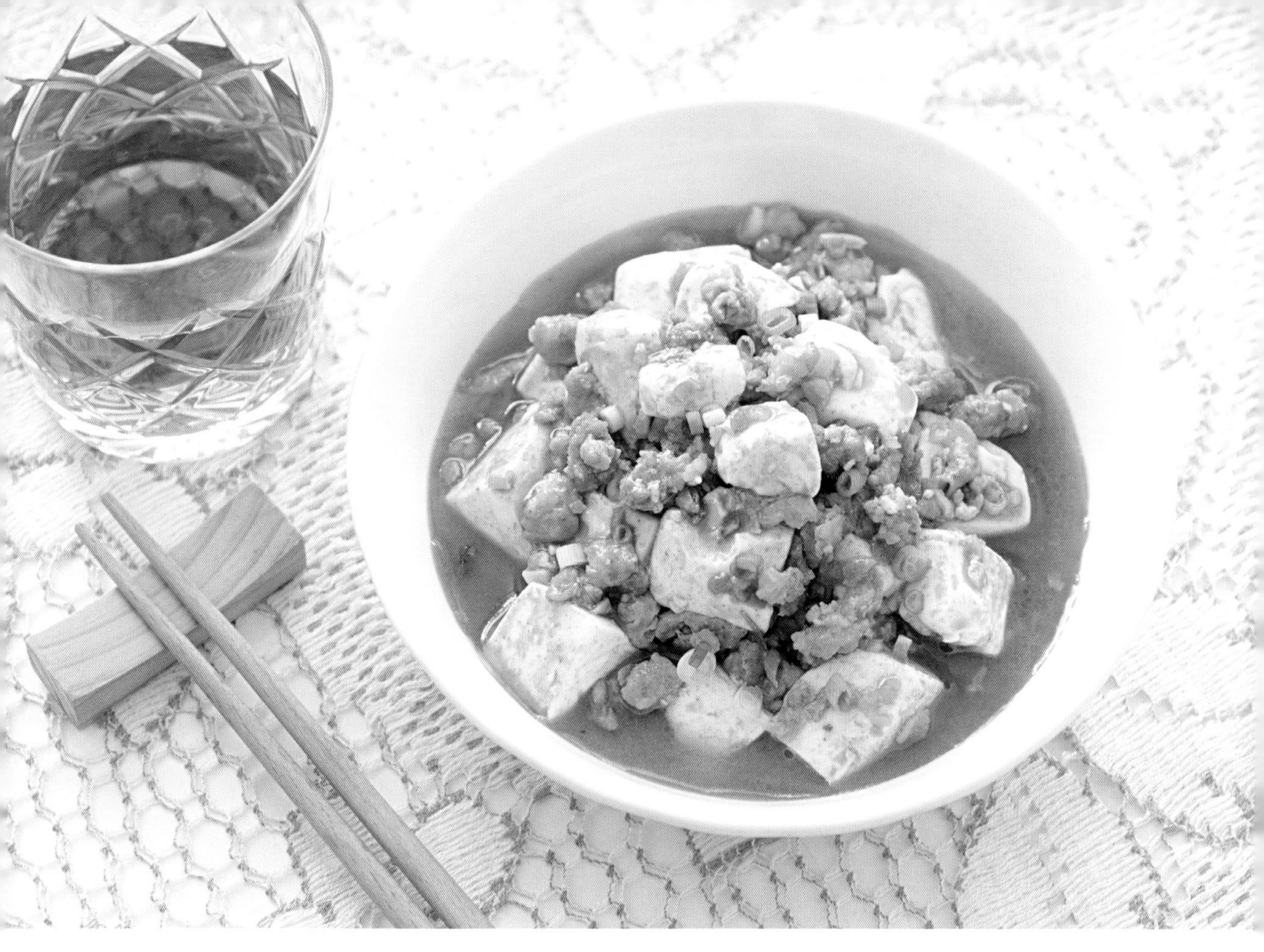

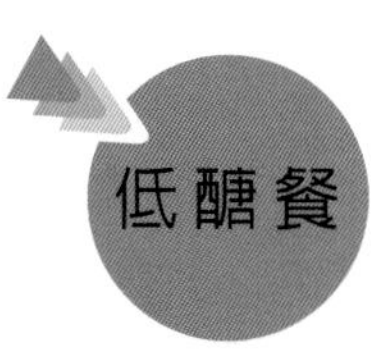

1份

熱量	蛋白質	脂肪	總碳水化合物	膳食纖維	淨碳
398 g	23 g	30 g	8 g	3.7 g	4.3 g

麻婆豆腐

市售的豆瓣醬碳水化合物含量高，
可以直接使用辣椒粉來替代喔

材料　3份

盒裝嫩豆腐········ 1盒
豬絞肉··········· 150g
蒜末············ 2小匙
薑末············ ½小匙
蔥花············· 10g
椰子油·········· 1大匙
香油············ 1大匙

調味料

辣椒粉·········· 1大匙
米酒············ 1小匙
醬油············ 1大匙
清水············· 50ml
鹽與白胡椒粉······ 少許

※ 若需要可加入少許的赤藻糖醇調味

作法

1 將嫩豆腐切方塊後，用熱鹽水泡約10分鐘使其入味，再瀝乾水份，備用

2 熱油鍋，用椰子油、香油將絞肉炒至變色，將肉中間空出位置，放入蒜末、薑末、辣椒粉炒出香味

3 加入米酒、醬油翻炒數下，再加入豆腐、清水小心的拌均勻並煮至滾約2~3分鐘

4 再加鹽與白胡椒粉調整味道，最後撒上蔥花拌勻，即完成

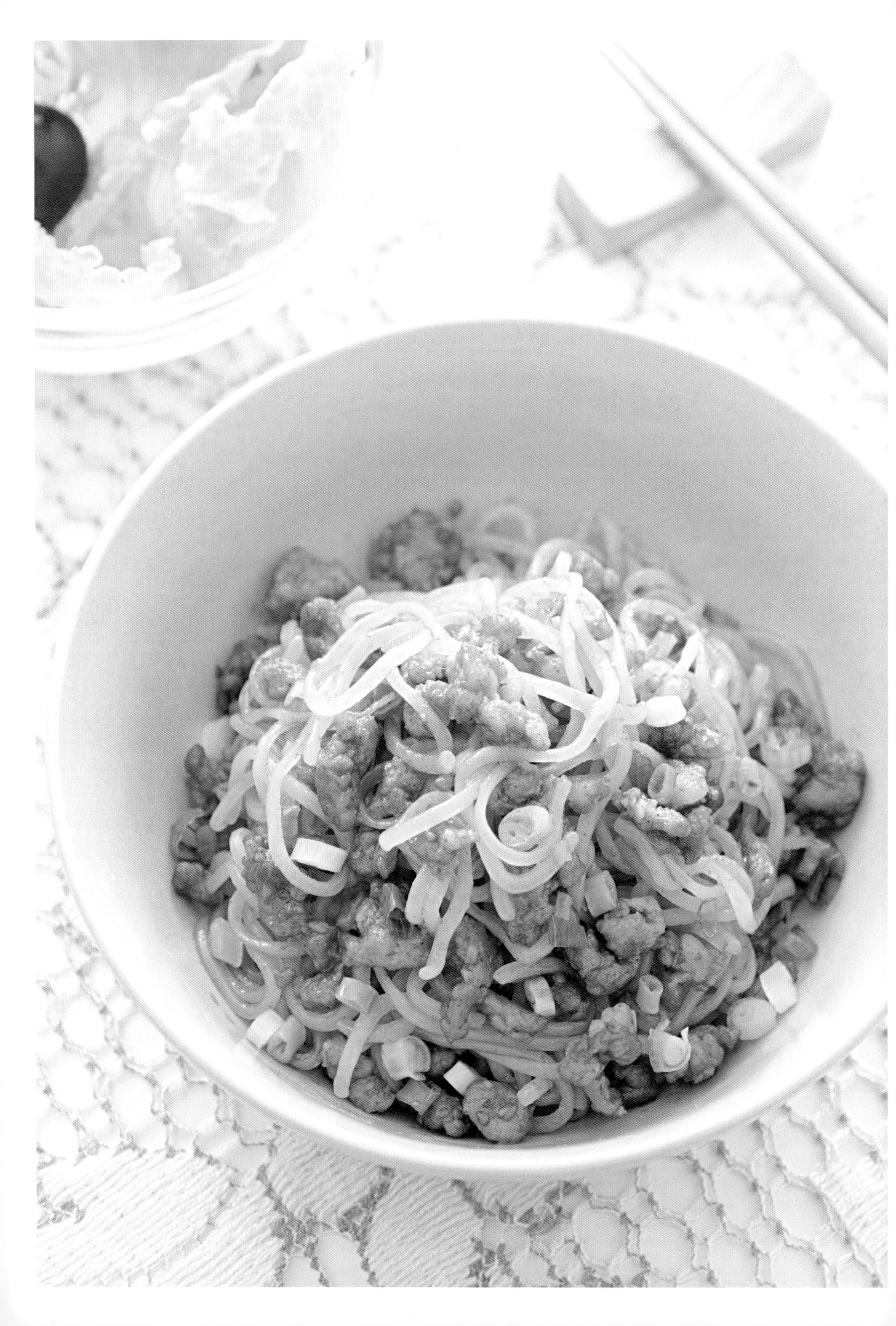

1份

熱量	蛋白質	脂肪	總碳水化合物	膳食纖維	淨碳
327g	16g	26g	8.5g	5.5g	3g

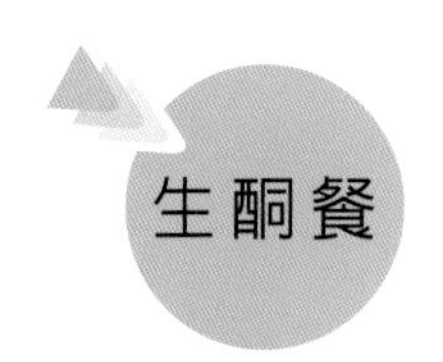

低醣螞蟻上樹

用蒟蒻絲來取代冬粉大大降低了碳水化合物的含量，健康又不失美味的好辦法喔

材料 2份

- 蒟蒻絲………… 200g
- 豬絞肉………… 150g
- 蒜末………… 2小匙
- 薑末………… ½小匙
- 蔥花………… 10g
- 椰子油………… 1大匙
- 香油………… 1大匙

調味料

- 辣椒粉………… 1大匙
- 米酒………… 1小匙
- 醬油………… 1大匙
- 鹽與白胡椒粉…… 少許

※ 若需要可加入少許的赤藻糖醇調味

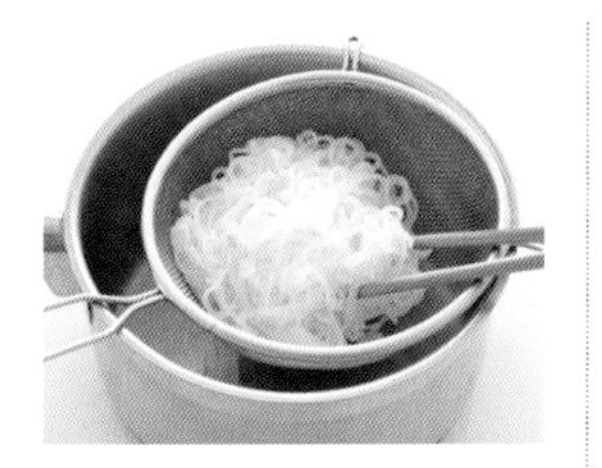

1

蒟蒻絲放入滾水中燙約1分鐘，撈起瀝乾水份並稍微剪短，備用

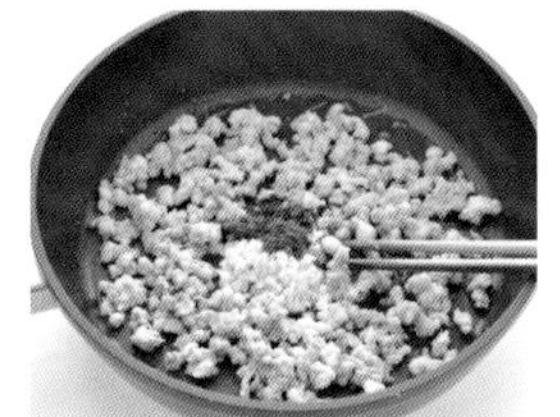

2

熱油鍋，用椰子油、香油將絞肉炒至變色，將肉中間空出位置，放入蒜末、薑末、辣椒粉炒出香味

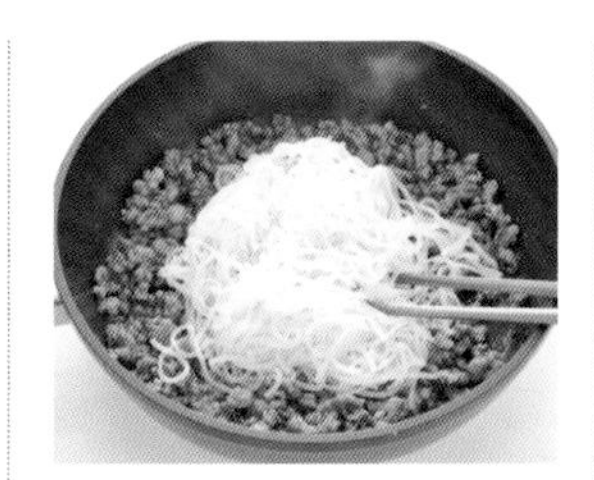

3

加入米酒、醬油翻炒數下，再加入蒟蒻絲與1~2大匙的清水拌炒均勻

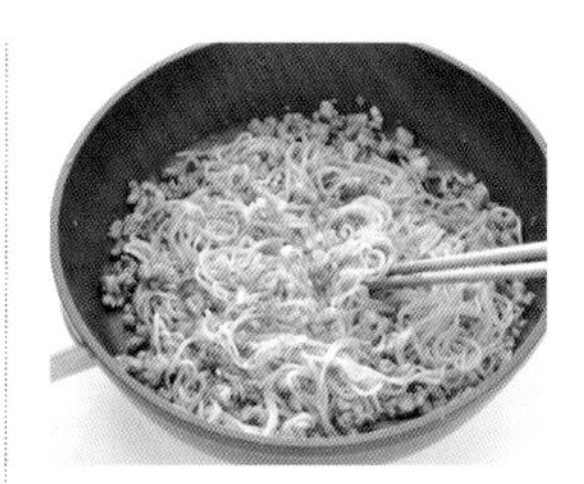

4

再邊炒邊加鹽與白胡椒粉調整味道，最後撒上蔥花拌勻，即完成

低醣生酮貼心建議

蒟蒻絲與絞肉的用量比例可自由變化搭配

1份

熱量	蛋白質	脂肪	總碳水化合物	膳食纖維	淨碳
350 g	18 g	26 g	10 g	4.3 g	5.7 g

肉末四季豆

四季豆以水煮熟
雖然顏色沒炸的脆綠好看，
但熱量大大的降低

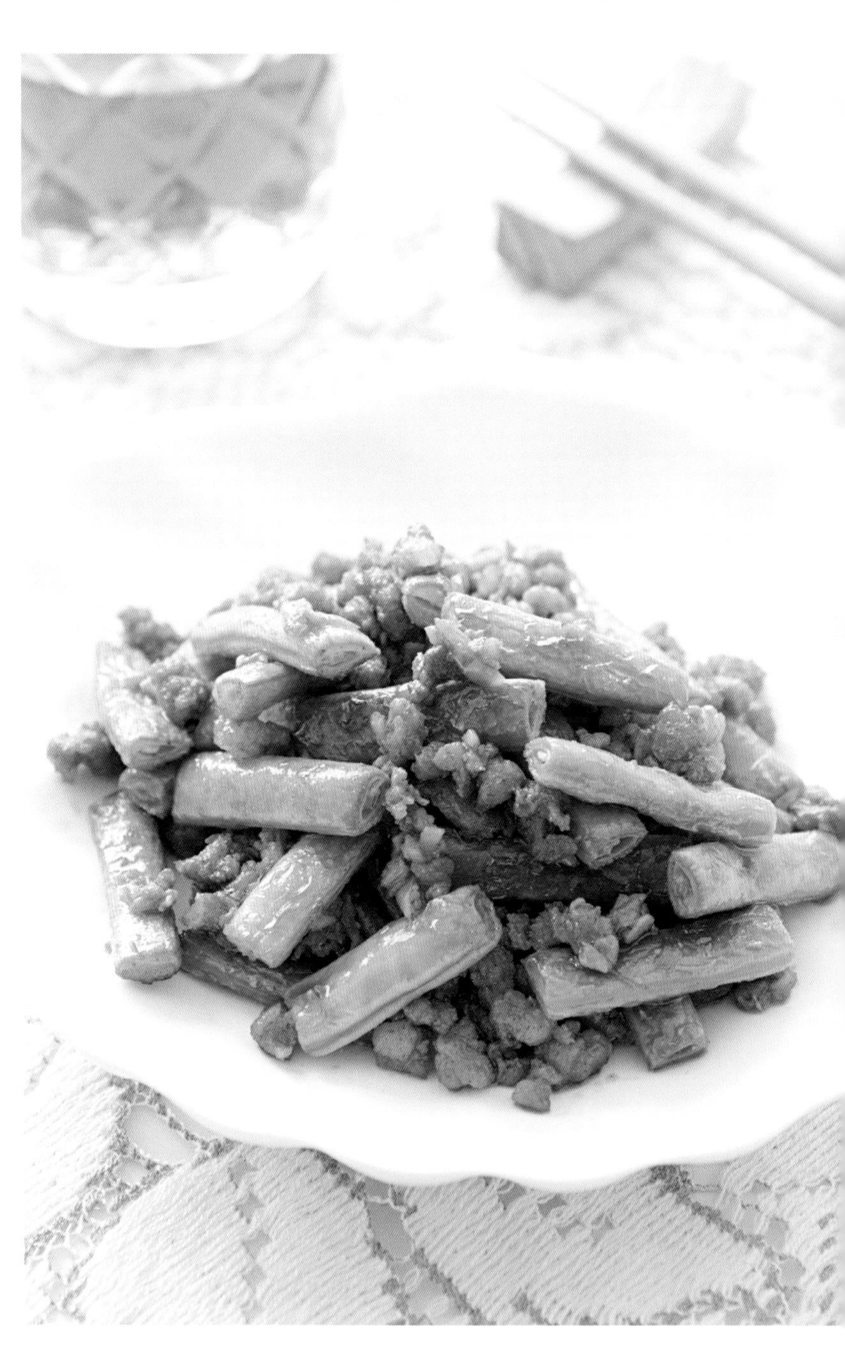

材料　2份

四季豆……………… 200g
豬絞肉……………… 150g
蒜末………………..2小匙
薑末……………… ½小匙
椰子油……………… 1大匙
香油………………… 1大匙

調味料

辣椒粉…………… 1~2小匙
米酒………………… 1小匙
醬油………………… 1大匙
鹽與白胡椒粉……………少許

作法

1 四季豆撕去老筋洗淨後切小段，再放入小鍋中加入四季豆一半高度的水量煮至熟，撈起備用

四季豆用水煮雖然色澤沒有油炸的脆綠好看，但熱量大大的降低

2 熱油鍋，用椰子油、香油將絞肉炒至變色，將肉中間空出位置，放入蒜末、薑末、辣椒粉炒出香味

3 加入米酒、醬油翻炒數下，再加入作法1的四季豆翻炒均勻

4 再邊炒邊加鹽與白胡椒粉調整味道，即完成

低醣生酮貼心建議

若想脆綠色澤，可將四季豆用比炒菜時要多一點的油，以半煎半炸的方式煎熟

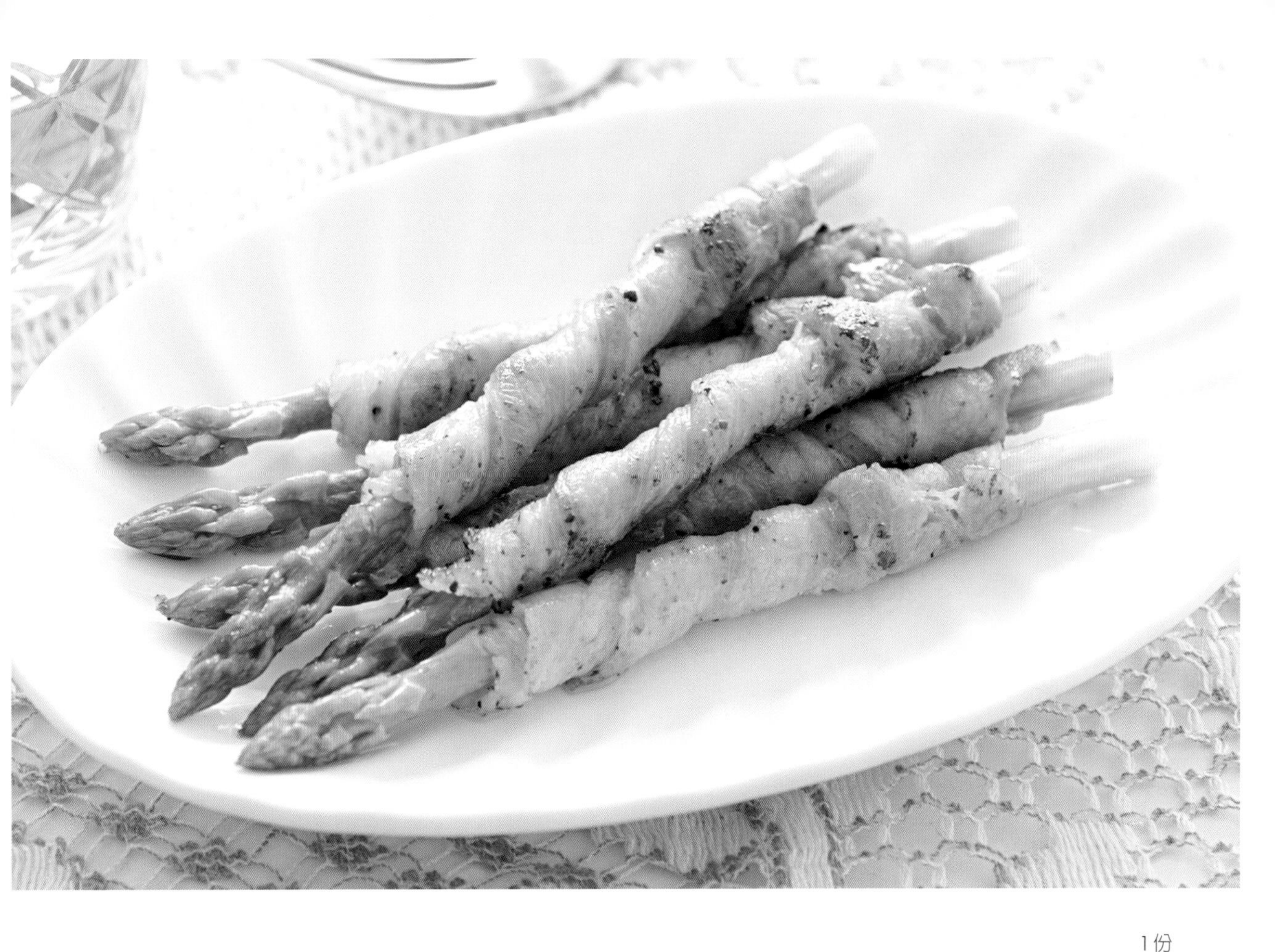

1份

熱量	蛋白質	脂肪	總碳水化合物	膳食纖維	淨碳
245 g	11 g	22 g	2.7 g	0.7 g	2 g

生酮餐

蘆筍豬肉捲

爽口的蘆筍用五花肉片捲起，與蒜片一起煎香，是一道滿足味蕾的料理

材料 2份

蘆筍........................100g
火鍋五花肉片
········ 12片，120g
椰子油·········· 1小匙
蒜頭·········2瓣，切片
鹽和現磨黑胡椒粉
················ 適量

作法

1 將蘆筍尾端的硬皮用刨皮器稍微去除，洗淨擦乾水份，備用

2 取一根蘆筍與肉片，在肉片表面撒上少許的鹽和黑胡椒粉，再包捲住蘆筍

3 捲至末端時並將末端的肉塞進有被包捲部份以作固定

4 熱鍋，放入椰子油，再將蘆筍捲收口處朝下排入鍋內

5 底部煎至上色時再翻面並撒入蒜片煎出香氣，等肉熟後撒上適量的鹽和黑胡椒粉，即完成

低醣生酮貼心建議

也可以將蘆筍切成2段加入起司一起用肉包捲，即為起司蘆筍豬肉捲

1份

熱量	蛋白質	脂肪	總碳水化合物	膳食纖維	淨碳
277 g	10.5 g	24 g	5.3 g	1.5 g	3.8 g

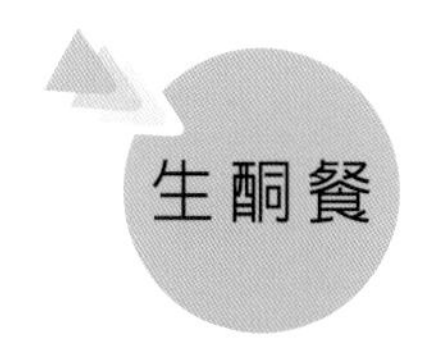

奶油杏鮑菇肉捲

杏鮑菇非常適合用奶油來料理，
搭配肉片與黑胡椒粉，香氣濃郁

材料　2份

杏鮑菇‥‥‥‥‥‥ 100g
火鍋五花肉片
　‥‥‥‥ 12片，120g
奶油‥‥‥‥‥‥‥ 10g
蒜頭‥‥‥‥‥ 2瓣，切片
鹽和現磨黑胡椒粉
　‥‥‥‥‥‥‥‥ 適量

1
將杏鮑菇切成12份條狀，備用

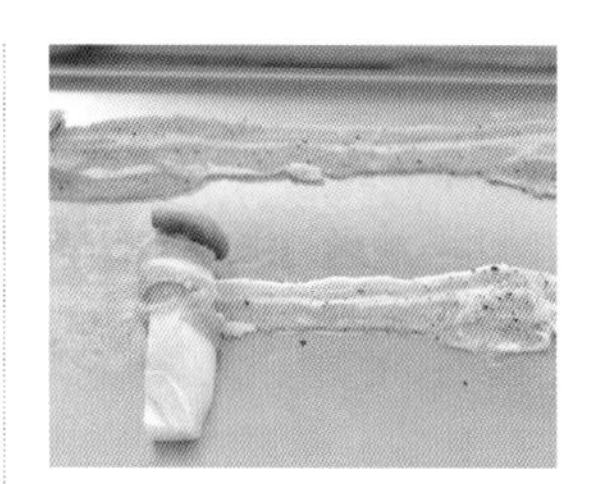

2
在肉片表面撒上少許的鹽和黑胡椒粉，再包捲住杏鮑菇
肉片的起端要在捲第二圈時要被包捲住，可以防止鬆開

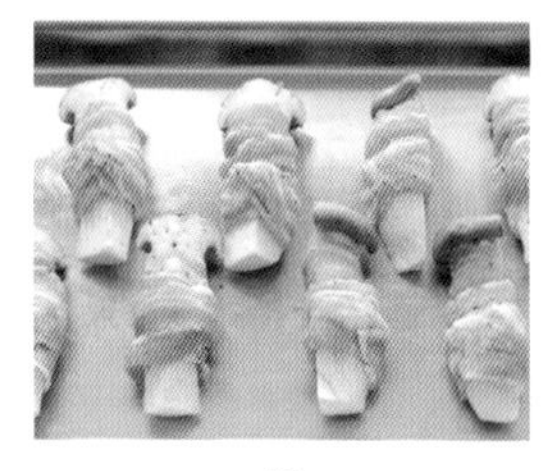

3
捲至末端時將末端的肉塞進有被包捲部份以作固定

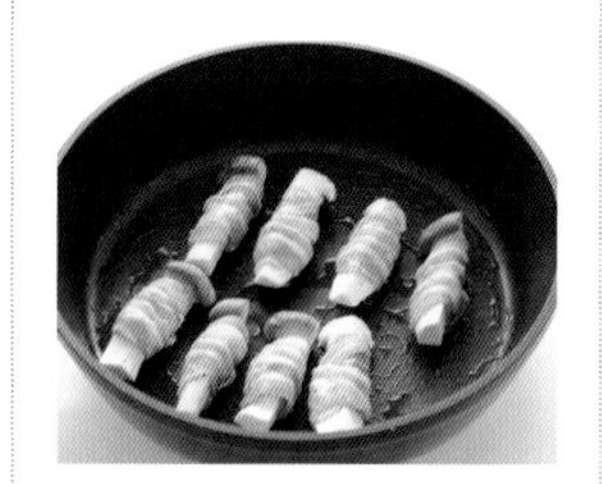

4
熱鍋，放入奶油，再將杏鮑菇肉捲收口處朝下排入鍋內
肉捲收口處朝下，可以防止煎的過程鬆開

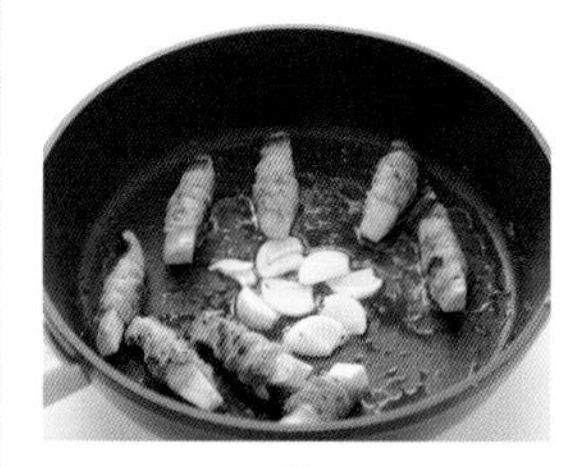

5
底部煎至上色時再翻面撒入蒜片煎出香氣，等肉熟後撒上適量的鹽和黑胡椒粉，即完成

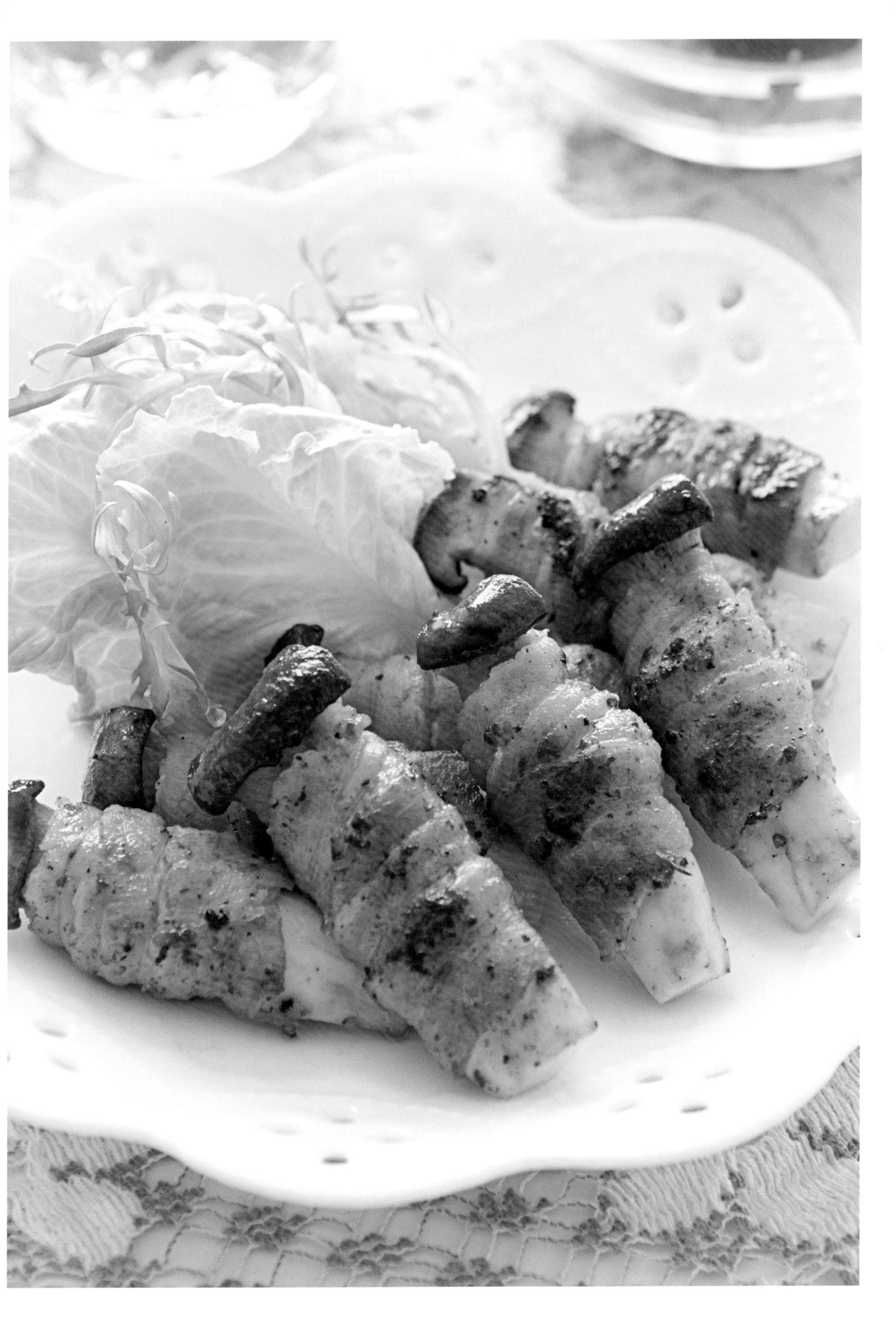

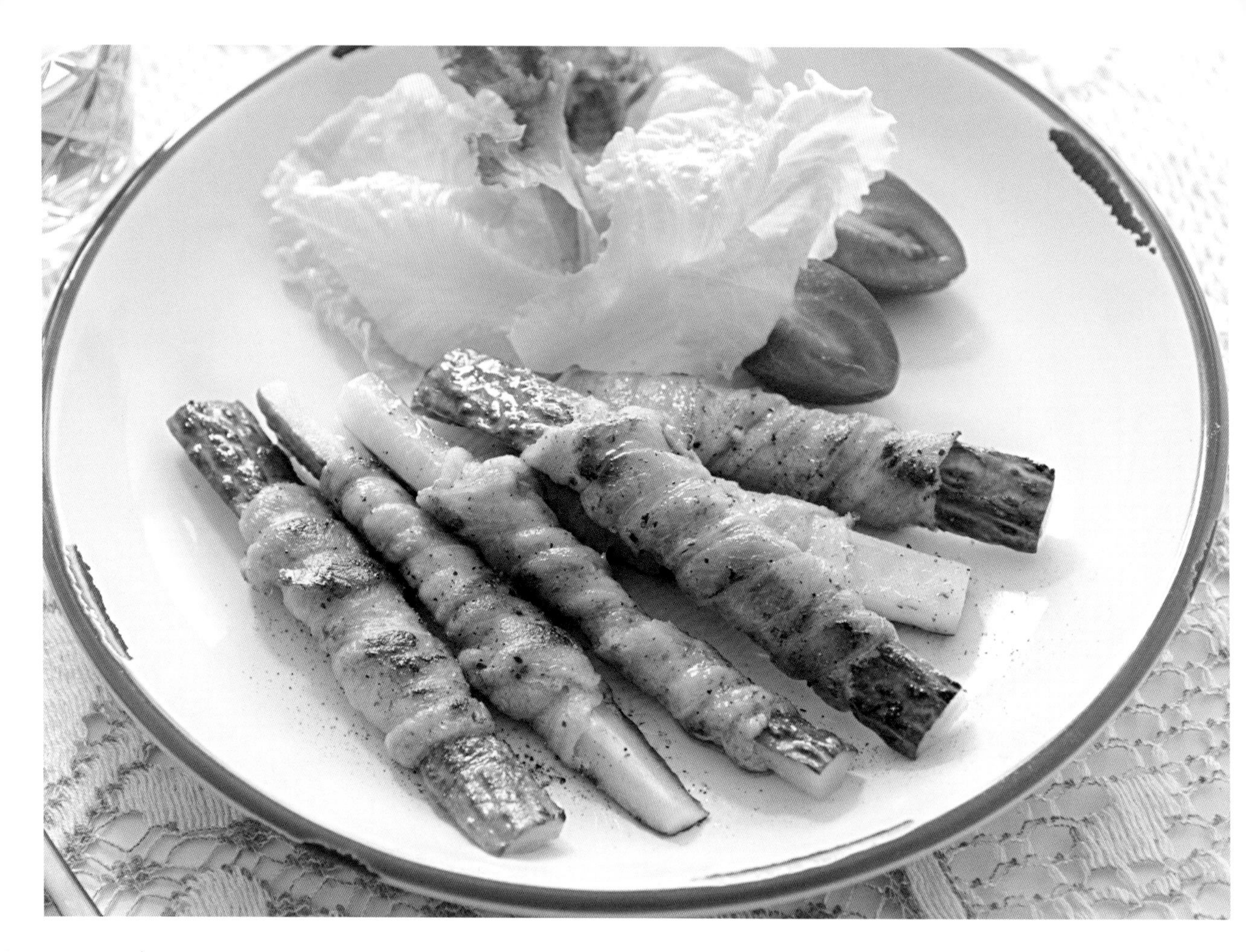

1份

熱量	蛋白質	脂肪	總碳水化合物	膳食纖維	淨碳
246 g	10 g	22 g	3 g	1.2 g	1.8 g

小黃瓜豬肉捲

小黃瓜很適合與豬肉片搭配在一起，味道非常鮮香好吃喔

材料 2份

小黃瓜‧‧‧‧‧‧‧‧‧‧‧ 150g
火鍋五花肉片
‧‧‧‧‧‧‧‧ 12片，120g
椰子油‧‧‧‧‧‧‧‧‧‧ 1小匙
蒜頭‧‧‧‧‧‧‧‧2瓣，切片
鹽和現磨黑胡椒粉
‧‧‧‧‧‧‧‧‧‧‧‧‧‧‧‧ 適量

作法

1 將小黃瓜切成12等份的條狀，再把中間的芯切除
將小黃瓜芯切除，煎熟後不易出水，口感也會脆脆的

2 取一根小黃瓜條與肉片，在肉片表面撒上少許的鹽和黑胡椒粉，再包捲住小黃瓜

3 捲至末端時並將末端的肉塞進有被包捲部份以作固定

4 熱鍋，放入椰子油，再將小黃瓜捲收口處朝下排入鍋內

5 底部煎至上色時再翻面並撒入蒜片煎出香氣，等肉熟後撒上適量的鹽和黑胡椒粉，即完成

1份

熱量	蛋白質	脂肪	總碳水化合物	膳食纖維	淨碳
146 g	22 g	4 g	6 g	1 g	5 g

低醣餐

番茄菠菜豬肝湯

短時間就能快速完成的美味營養補血湯品

材料 2份

豬肝…………………… 200g
番茄…………… 100g，切塊
菠菜……………… 50g，切段
薑片…………… 8g，切細絲
米酒………………… 1小匙
鹽與白胡椒粉…………… 少許

作法

1 豬肝切薄片後沖水約2~3分鐘，再加入1大匙鹽醃約30分鐘再洗掉鹽份，瀝乾水份，備用

用鹽醃過可以幫助入味與去腥，也能讓豬肝較嫩

2 取一鍋，加入600ml的水煮滾後，加入番茄續煮至滾約1分鐘

3 放入豬肝、薑絲、米酒以小火煮約1~2分鐘

4 再加入菠菜續煮至滾，最後加鹽與白胡椒粉調味，即完成

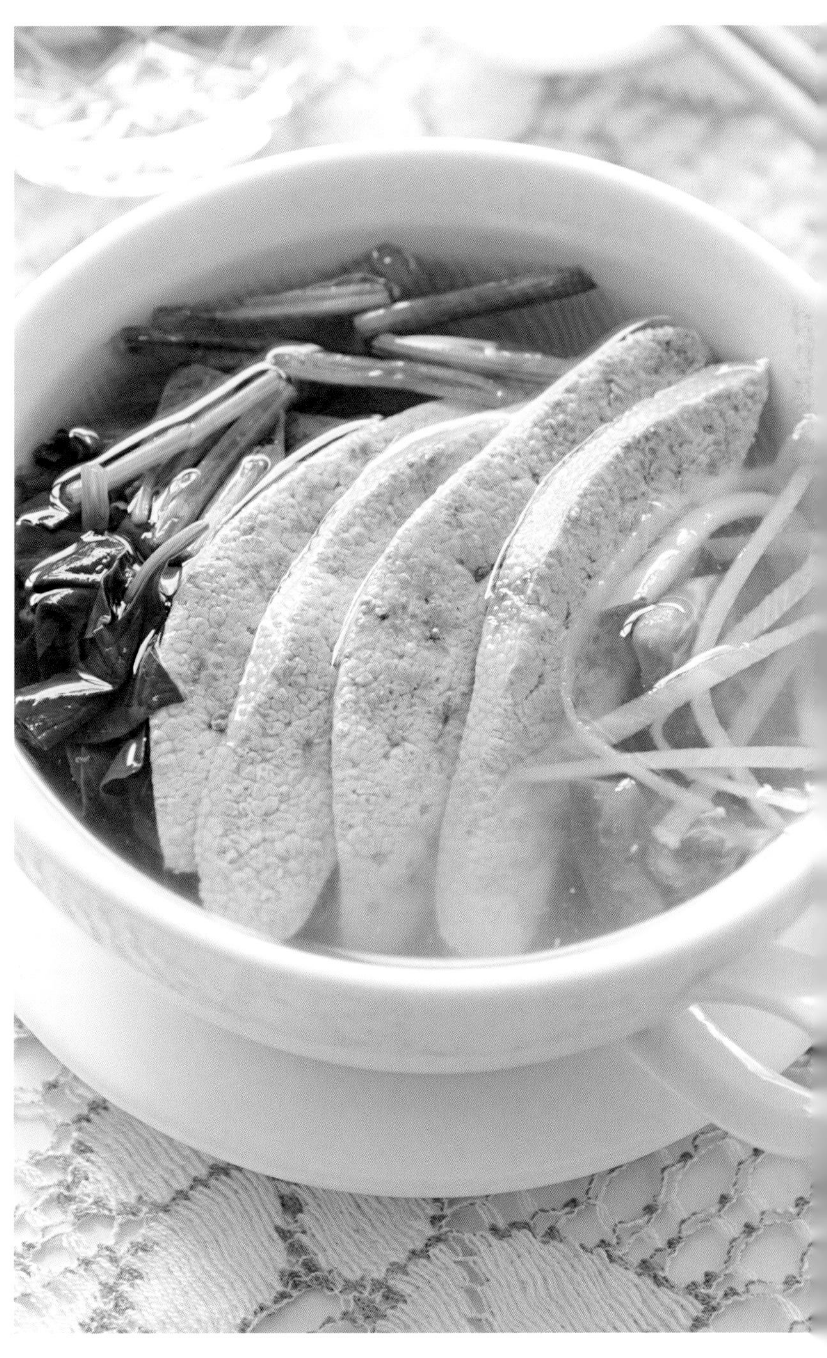

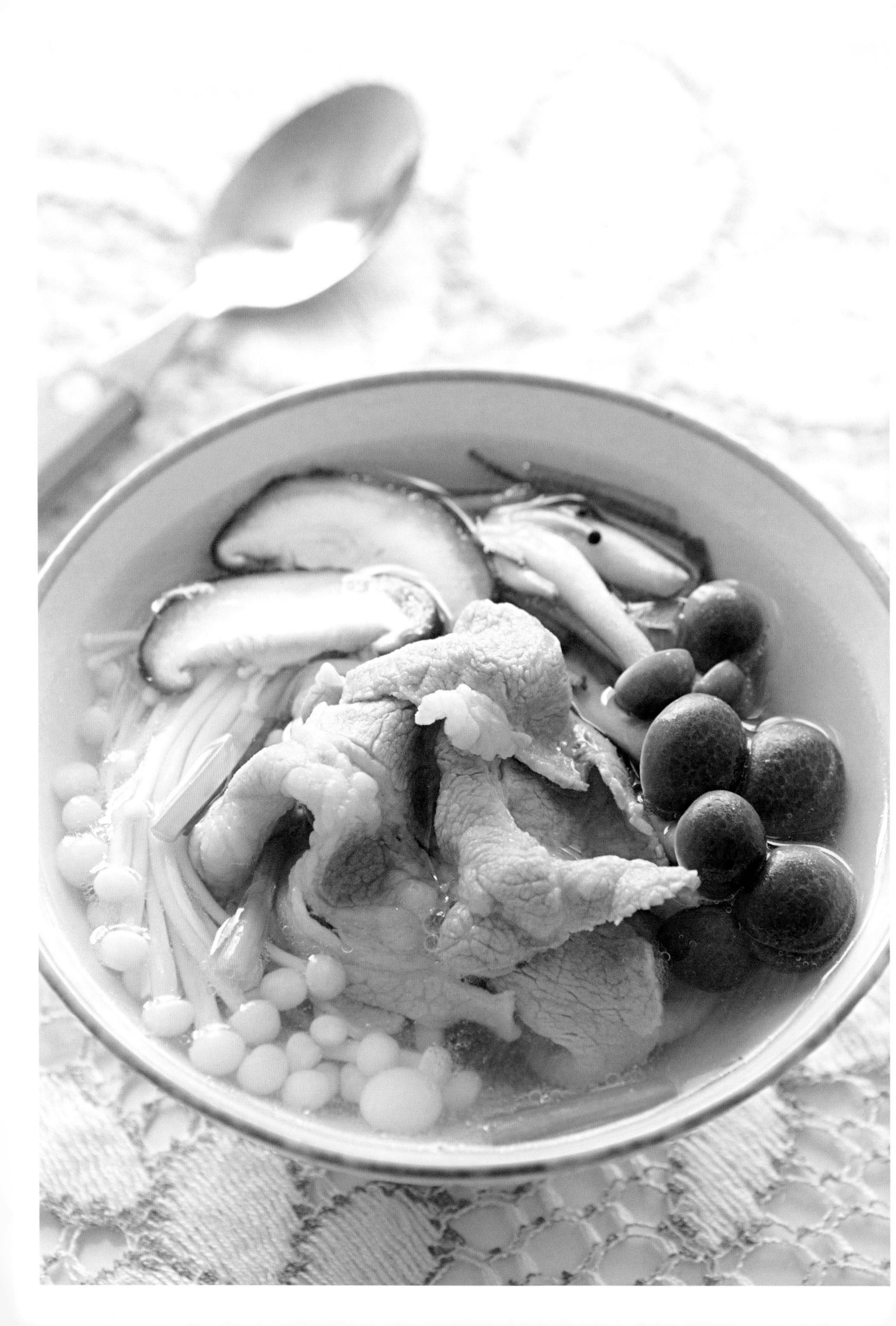

1份

熱量	蛋白質	脂肪	總碳水化合物	膳食纖維	淨碳
234 g	16.5 g	16.5 g	4.4 g	2 g	2.4 g

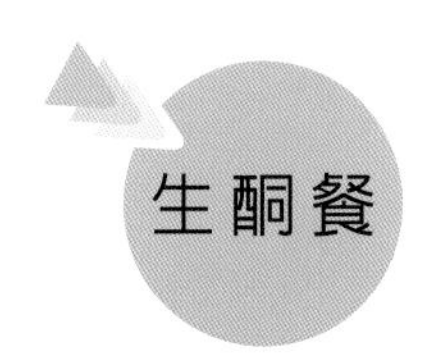

鮮菇肉片湯

新鮮菇類帶有自然的鮮香，
無論是炒或煮湯都非常美味，是天然的鮮味劑喔

材料 2份

梅花豬肉片······· 150g
各式綜合鮮菇····· 150g
薑················ 1片
蔥················ 15g
鹽與白胡椒粉······ 少許
椰子油·········· 1大匙

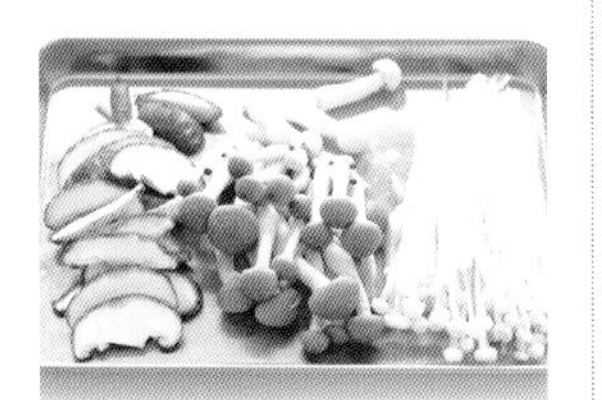

1
將所有菇類洗淨切片或去蒂頭；薑切絲；蔥切小段並將蔥白、蔥綠分開，備用

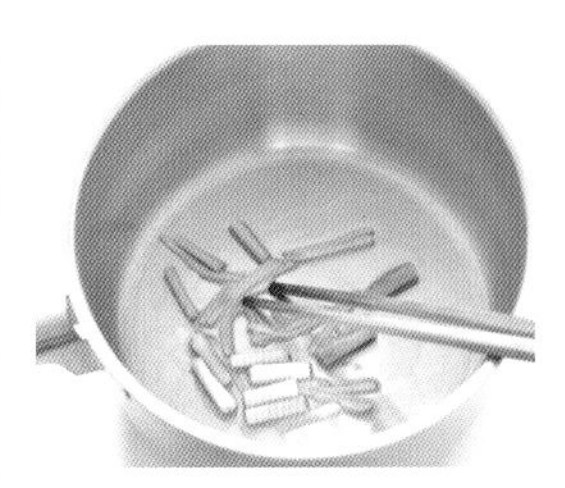

2
取一鍋，加入1大匙椰子油放入薑絲、蔥白爆香後加入適量的水煮滾

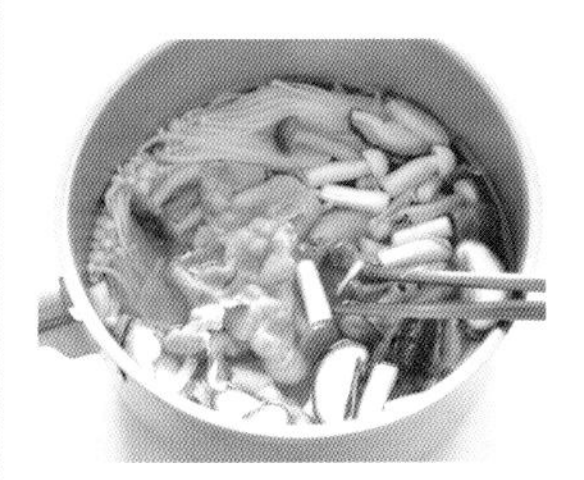

3
加入所有菇類煮滾，再加入肉片煮至熟

菇類帶有自然的鮮香很適合煮湯，是天然的鮮味劑喔

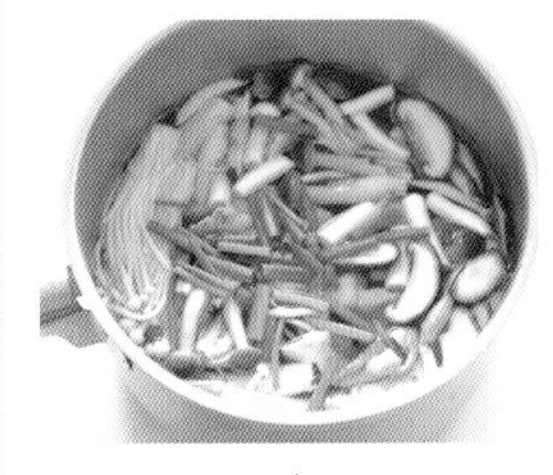

4
最後加鹽與白胡椒粉調味，並撒上蔥綠，即完成

低醣生酮貼心建議

也可以爆香薑絲、蔥白後放入肉片炒至變色，再加入水煮滾湯味較濃郁

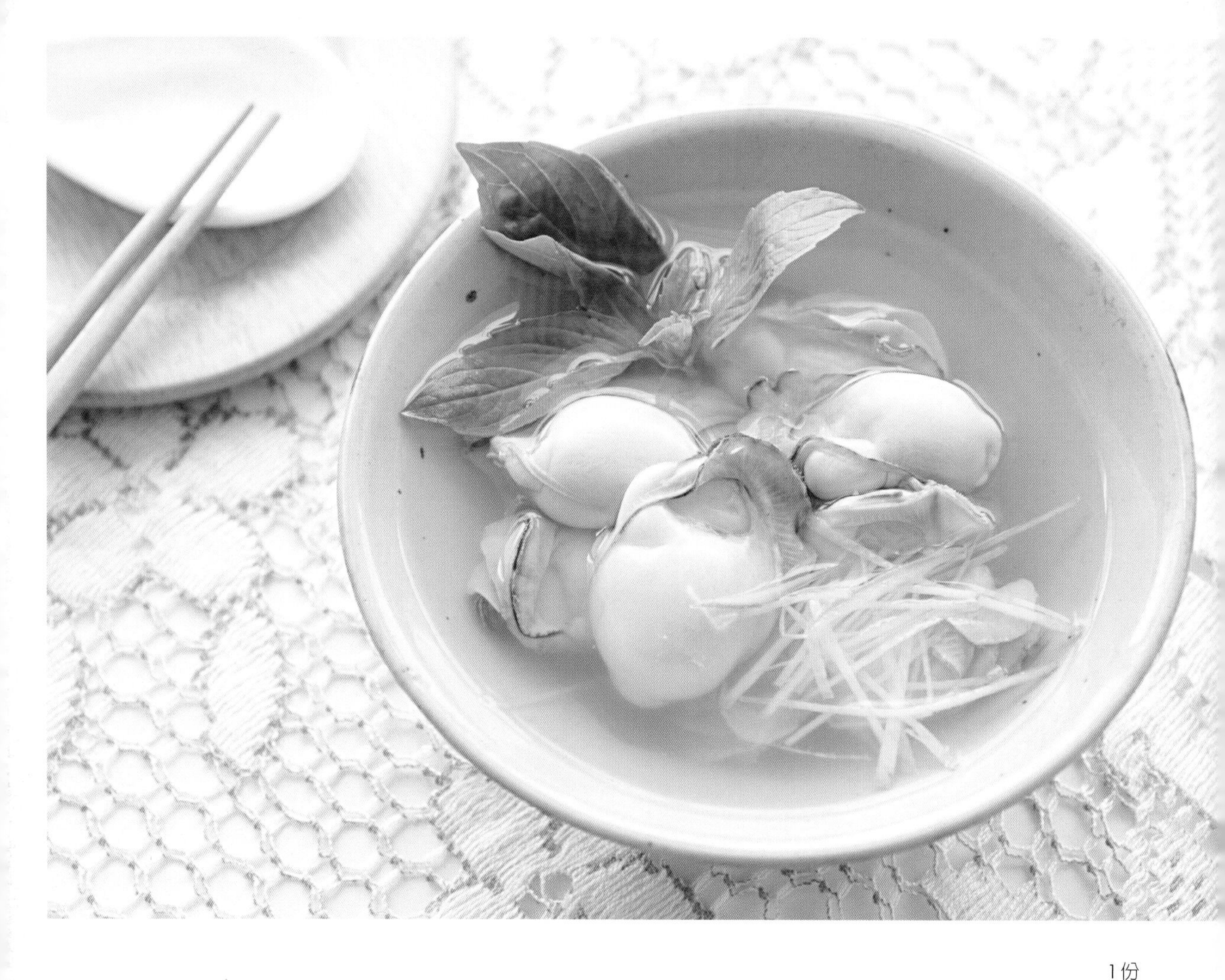

低醣餐

1份

熱量	蛋白質	脂肪	總碳水化合物	膳食纖維	淨碳
62 g	10 g	0.5 g	5 g	0.3 g	4.7 g

塔香鮮蚵湯

營養豐富的蚵仔有「海中牛奶」美稱，
與九層塔一起煮湯鮮香好喝

材料　2份

蚵仔……………　200g
薑絲……………　10g
米酒……………　1小匙
鹽與白胡椒粉……　少許
九層塔…………　10g

作法

1 蚵仔加入太白粉抓拌，再邊沖洗邊將皺摺處的細碎蚵殼挑出，重複2次，瀝乾水份，備用

太白粉可將蚵仔的黏液與腥味去除

2 取一鍋，加入600ml的水煮滾後，放入蚵仔、薑絲、米酒續煮至滾

煮滾後不要用大火持續的滾煮，會讓蚵仔爆破造成鮮味流失

3 最後加鹽與白胡椒粉調味，再撒上九層塔，即完成

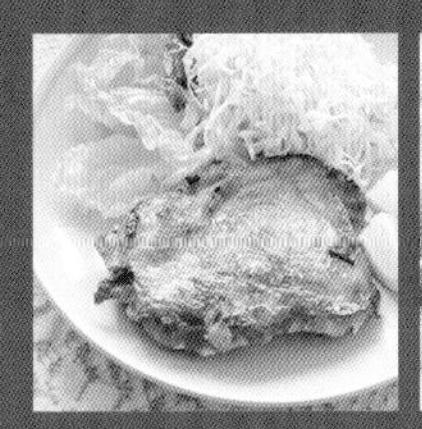
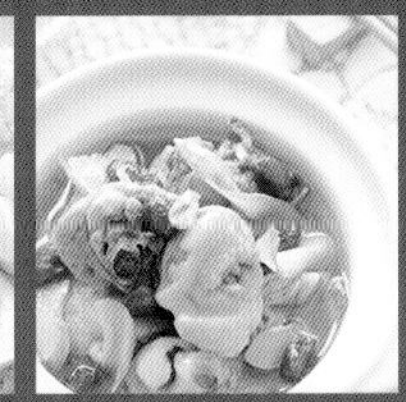
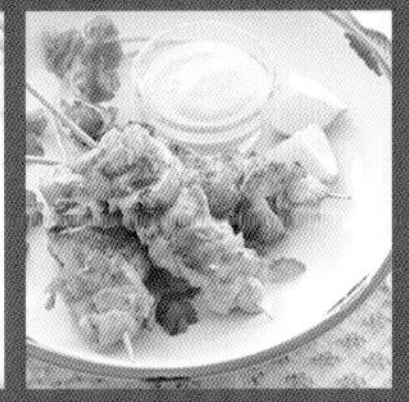

百吃不厭最佳選擇的雞肉料理

CHICKENS

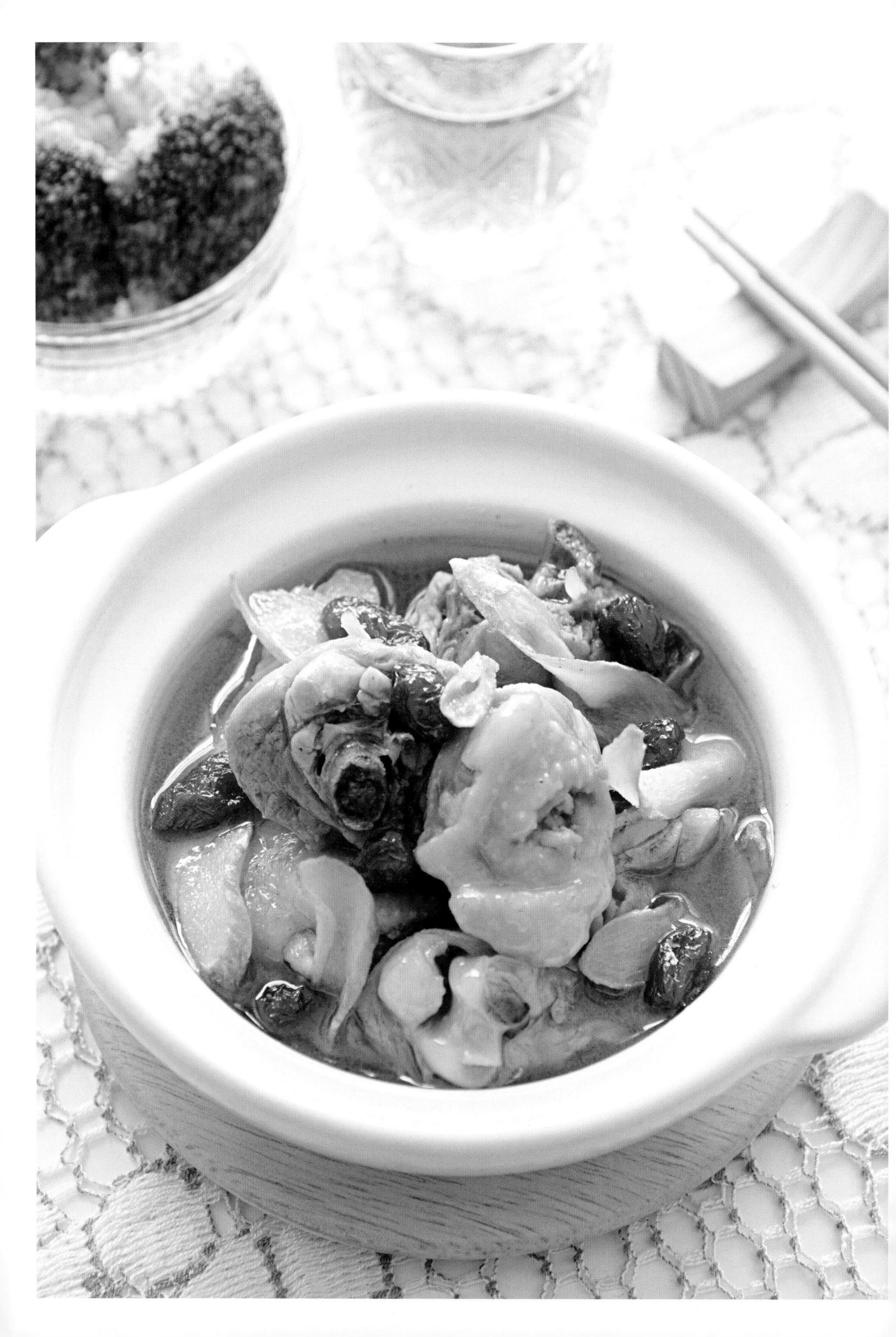

1份

熱量	蛋白質	脂肪	總碳水化合物	膳食纖維	淨碳
508 g	30 g	38 g	5.4 g	1.5 g	3.9 g

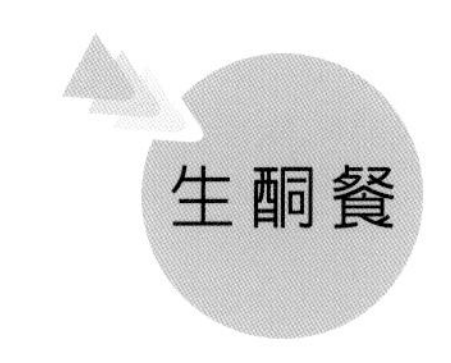

無酒味麻油雞

只加入少量的米酒達到去腥效果，就算不用整瓶酒煮的麻油雞也很好吃

材料　2份

帶骨雞腿……… 450g
薑 ………… 40g，切片
沙拉油………… ½ 大匙
黑麻油………… 2大匙
米酒…………… 2大匙
枸杞……………… 10g

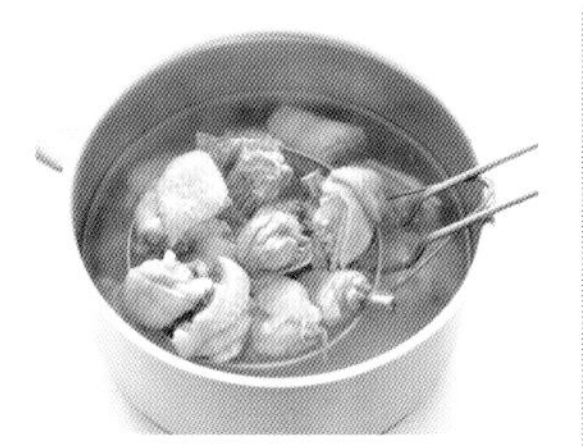

1
雞肉洗淨剁大塊，放入滾水中汆燙，撈起洗淨浮末，備用

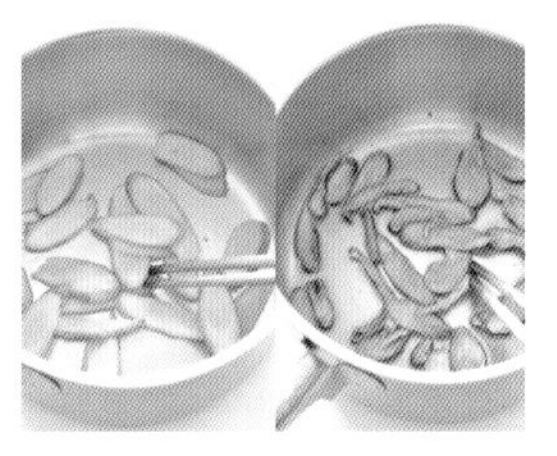

2
先以沙拉油把薑片煸至邊緣捲翹時，再加黑麻油續煸出香氣
麻油不耐高溫容易產生苦味，所以先用沙拉油煸薑片後才加麻油

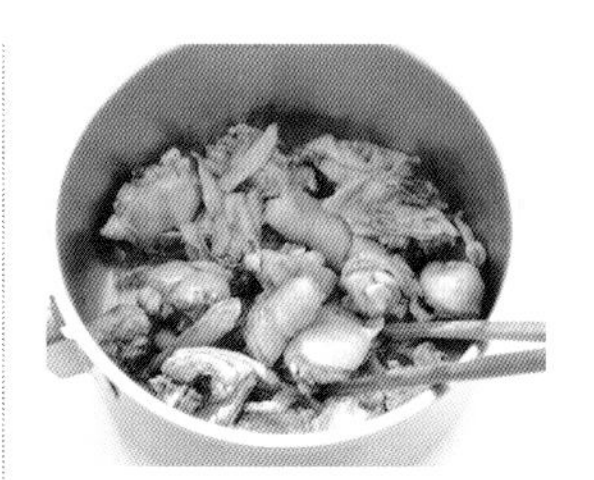

3
再放入雞肉煎炒至表面微焦上色

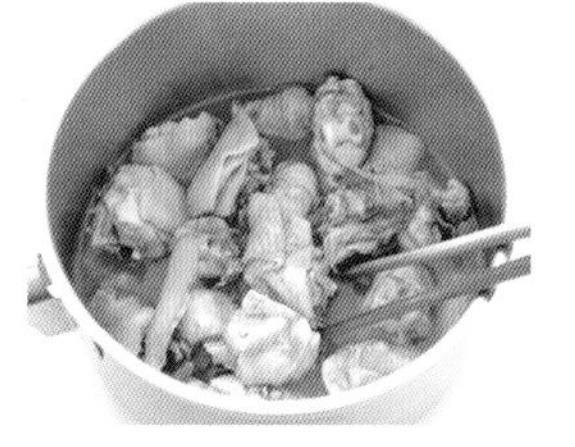

4
加入米酒翻炒數下，再加入適量的水，煮滾後蓋上鍋蓋小火燜煮至肉熟
只加入少量的米酒達到去腥效果，就算不加酒的麻油雞也很好吃

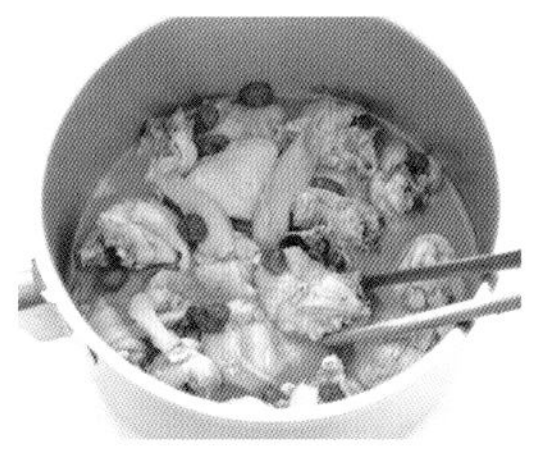

5
加入洗淨的枸杞續煮1分鐘，再依喜好決定是否加鹽調味，即完成

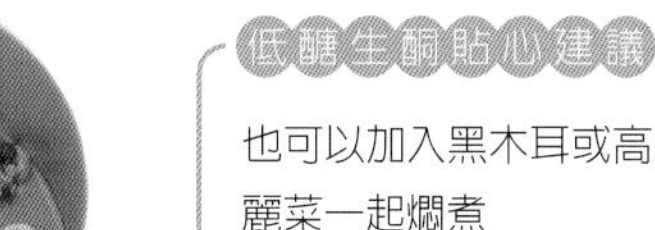

也可以加入黑木耳或高麗菜一起燜煮

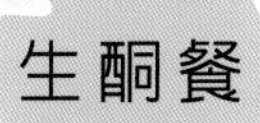

炸雞蔬菜手捲

可直接將手捲當作正餐，有肉有菜營養均衡，
每人約食用4~5份手捲即有飽足感

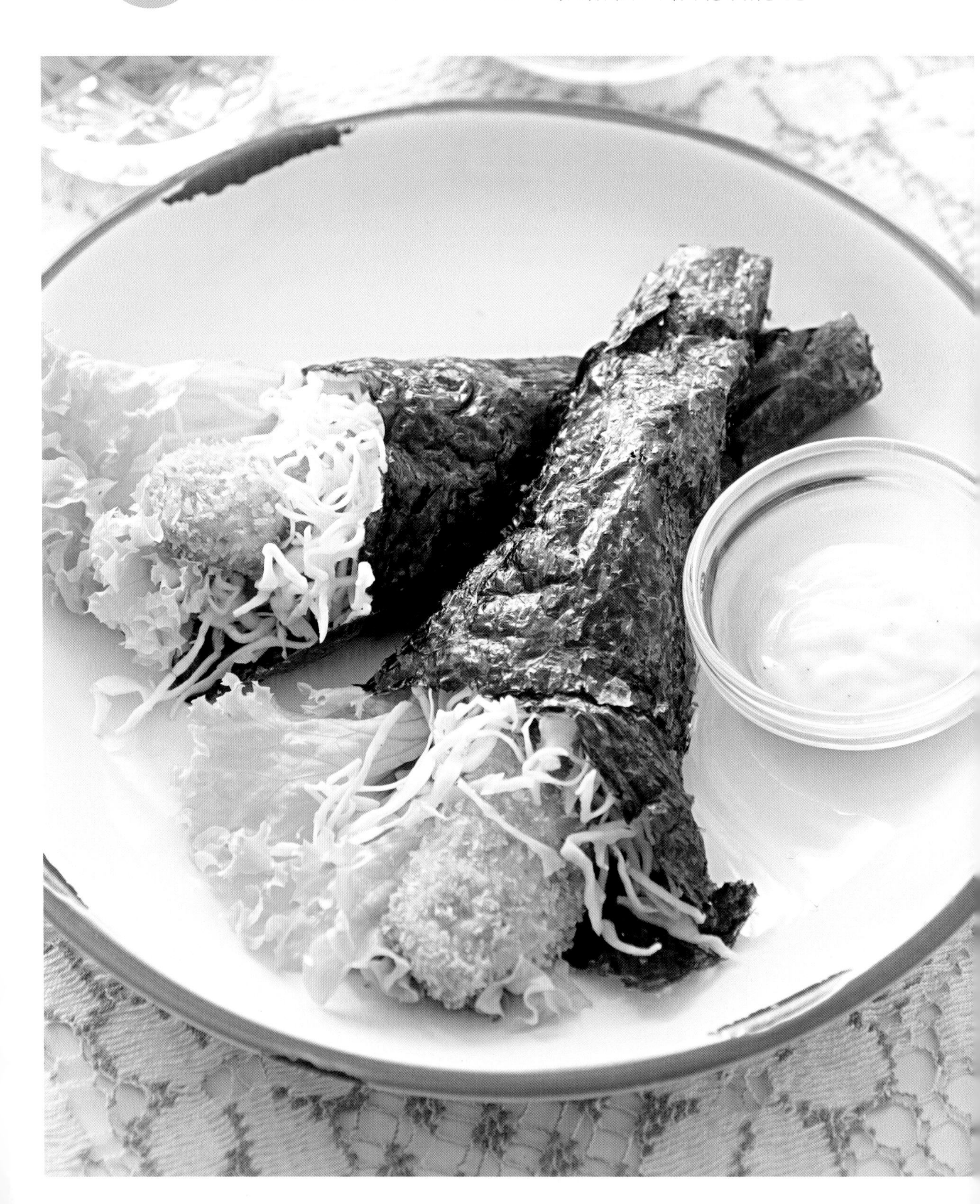

1份

熱量	蛋白質	脂肪	總碳水化合物	膳食纖維	淨碳
89 g	7 g	6 g	2.5 g	1.2 g	1.3 g

材料　4份

雞柳············· 100g
清水···············75ml
鹽 ·············½ 小匙
米酒············ 1小匙
蒜頭·········1瓣，切碎
白胡椒粉········ 1小撮

炸雞外層裹衣

椰子粉············ 20g
椰子油··········½ 小匙
雞蛋··············· 1顆

手捲材料

壽司海苔·········· 2張
高麗菜細絲········ 40g
萵苣生菜·········· 10g
自製美乃滋······ 1小匙

※ 自製美乃滋作法請見第21頁

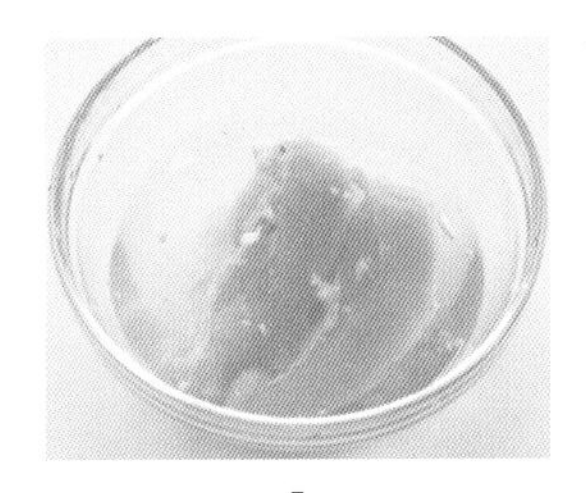

1
雞柳加入清水、鹽、米酒、蒜頭、白胡椒粉醃約30分鐘，備用
利用鹽水的滲透壓原理，讓水份進入肉的組織裡，肉質會更鮮嫩

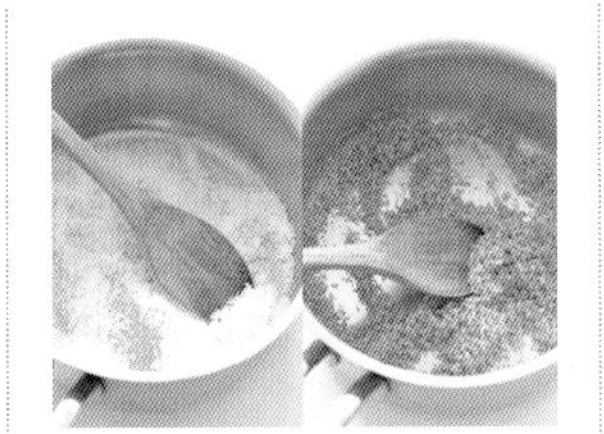

2
椰子粉放入鍋中小火炒至淡金黃色，盛起，再加入椰子油混合均勻，備用
椰子粉炒至淡金黃色，烤好的雞柳就會有油炸般的色澤

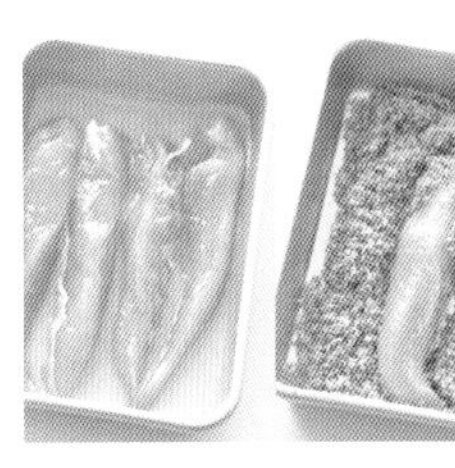

3
將醃好的雞柳擦乾水份，每條分切成2份，先沾裹蛋液，再壓裹上作法2的椰子粉

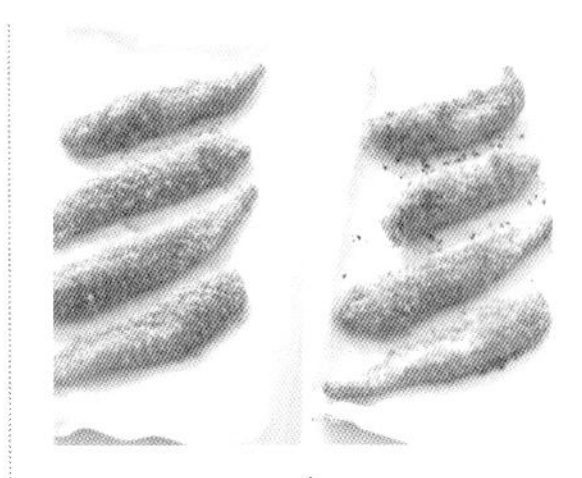

4
將雞柳排入墊有烘焙紙的烤盤，放入已預好熱的烤箱，以攝氏200度烤約8分鐘，即完成烤箱炸雞，備用

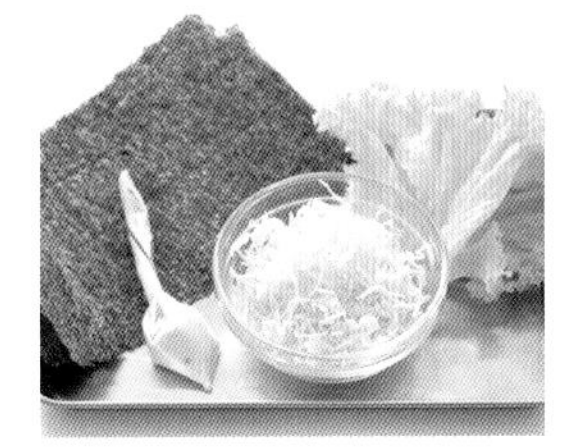

5
將每張海苔分切成2半；高麗菜細絲、萵苣生菜泡入冰開水中再瀝乾水份；美乃滋放入小袋，集中於一角成擠花袋

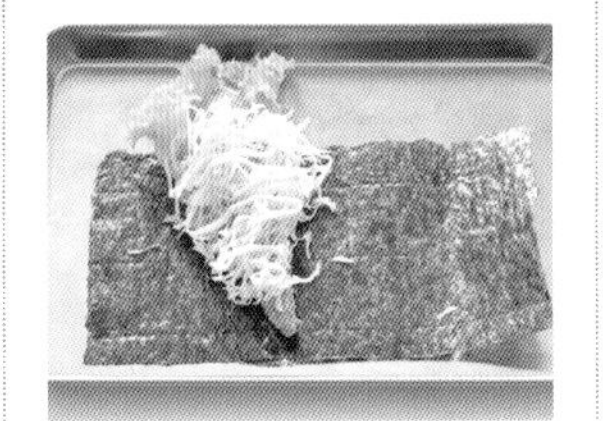

6
取一張海苔，依續放上萵苣生菜、炸雞，擠上美乃滋，再放上高麗菜絲

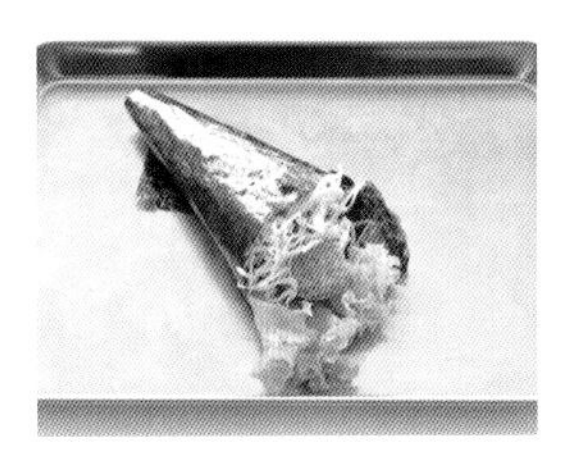

7
再將海苔捲起，即完成手捲
建議將所有蔬菜捲料排於盤，上桌後邊吃邊捲，這樣才能保持海苔酥脆

低醣生酮貼心建議

- 雞胸肉可替換成豬里肌肉或鮮蝦
- 蔬菜捲料可以自由變化，比如：小黃瓜、蘆筍、甜椒、紫高麗菜，也能用市售的綜合生菜絲

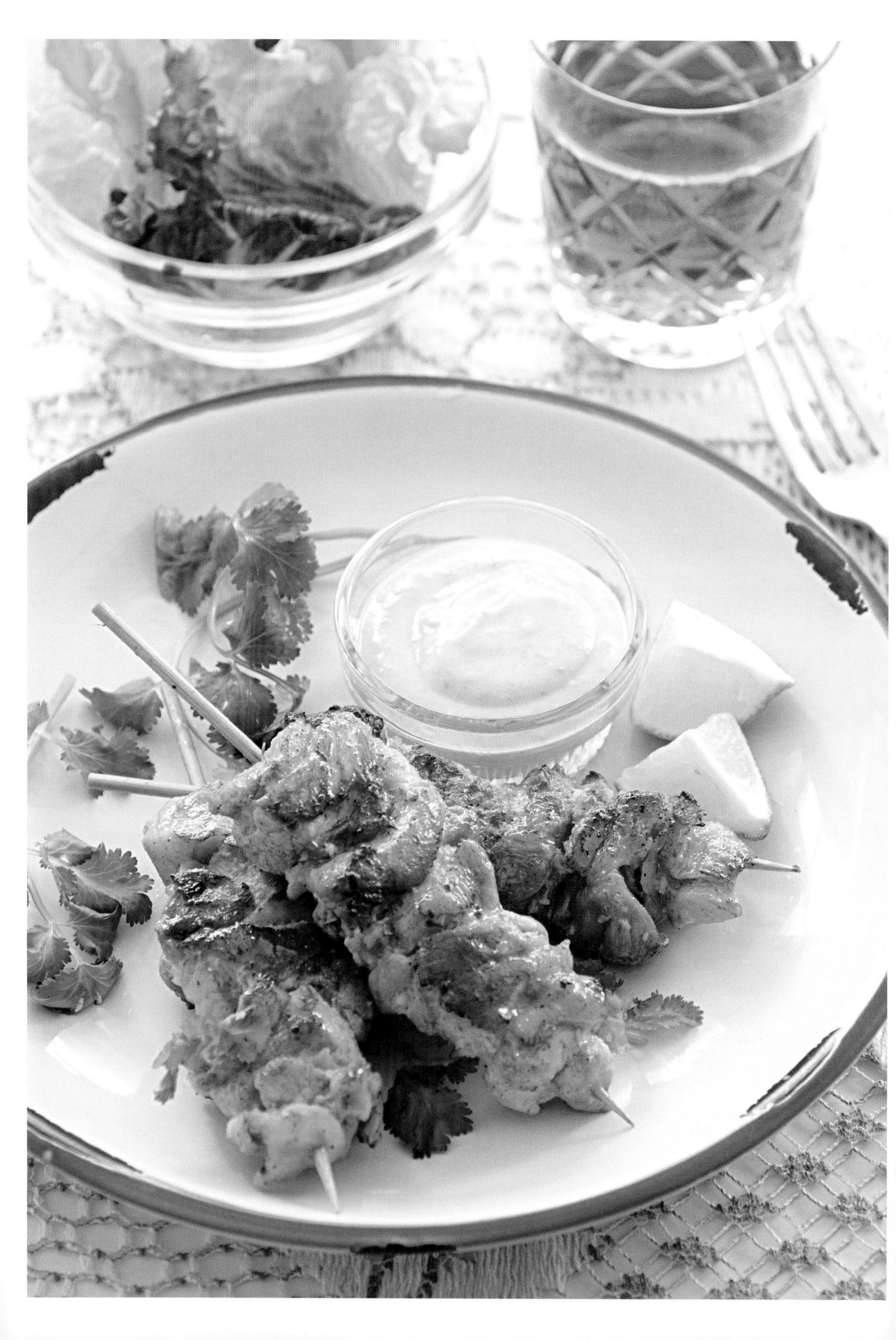

1份

熱量	蛋白質	脂肪	總碳水化合物	膳食纖維	淨碳
561 g	30 g	45 g	7.3 g	2.3 g	5 g

低醣雞肉沙嗲

用的材料非常簡單，雖不是正宗的沙嗲，但美味度一級棒！

材料　2份 每份3串

去骨雞腿肉······· 300g
米酒············ 1小匙
蒜末············ 1小匙
咖哩粉·········· 2小匙
鹽 ············· ⅙小匙
椰子油·········· 2大匙
竹籤············· 6支

沙嗲醬

自製花生醬········ 30g
椰奶·············· 60g
魚露············ ½大匙
檸檬汁········ 1~2小匙
溫開水·········· 1大匙

※ 自製花生醬作法請見第19頁

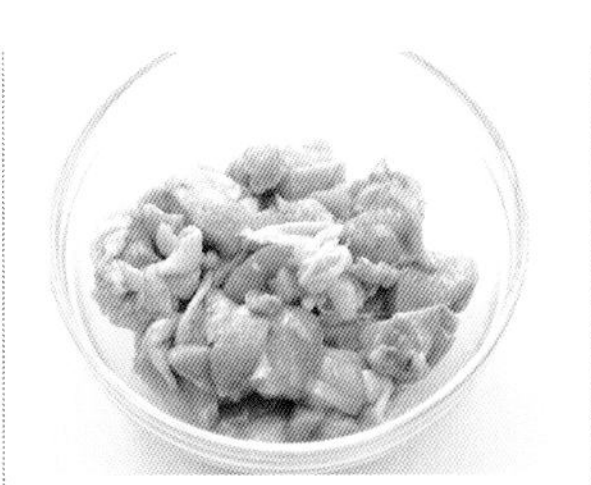

1
雞腿肉洗淨擦乾水份，分切成24小塊，再加入米酒、蒜末、咖哩粉、鹽拌勻醃約1小時，備用

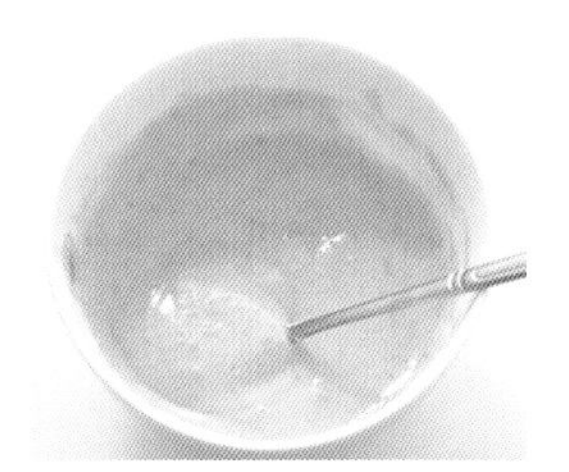

2
將所有的沙嗲醬材料混合拌勻，備用
也可以放入微波爐中加熱1分鐘

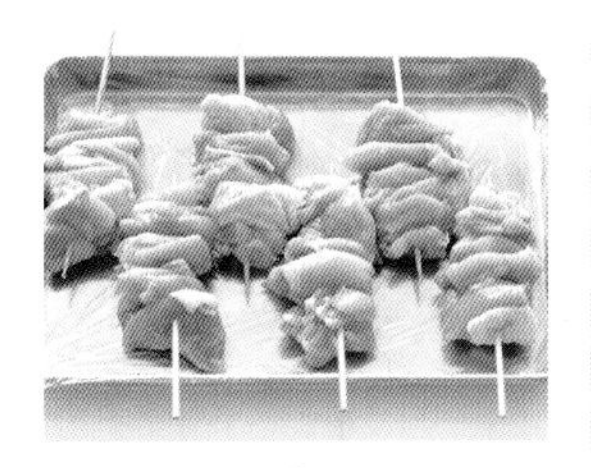

3
在雞肉中拌入1大匙椰子油，再將醃好的雞肉串成肉串
生肉拌入油可以封煮肉汁，讓肉吃起來不乾柴

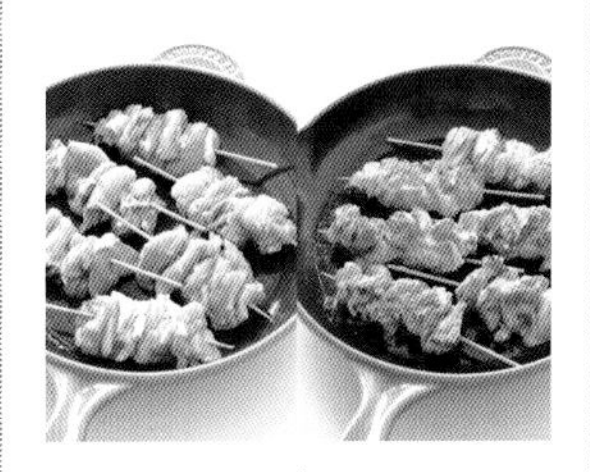

4
平底鍋加入1大匙椰子油，燒熱後放進雞肉串，煎至肉熟並金黃微焦

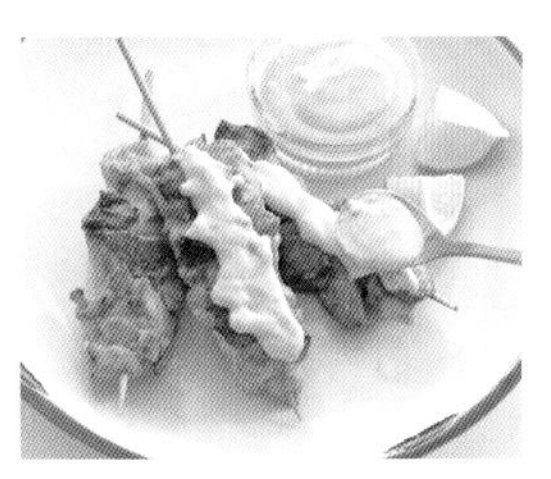

5
將雞肉串盛於盤中，搭配沙嗲醬一起食用，即完成

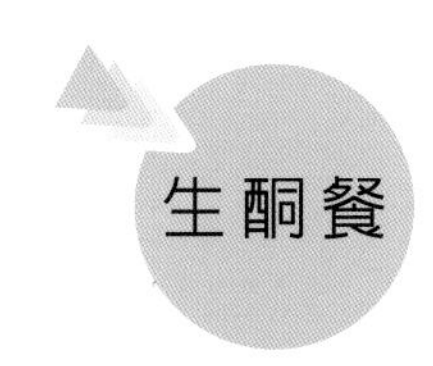

椰奶醬雞胸肉

低脂肪、高蛋白質的雞胸肉深受許多人喜愛，
只要掌握好方法也能鮮嫩多汁喔

材料 2份

雞胸肉‧‧2份，每份200g
椰奶‧‧‧‧‧‧‧‧‧‧‧‧100ml
蒜末‧‧‧‧‧‧‧‧‧‧‧‧2小匙
鹽與黑胡椒粉‧‧‧‧‧‧適量
椰子油‧‧‧‧‧‧‧‧‧‧1大匙

醃漬鹽水

清水‧‧‧‧‧‧‧‧‧‧‧‧200ml
鹽‧‧‧‧‧‧‧‧‧‧‧‧‧2小匙
米酒‧‧‧‧‧‧‧‧‧‧‧‧2小匙
蒜頭‧‧‧‧‧‧‧‧‧2瓣，切碎
白胡椒粉‧‧‧‧‧‧‧‧1小撮

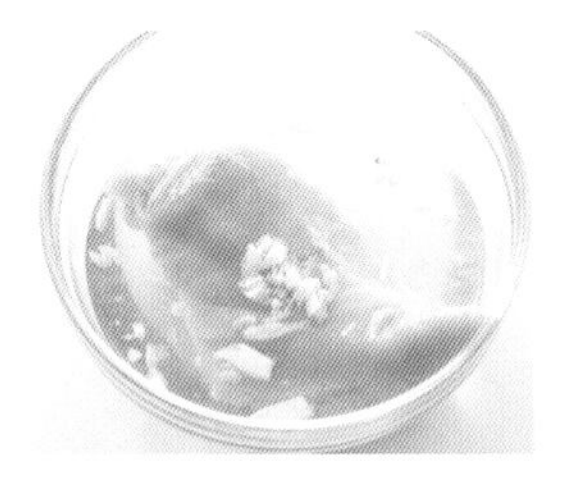

1
雞胸肉加入醃漬鹽水醃約1小時，備用
浸泡鹽水讓肉質鮮嫩多汁，鹽水中加入米酒或其他香料，可增添風味

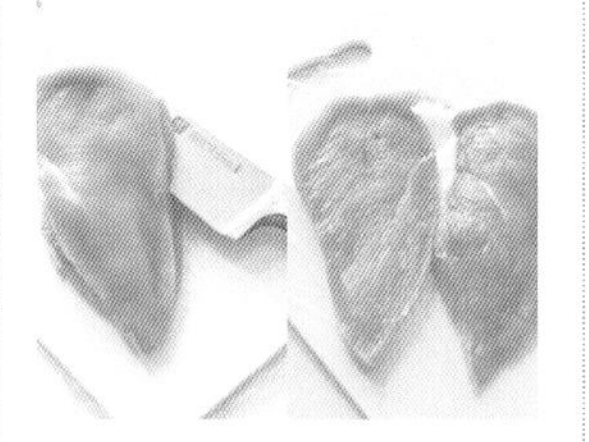

2
將醃好的雞肉擦乾水份，從肉厚處下刀橫向剖開成2片

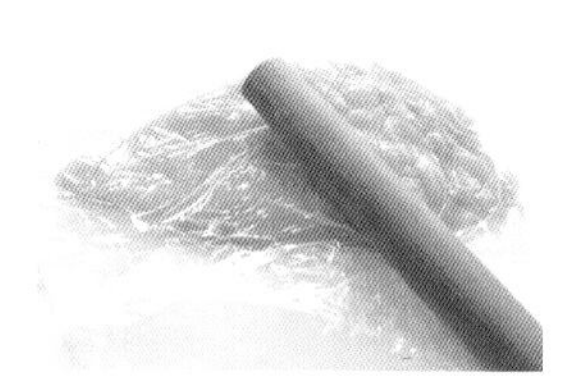

3
再覆蓋著保鮮膜，用敲肉器或擀麵棍在肉較厚處拍打，使其稍微變薄
將肉較厚處拍薄，煎時才熟的均勻

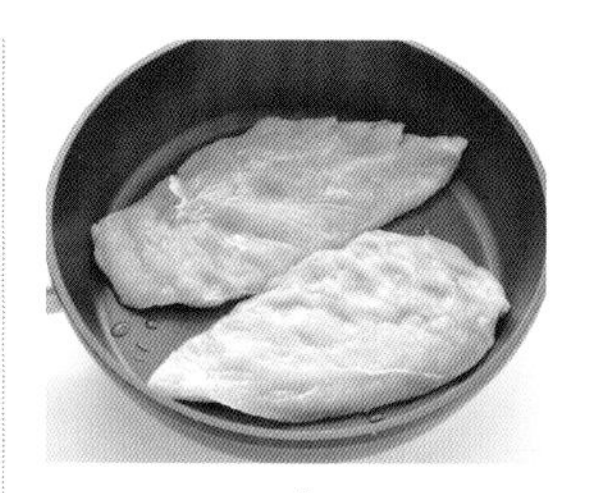

4
熱鍋，放入椰子油，先將雞肉以中大火煎1分鐘

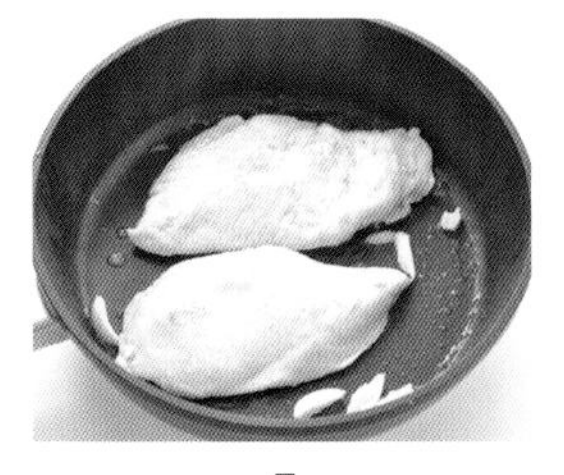

5
翻面煎30秒，加入1大匙清水再蓋上鍋蓋轉小火煎1~2分鐘
煎雞胸肉要大火香煎、小火燜，燜煎時加少許水可保有肉汁

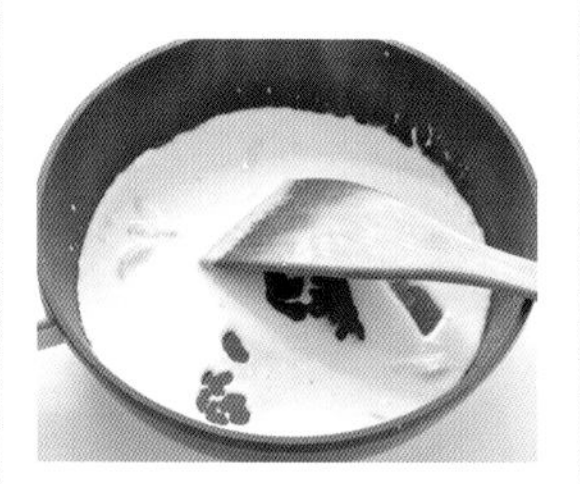

6
將雞肉取出，原鍋炒香蒜末，倒入椰奶與份量外1~2大匙清水煮至滾，並加少許鹽調味

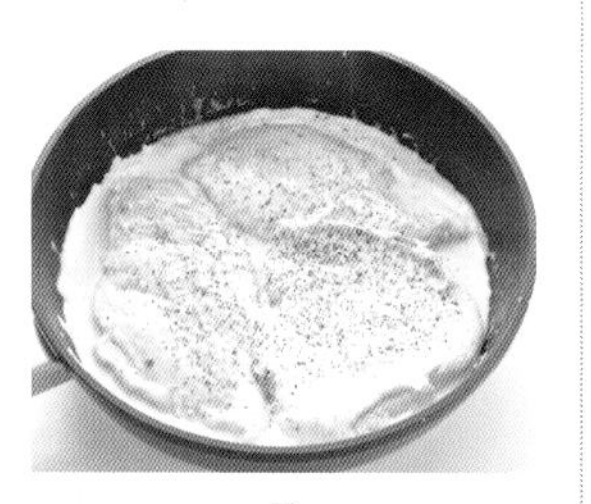

7
再放入雞肉快速的使其均勻沾裹住醬汁，撒上黑胡椒粉，即完成

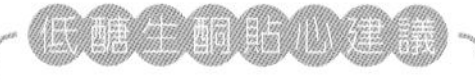

椰奶也能替換成鮮奶油；雞胸肉可換成雞腿排、豬排、漢堡排

1份

熱量	蛋白質	脂肪	總碳水化合物	膳食纖維	淨碳
426 g	48 g	23 g	3.3 g	0.3 g	3 g

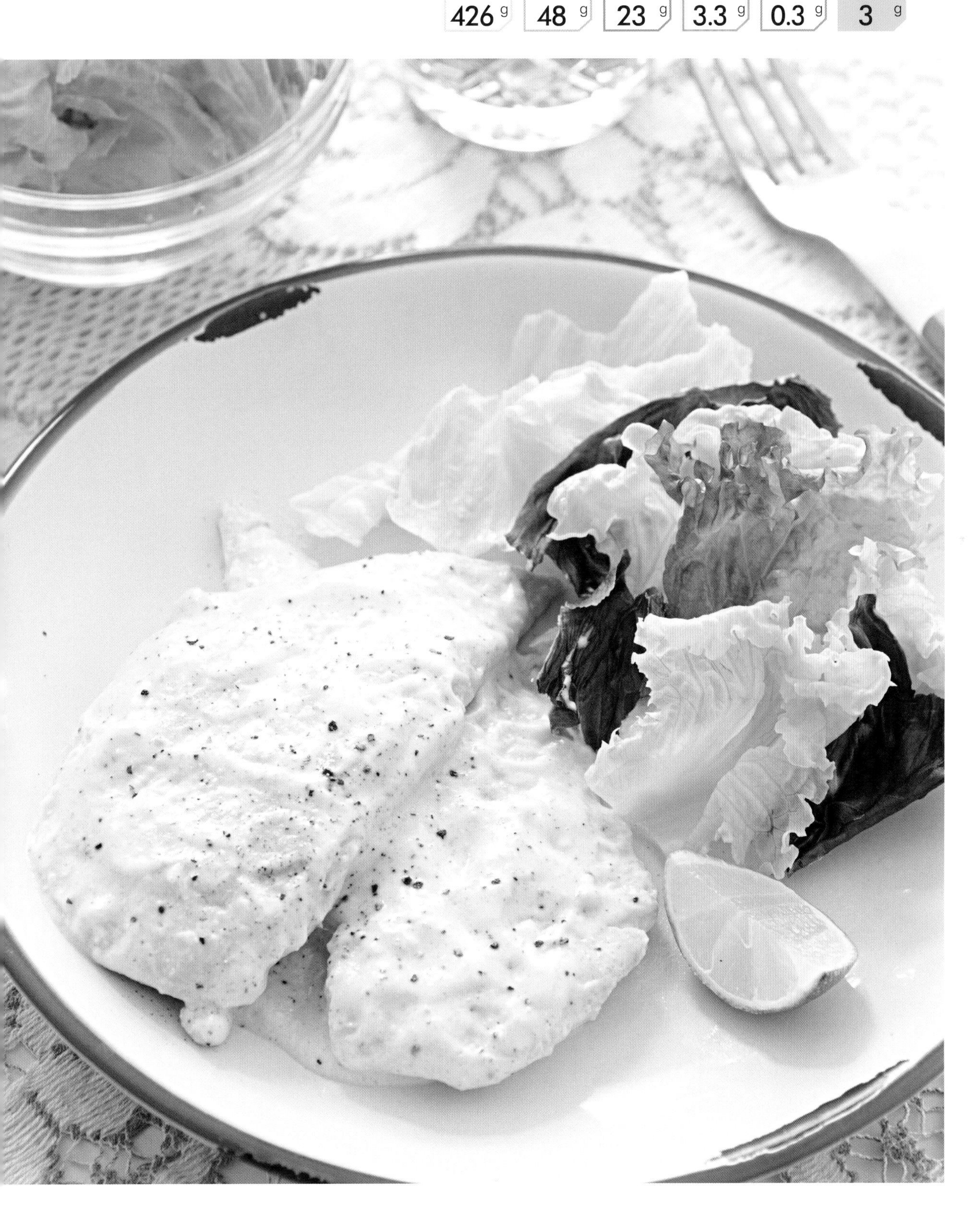

1份

熱 量	蛋白質	脂肪	總碳水化合物	膳食纖維	淨碳
378 g	51 g	16 g	5.5 g	1.6 g	3.9 g

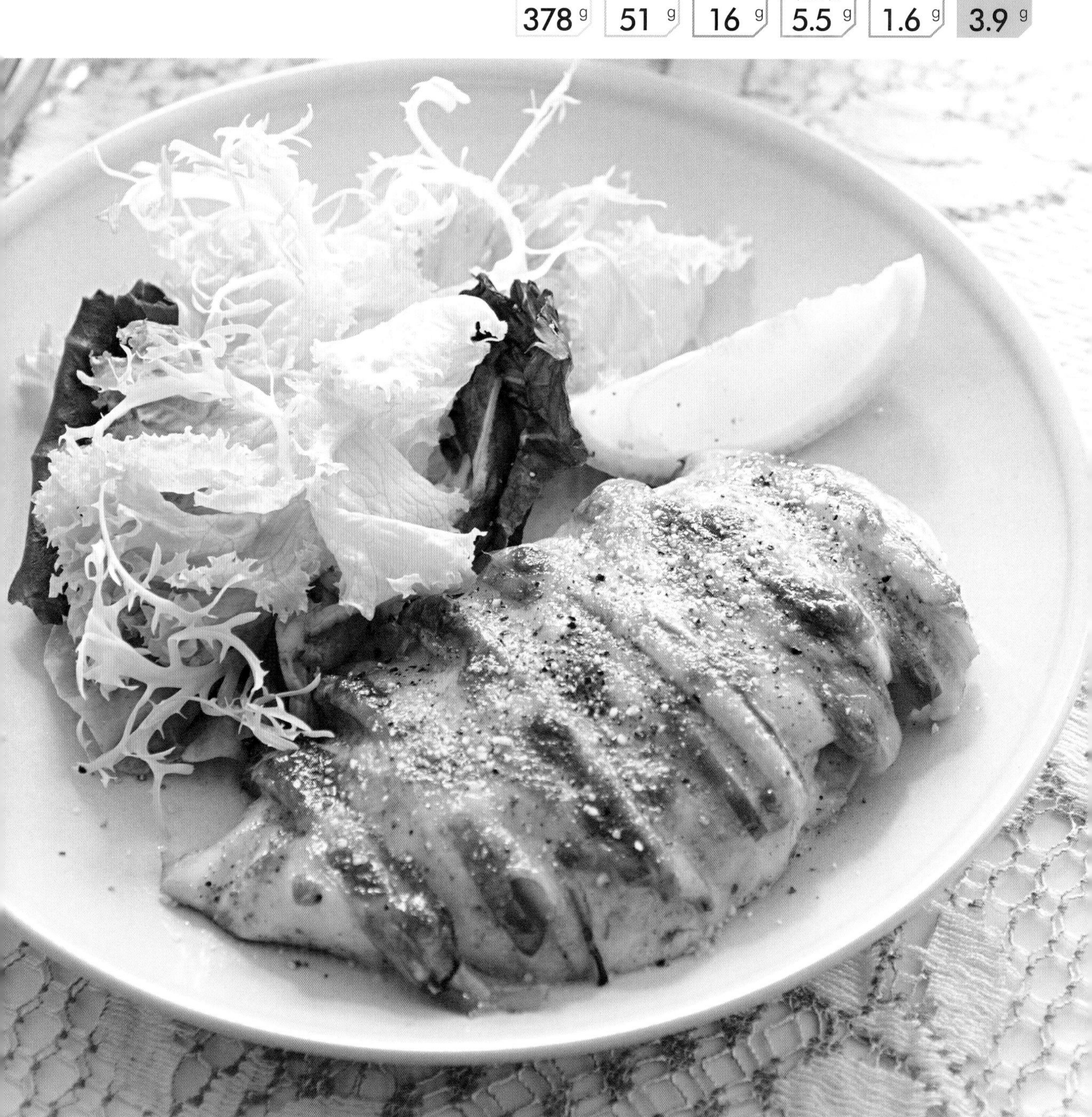

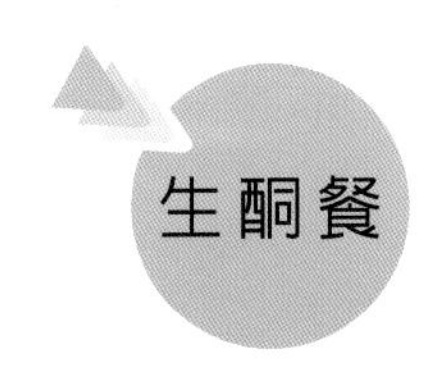

焗烤手風琴雞胸肉

將雞胸肉鑲入各式蔬菜再撒上起司絲，簡易又美味的焗烤料理

材料　2份

雞胸肉
　···2份，每份約200g
青椒··············· 30g
紅甜椒············ 30g
黃甜椒············ 30g
紫色洋蔥·········· 20g
辣椒粉··········½小匙
鹽與現磨黑胡椒粉　1小撮
初榨橄欖油······ 1大匙
mozzarella 起司絲 ·· 40g

醃漬鹽水

清水············ 150ml
鹽 ············· 1小匙
米酒············ 1大匙
蒜頭·········1瓣，切碎
白胡椒粉········ 1小撮

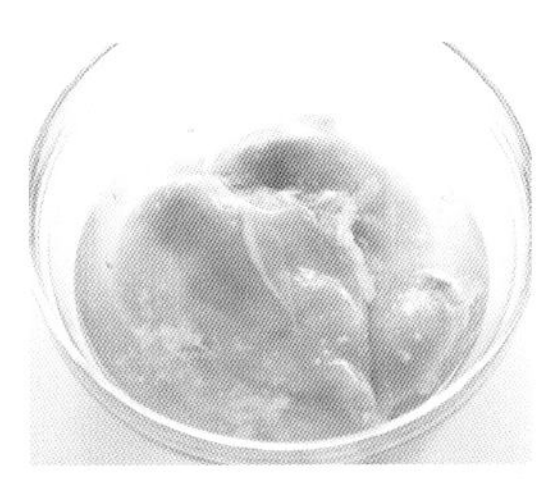

1
將雞胸肉加入醃漬鹽水醃約60分鐘，備用
利用鹽水的滲透壓原理，讓水份進入肉的組織裡，肉質會更鮮嫩喔

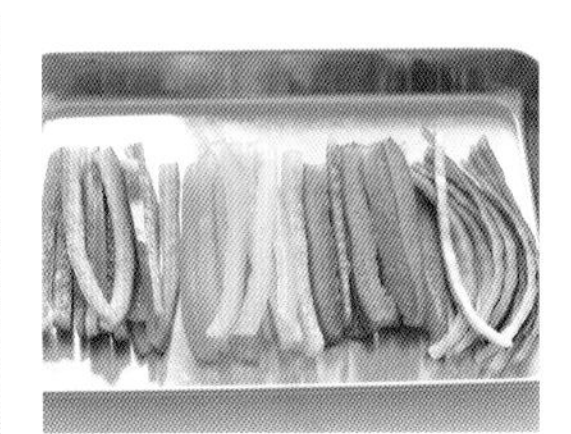

2
將青椒、紅甜椒、黃甜椒、紫色洋蔥切成各12條粗絲，備用

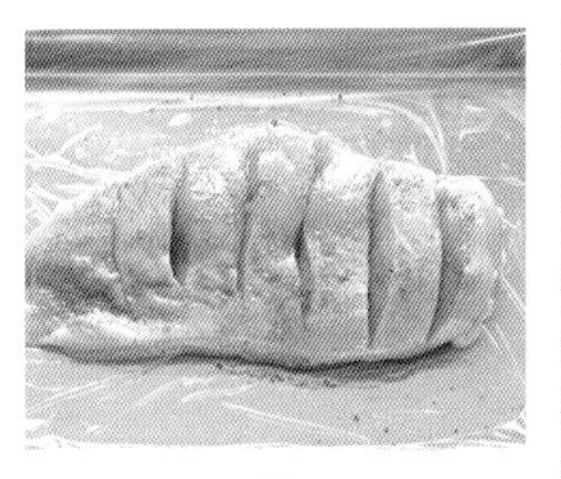

3
將鹽醃的雞胸肉洗淨擦乾水份後橫切6刀，淋上橄欖油再撒上辣椒粉、鹽、黑胡椒粉並抹均勻
辣椒粉可替換成咖哩粉或喜愛的香料

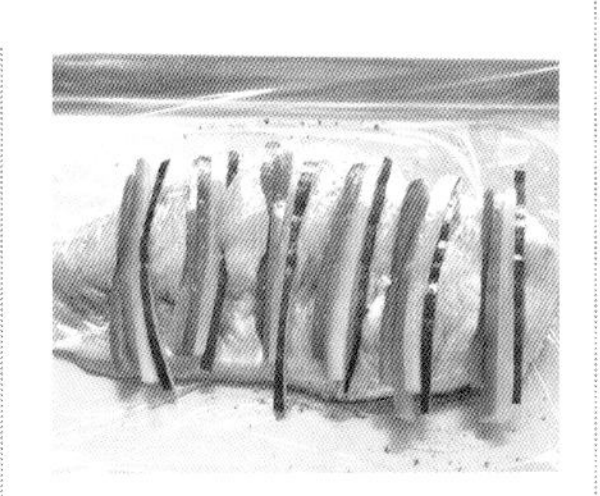

4
再將青椒、紅甜椒、黃甜椒、紫色洋蔥鑲進雞胸肉的切口

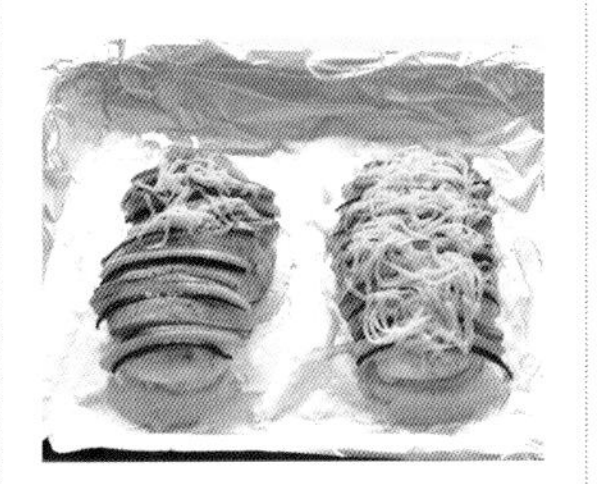

5
放入已預好熱的烤箱以攝氏200度烤約10分鐘後，取出撒上 mozzarella 起司絲

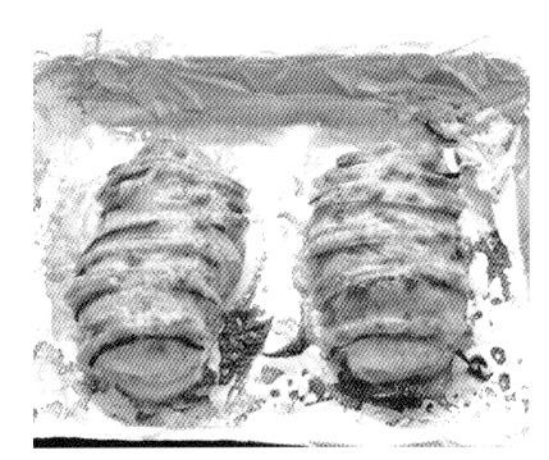

6
再放回烤箱烤約10分鐘至表面微金黃，即完成

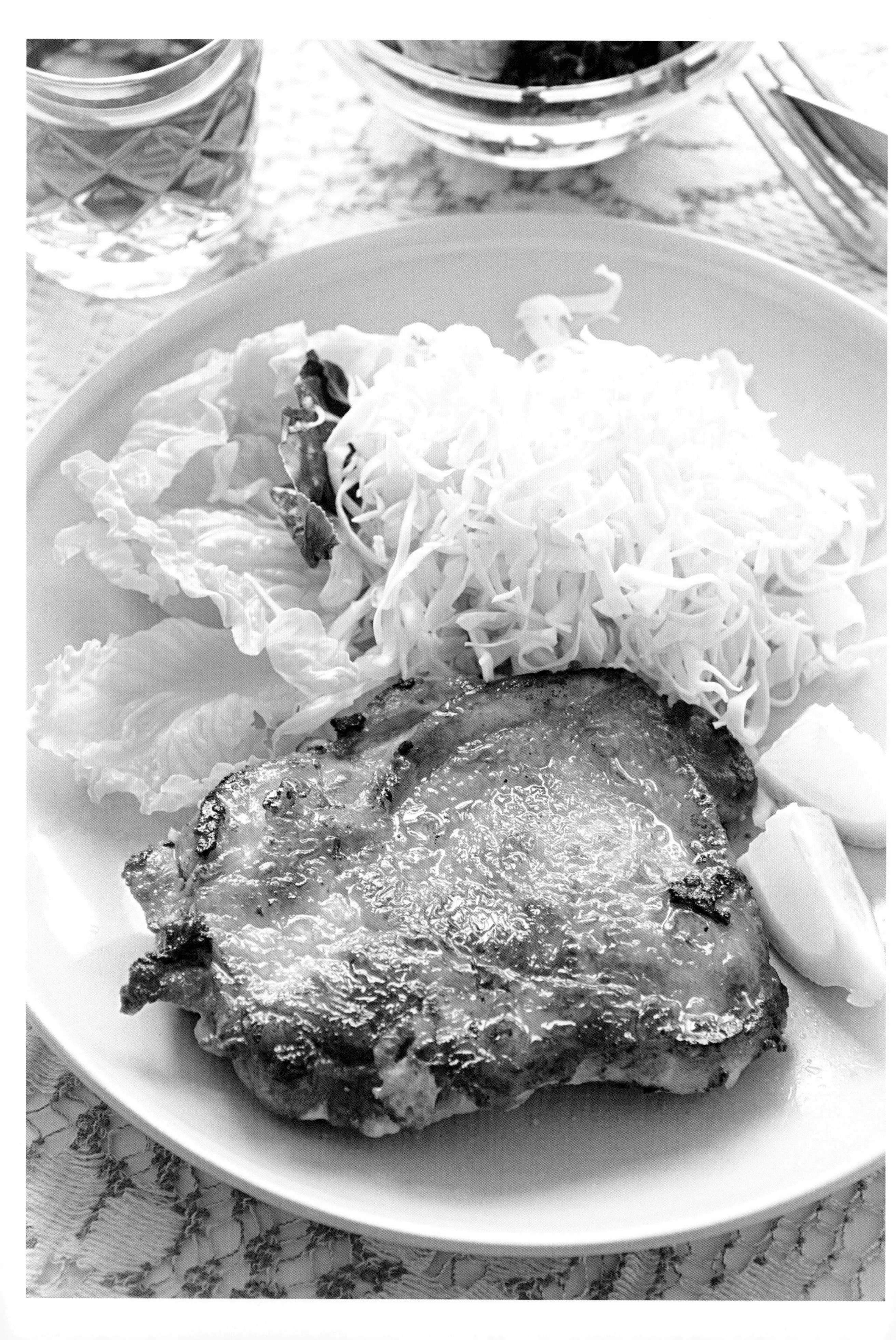

1份

熱 量	蛋白質	脂肪	總碳水化合物	膳食纖維	淨碳
350 g	34 g	23 g	0.1 g	0 g	0 g

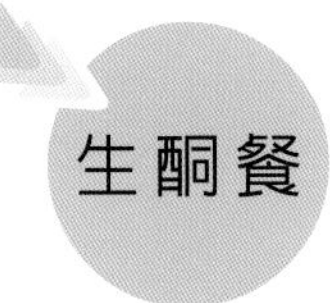

蒜香煎雞腿排

如何煎出金黃香酥的雞腿排呢？
請跟著步驟與注意事項一起動手作吧！

材料　2份

去骨雞腿(含腿排)
　·····2份，每份200g
米酒············1小匙
鹽 ·············⅛小匙
白胡椒粉········1小撮
蒜頭·········2瓣，切碎
薑 ···············1片

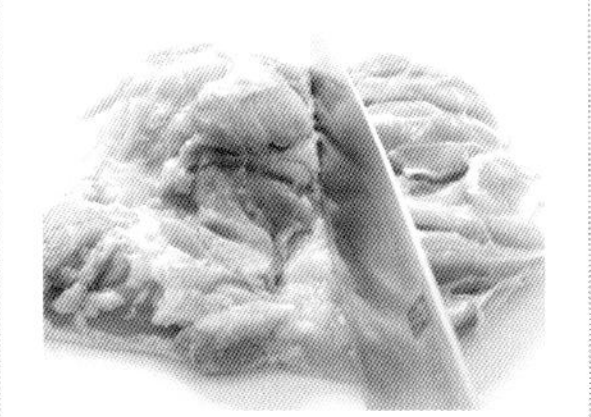

1
雞腿肉洗淨後用廚房紙巾擦乾水份，在肉厚處及筋部用刀劃幾下，備用
筋切斷可避免煎好的雞腿緊縮變形，也較易煎熟與入味

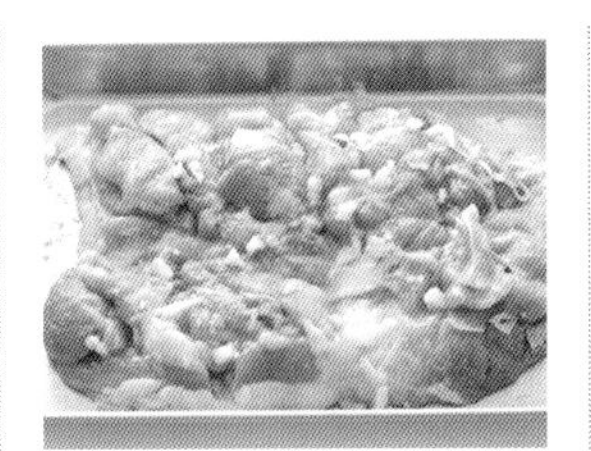

2
在肉面撒上米酒、鹽、白胡椒粉、蒜碎，並替雞肉抓碼按摩，再醃約30分鐘，備用

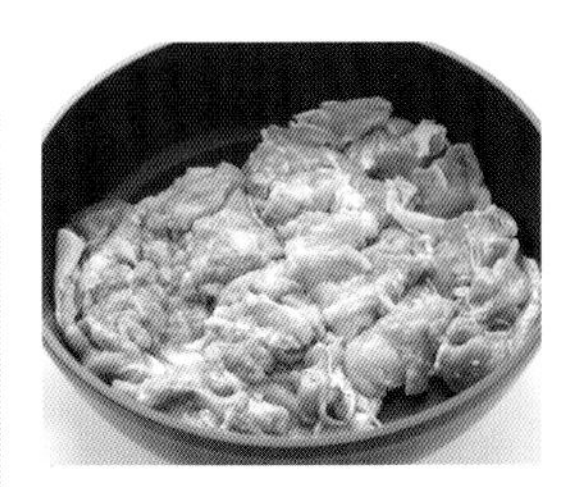

3
平底鍋不加油直接燒熱，將雞肉上的蒜末挑起，以雞皮朝下的方式放入鍋中
雞皮朝下放入鍋中煎，就能將雞皮的油脂逼出

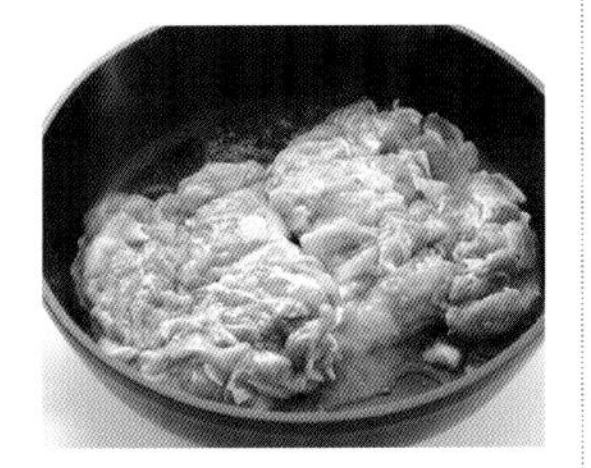

4
以中大火煎約1分鐘，再轉中小火煎約3分鐘，至雞皮金黃
煎的過程要不斷的用鍋鏟加壓雞排，這樣酥脆的效果才好喔

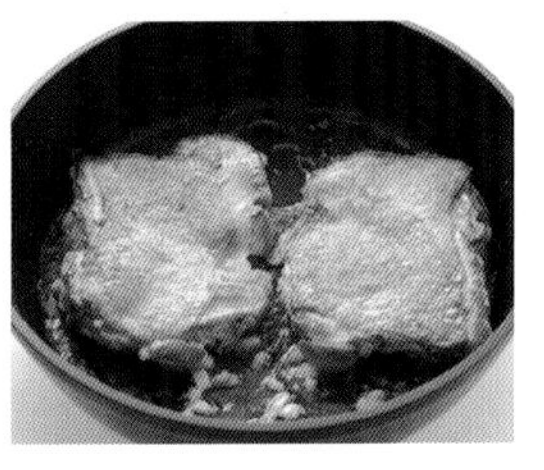

5
翻面大火煎約1分鐘，再轉小火慢煎，並放入先前挑出的蒜末、薑片煎至肉熟，即完成

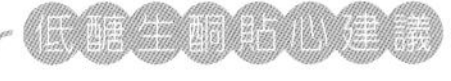

- 煎雞排剩下的雞油帶有蒜香味，可以不洗鍋直接放入青菜炒熟
- 煎雞肉時也可放上重物壓住肉，比如，較重的鍋子，雞皮金黃焦酥的效果會更好喔

1份

熱量	蛋白質	脂肪	總碳水化合物	膳食纖維	淨碳
433 g	34 g	30 g	4.5 g	1 g	3.5 g

生酮餐

香煎雞腿排佐番茄莎莎醬

金黃香酥的雞腿排搭配番茄爲主的莎莎醬，口感清爽不油膩

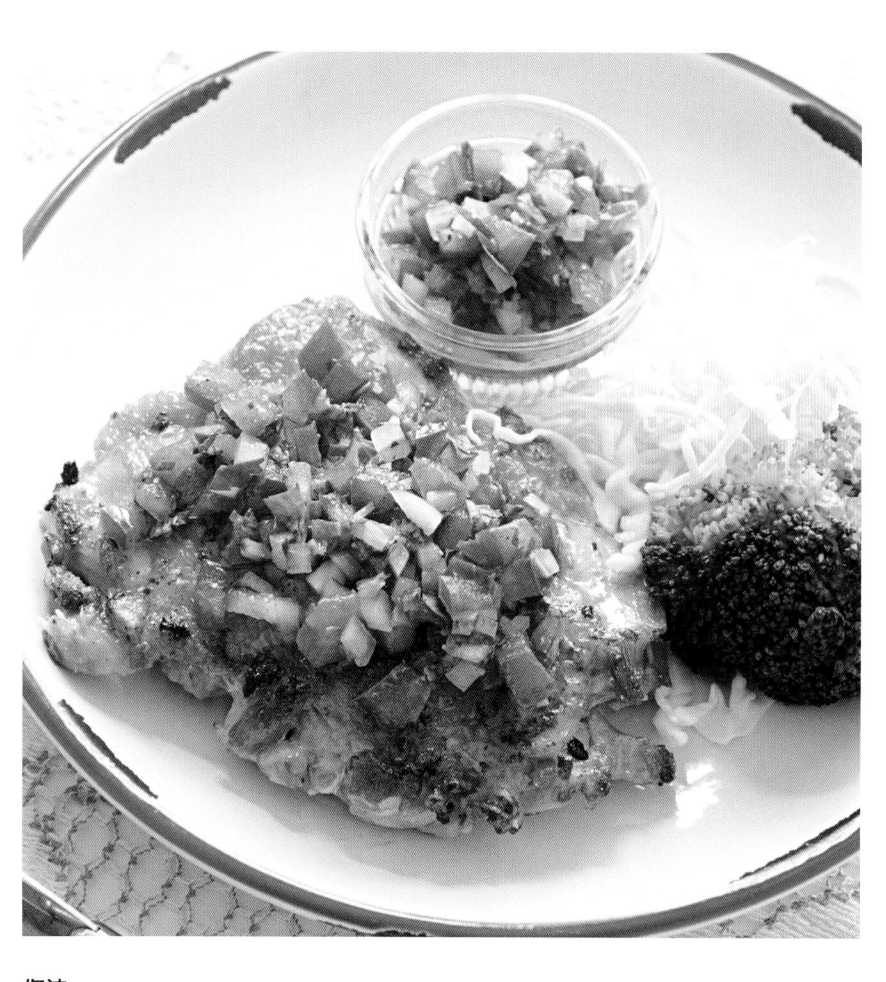

材料 2份

去骨雞腿（含腿排）……2份，每份200g
米酒…………1小匙
鹽…………⅛小匙
白胡椒粉………1小撮
蒜頭………2瓣，切碎
薑…………1片

番茄莎莎醬

番茄……去籽後100g
洋蔥碎…………40g
香菜碎…………10g
初榨橄欖油……1大匙
檸檬汁…………2小匙
鹽和黑胡椒粉……適量

作法

1 雞腿肉洗淨後用廚房紙巾擦乾水份，在肉厚處及筋部用刀劃幾下，備用

2 在肉面撒上米酒、鹽、白胡椒粉、蒜碎，並替雞肉抓碼按摩，再醃約30分鐘，備用

3 番茄去籽後切細丁，再將所有莎莎醬材料混合拌勻，靜置約10分鐘，備用

4 平底鍋不加油直接燒熱，將雞肉上的蒜末挑起，以雞皮朝下的方式放入鍋中

5 以中大火煎約1分鐘，再轉中小火煎約3分鐘，至雞皮金黃

6 翻面大火煎約1分鐘，再轉小火慢煎，並放入先前挑出的蒜末、薑片煎至肉熟

7 將煎熟的雞排擺入盤中，再放上番茄莎莎醬，即完成

1份
熱量
376 g
蛋白質
36 g
脂肪
23 g
總碳水化合物
4.5 g
膳食纖維
1 g
淨碳
3.5 g
生酮餐

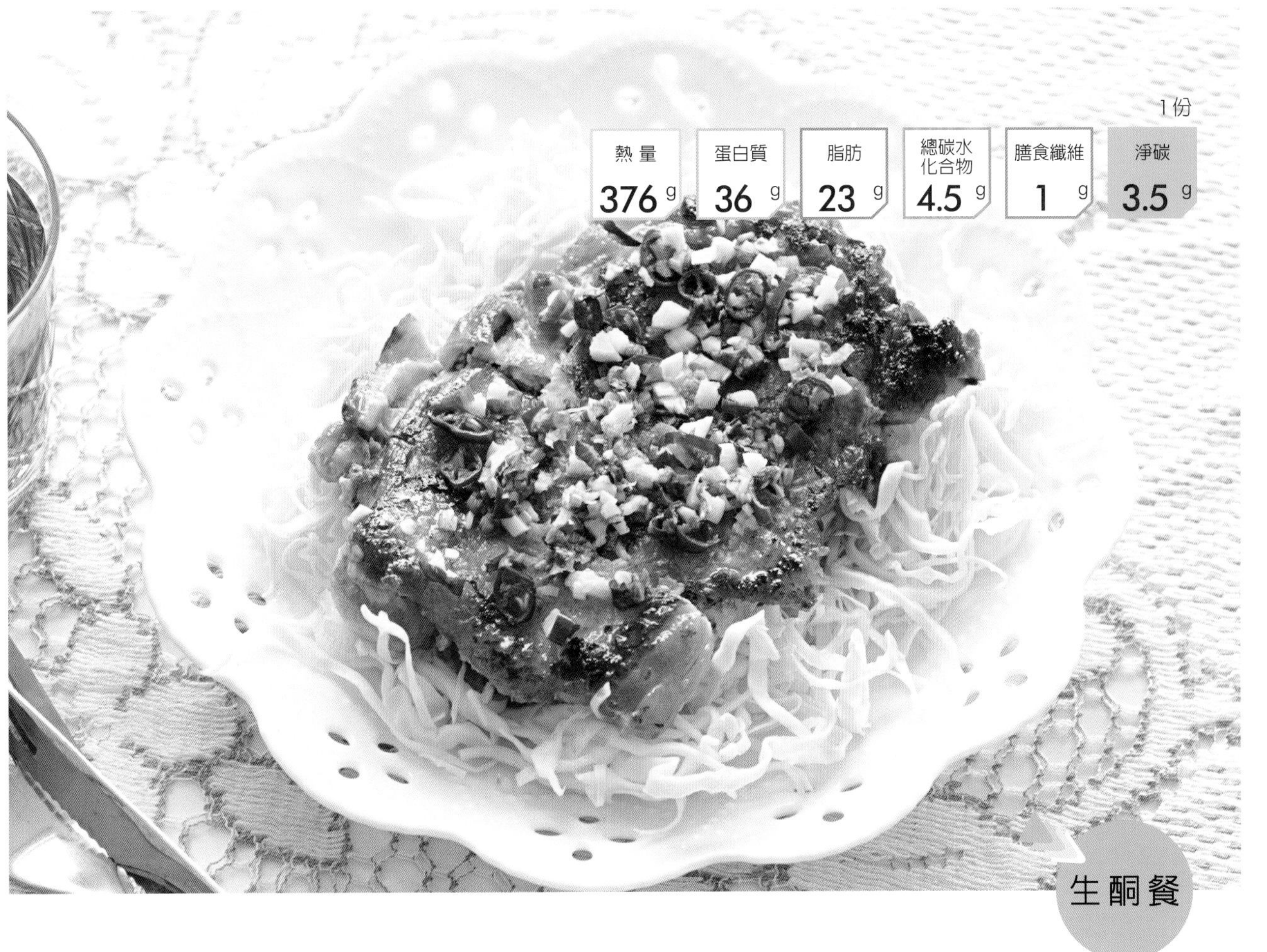

泰式椒麻雞

不用炸只需將雞腿排煎到外酥裡嫩，
淋上酸香辣的醬汁，就是超好吃的泰式椒麻雞

材料　2份

去骨雞腿（含腿排）
　·····2份，每份200g
米酒············1小匙
鹽··············⅛小匙
白胡椒粉········1小撮
蒜頭·········2瓣，切碎
薑················1片
高麗菜············50g

椒麻醬汁

香菜碎··········1大匙
蒜末············1大匙
辣椒末··········1小匙
檸檬汁··········2大匙
魚露············1大匙
冷開水··········1大匙
花椒粉···1小撮，可省略
赤藻糖醇········2小匙

作法

1 雞腿肉洗淨後用廚房紙巾擦乾水份，在肉厚處及筋部用刀劃幾下，備用

2 在肉面撒上米酒、鹽、白胡椒粉、蒜碎，並替雞肉抓碼按摩，再醃約30分鐘，備用

3 高麗菜切細絲泡入冰開水中，冰鎮15分鐘使其冰脆，撈起瀝乾水份，再將高麗菜絲墊於盤底，備用；將椒麻醬汁混合均勻，備用

4 平底鍋不加油直接燒熱，將雞肉上的蒜末挑起，以雞皮朝下的方式放入鍋中

5 以中大火煎約1分鐘，再轉中小火煎約3分鐘，至雞皮金黃

6 翻面大火煎約1分鐘，再轉小火慢煎，並放入先前挑出的蒜末、薑片煎至肉熟

7 將煎熟的雞排切塊後擺入墊有高麗菜絲的盤中，再淋上椒麻醬汁，即完成

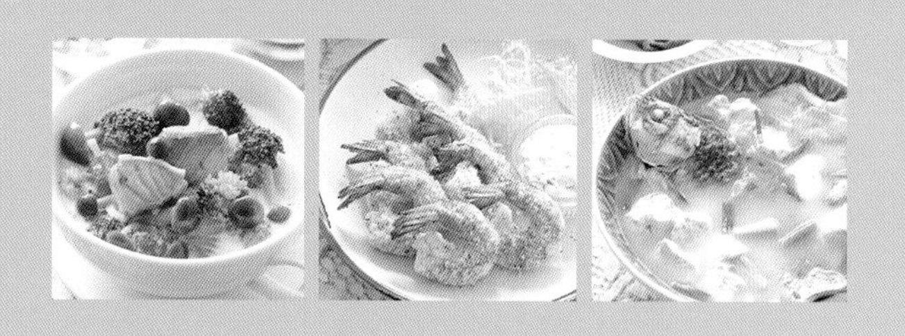

鮮美濃郁的海味

SEAFOODS

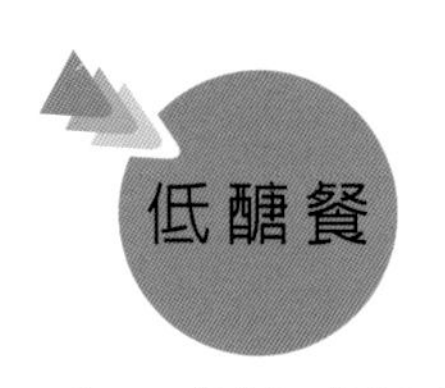

1份

熱量	蛋白質	脂肪	總碳水化合物	膳食纖維	淨碳
119 g	6 g	7 g	6 g	0.6 g	5.4 g

白葡萄酒煮蛤蜊

肉質鮮美的蛤蜊融合了白葡萄酒香，
是道充滿義大利風味的料理

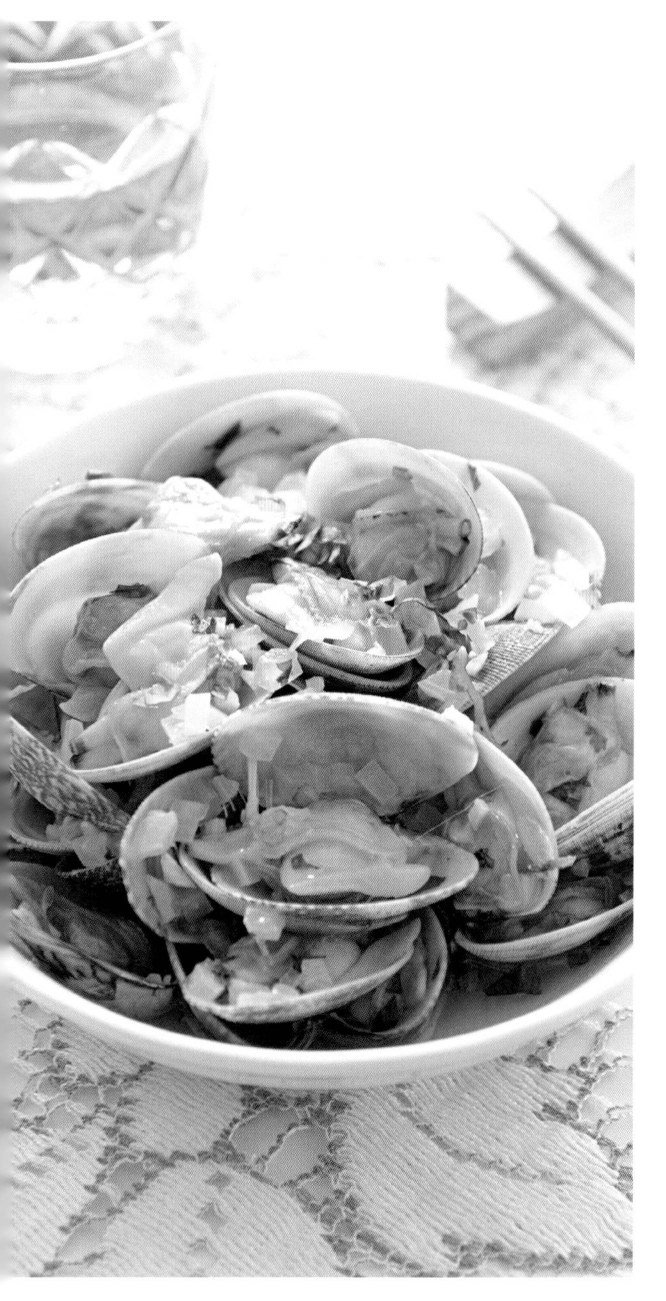

材料　2份

蛤蜊‧‧‧‧‧‧‧‧‧‧‧‧ 300g
洋蔥碎‧‧‧‧‧‧‧‧‧‧‧ 40g
蒜末‧‧‧‧‧‧‧‧‧‧‧ 2小匙
無甜味白葡萄酒‧‧‧‧ 50ml
奶油‧‧‧‧‧‧‧‧‧‧‧‧‧ 15g
巴西里(Parsley)碎末
‧‧‧‧‧‧‧‧‧‧‧‧‧ 1大匙
現磨黑胡椒粉‧‧ 適量少許

蛤蜊吐沙用鹽水

清水‧‧‧‧‧‧‧‧‧‧‧ 500ml
鹽 ‧‧‧‧‧‧‧‧‧‧‧‧‧‧ 10g

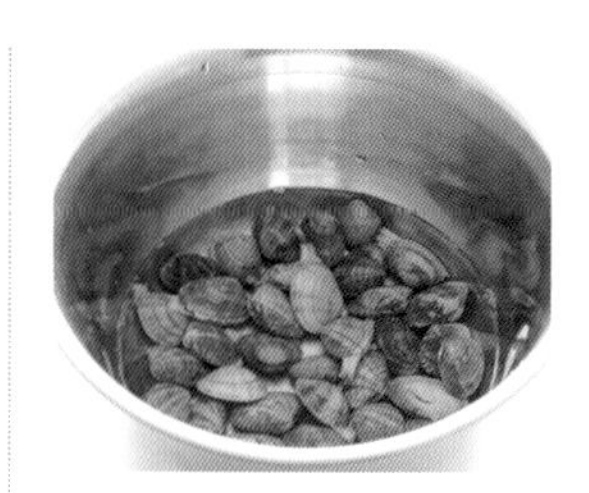

1

將蛤蜊加入吐沙用鹽水，放在陰暗處使其吐沙2小時後，再將蛤蜊刷洗乾淨，備用

在濃度為2% 的鹽水環境中最能讓蛤蜊吐沙

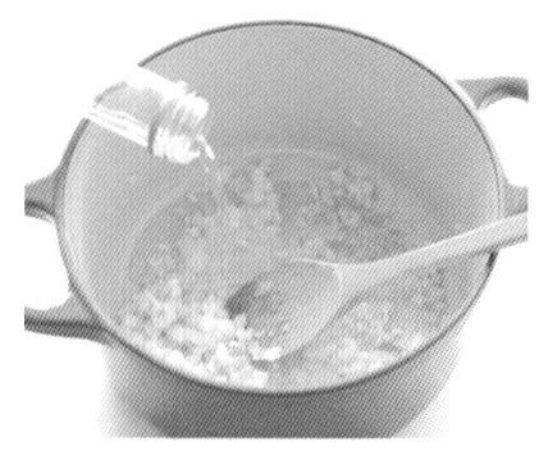

2

取一鍋，先用奶油將洋蔥碎、蒜末炒香，再加入白葡萄酒煮至滾約1分鐘

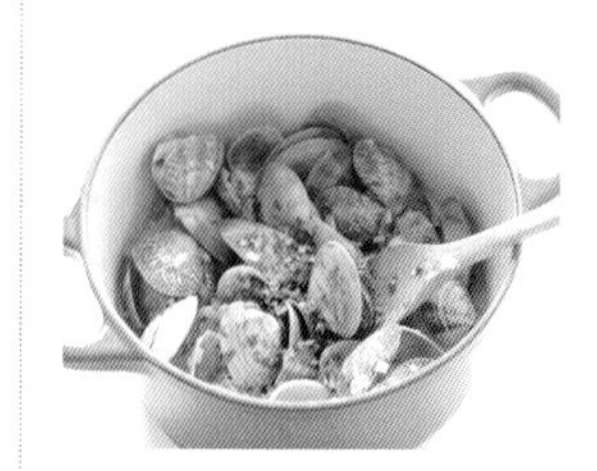

3

再將蛤蜊放入鍋中，續煮至蛤蜊打開後，撒上巴西里末、黑胡椒粉拌勻，即完成

低醣生酮貼心建議

- 蛤蜊用鹽水吐沙時間勿過久，會連鮮味也一起吐掉喔
- 也可以加入切小塊的番茄增加風味
- 巴西里末可以使用乾燥的 1 小匙來替代，或用香菜、九層塔
- 蛤蜊本身已經具鹹味，所以鹽可依喜好酌量加入

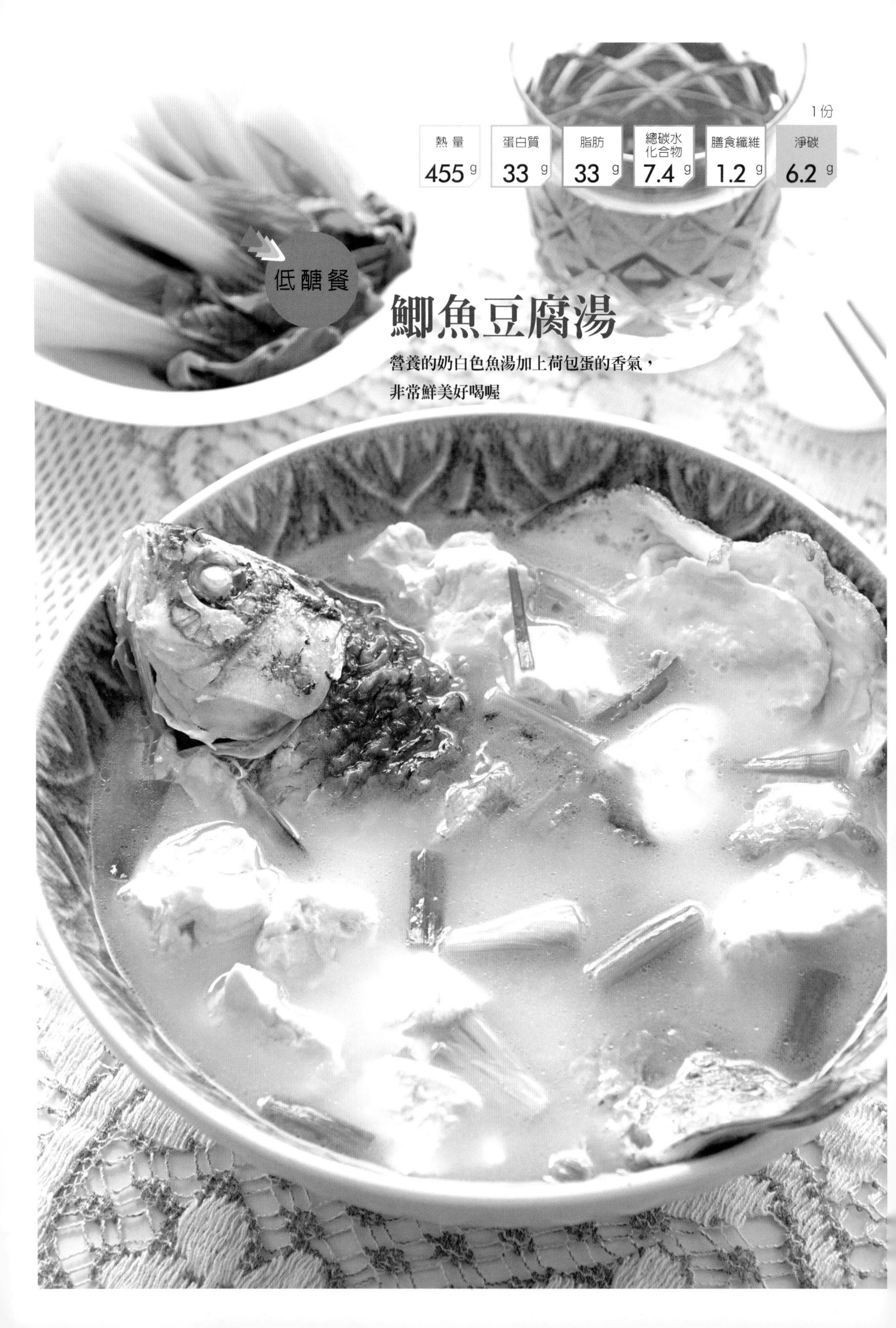

低醣餐

鯽魚豆腐湯

營養的奶白色魚湯加上荷包蛋的香氣，
非常鮮美好喝喔

1份

熱量	蛋白質	脂肪	總碳水化合物	膳食纖維	淨碳
455 g	33 g	33 g	7.4 g	1.2 g	6.2 g

材料　2份

鯽魚‥‥‥‥‥‥‥‥‥‥‥‥‥ 400g
傳統嫩豆腐‥‥‥‥ 200g
雞蛋‥‥‥‥‥‥‥‥‥‥‥‥‥‥ 2顆
薑片‥‥‥‥‥‥‥‥‥‥‥‥‥‥ 10g
蔥 ‥‥‥‥‥‥‥‥‥‥‥‥‥‥ 20g
米酒‥‥‥‥‥‥‥‥‥‥‥‥ 1大匙
椰子油 ‥‥‥‥‥‥‥‥‥ 3大匙
滾水‥‥‥‥‥‥‥‥‥‥ 1800ml
鹽與白胡椒粉‥‥‥‥ 少許

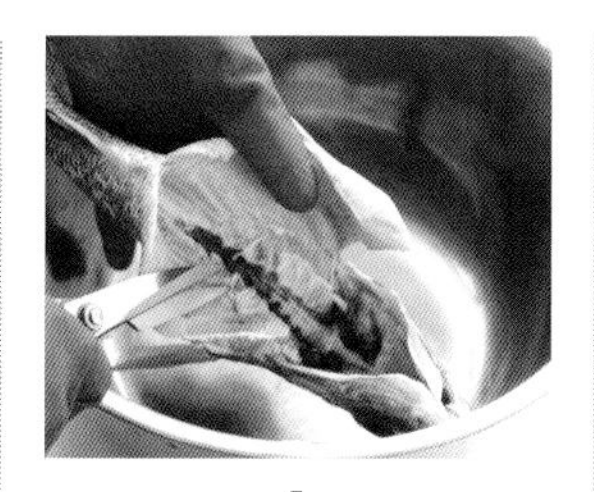

1
將魚肚裡的血膜與脊骨處的暗紅色血溝刮除乾淨，因為這是腥味的主要來源

清洗魚的重要步驟

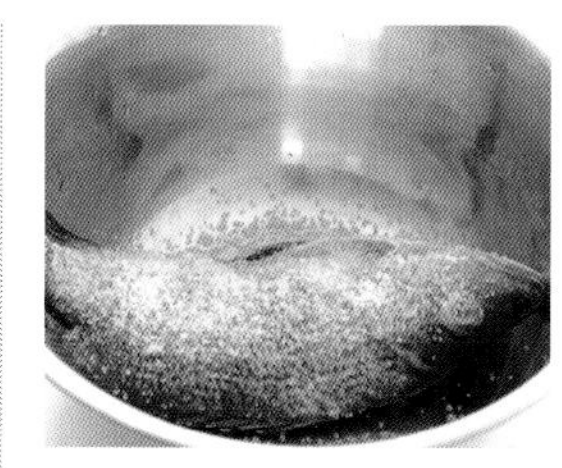

2
在魚內外撒上鹽，搓洗掉魚身的黏液，沖洗乾淨，再用廚房紙巾擦乾水份

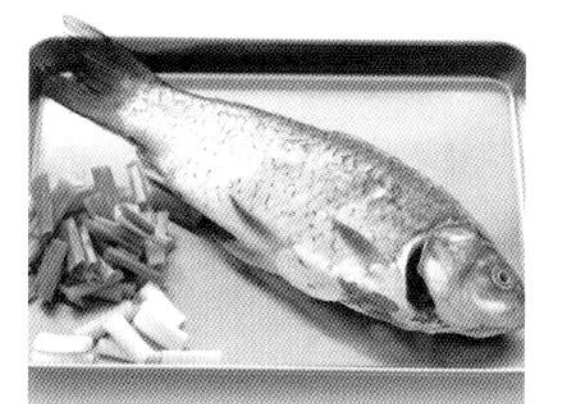

3
在魚身兩面抹上少許米酒與鹽備用；蔥切段長，再將蔥白、蔥綠分開，備用

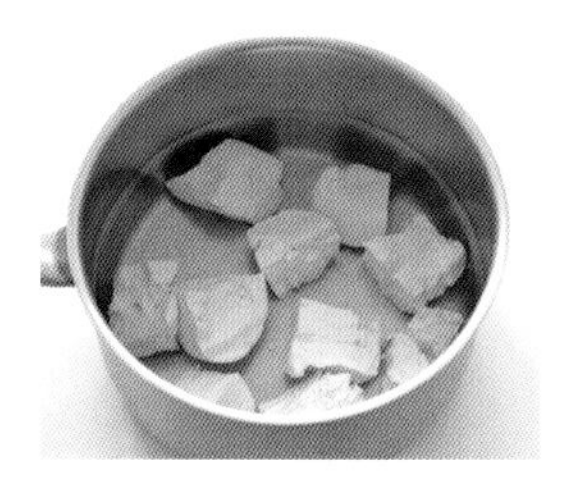

4
豆腐用手剝成塊狀，放入加有1小匙鹽的滾水中煮約1分鐘去除豆腥味，再撈起備用

豆腐手剝出不規則狀，其斷面較粗糙不平滑更易入味

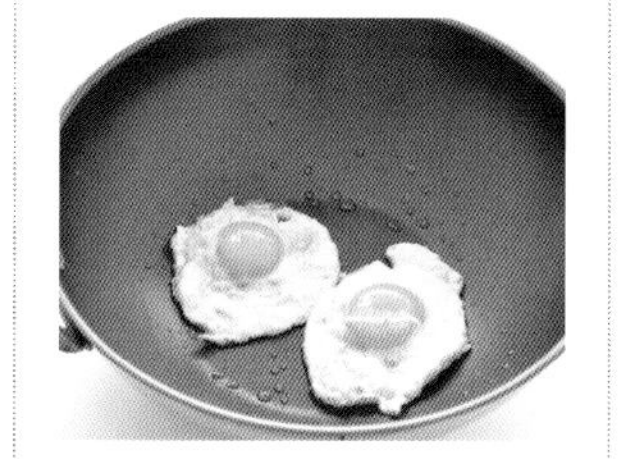

5
熱鍋，用椰子油將蛋煎成周邊微焦的荷包蛋，盛起備用

荷包蛋的特殊香氣是讓魚湯更鮮美好喝的小撇步喔

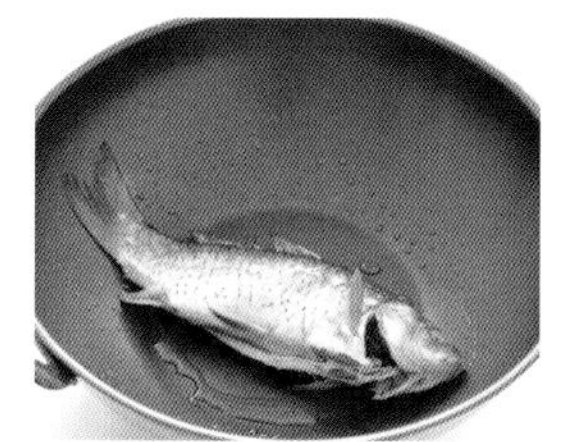

6
續將鯽魚放入鍋內，以中火煎約2分鐘，請耐心等待不要翻動

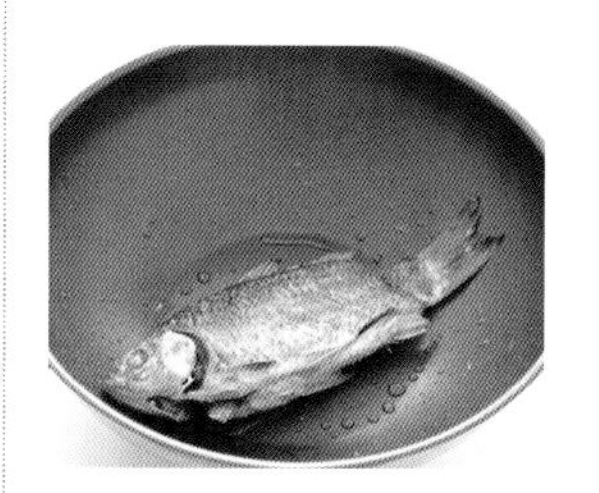

7
晃動鍋身，若魚能移動，則表示可以將魚翻面，續煎約2分鐘

煎魚最忌一下鍋就心急的想翻面，這樣魚肉容易破碎

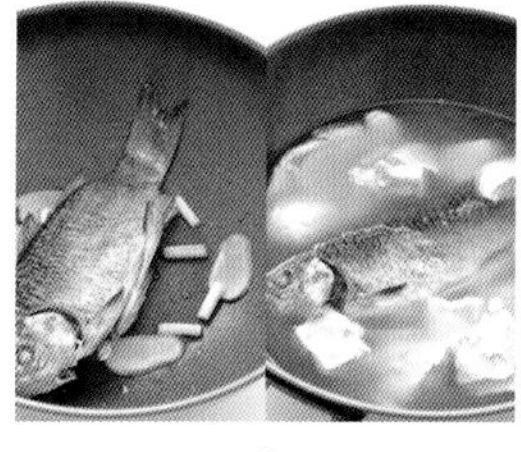

8
放入薑片、蔥白稍微煎香後，加入滾水、米酒、荷包蛋、豆腐大火煮至滾約2~3分鐘

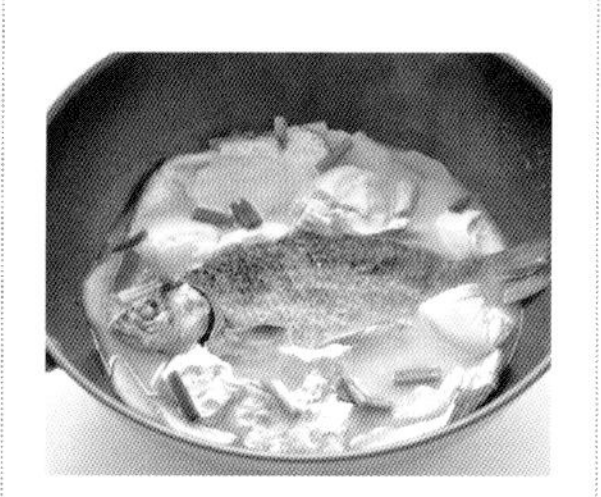

9
再蓋上鍋蓋轉小火煮約8~10分鐘，加入鹽、白胡椒粉調味後撒入蔥綠，即完成

要讓湯保持小小滾沸的狀態，魚湯就會呈奶白色囉

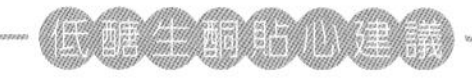
低醣生酮貼心建議

- 鯽魚可以替換成其他喜愛的魚
- 也可以用白蘿蔔來燉魚，清爽好喝喔

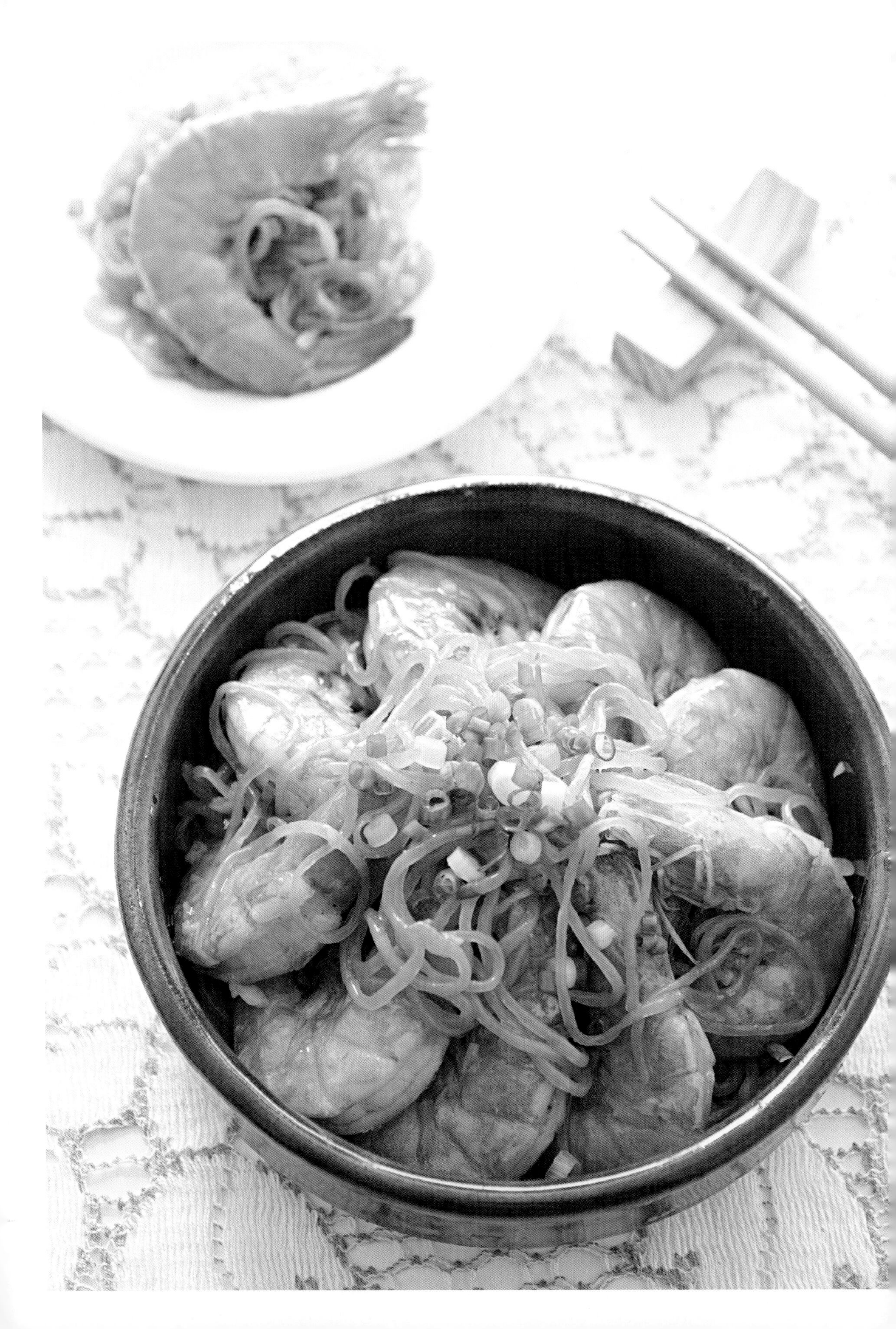

生酮餐

1份

熱量	蛋白質	脂肪	總碳水化合物	膳食纖維	淨碳
263 g	20.5 g	17 g	6 g	3.5 g	2.5 g

低醣鮮蝦粉絲煲

用蒟蒻絲替代澱粉製成的粉絲，
碳水化合物的含量大大降低還能兼具美味

材料　2份

- 蒟蒻絲⋯⋯⋯⋯ 200g
- 鮮蝦⋯⋯⋯⋯ 300g
- 蒜末⋯⋯⋯⋯ 1大匙
- 薑末⋯⋯⋯⋯ 1小匙
- 蔥花⋯⋯⋯⋯ 10g
- 椰子油⋯⋯⋯⋯ 2大匙

調味料

- 醬油⋯⋯⋯⋯ 2小匙
- 米酒⋯⋯⋯⋯ 1小匙
- 清水⋯⋯⋯⋯ 3大匙
- 鹽與白胡椒粉⋯⋯ 適量
- 香油⋯⋯⋯⋯ 1小匙

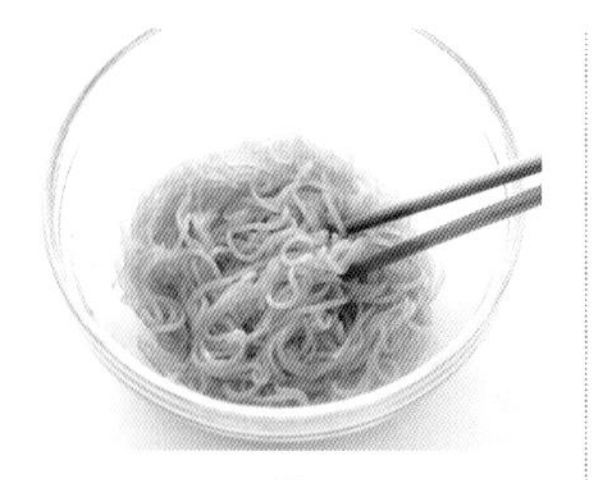

1
將蒟蒻絲放入滾水中煮至續滾約1分鐘，撈起瀝乾水份剪短再拌入醬油，備用

蒟蒻絲先拌入醬油使其較入味

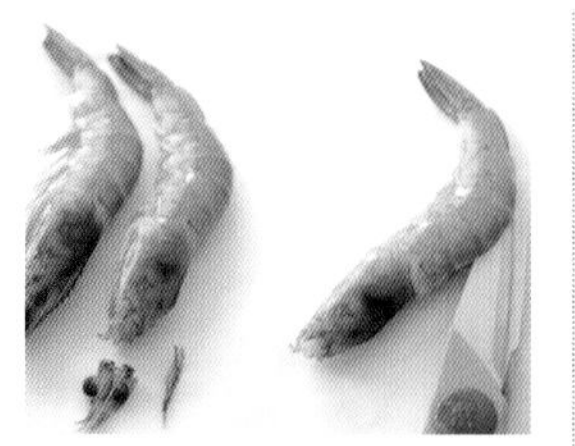

2
蝦用剪刀剪去嘴尖、腳、觸鬚，再從背上剪開

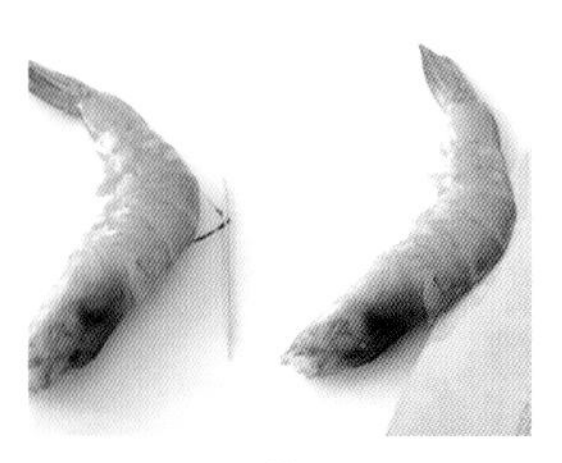

3
去掉腸泥洗淨，將水份擦乾，再用刀把蝦背開深點，深約蝦身厚度的一半

腸泥清除較衛生；蝦背開深更容易入味，吃的時候也好剝殼

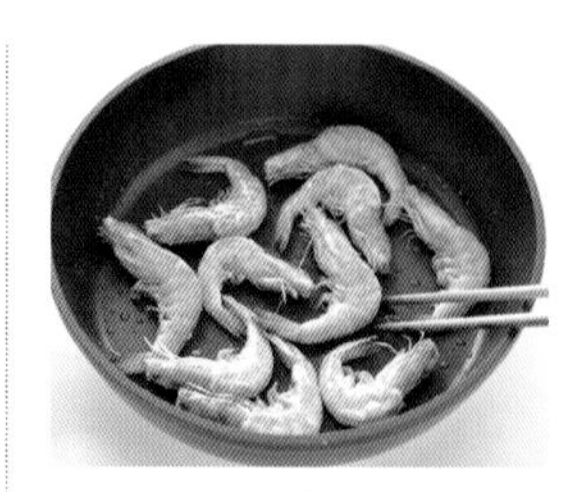

4
熱鍋，用椰子油將蝦煎至6分熟盛起，備用

蝦子先煎至半熟，再與調味料、蒟蒻絲一起煮至入味，口感才不會過老

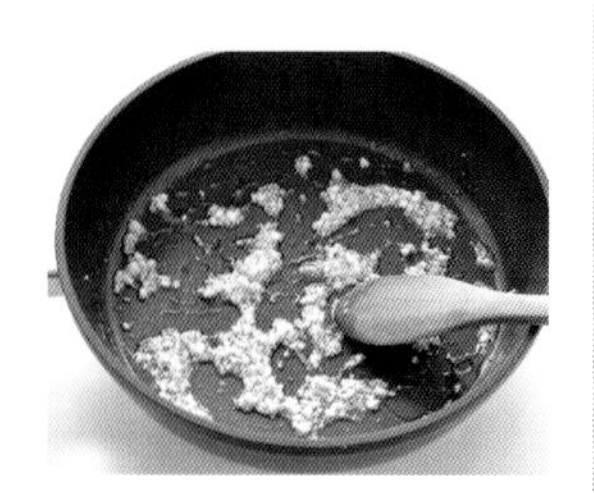

5
續用原鍋，放入蒜末、薑末翻炒出香味

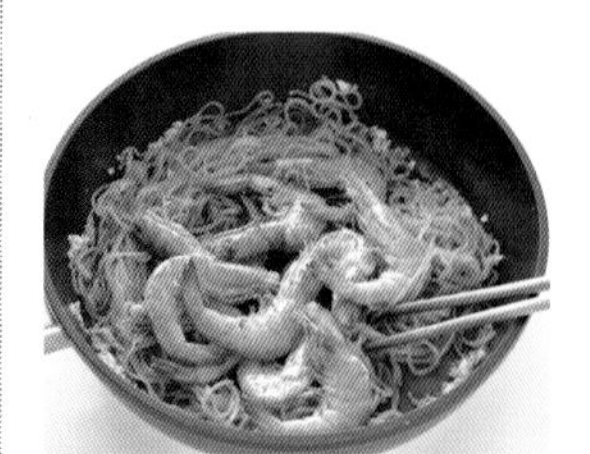

6
加入蒟蒻絲、蝦、米酒、清水邊煮邊加入鹽與白胡椒粉調味

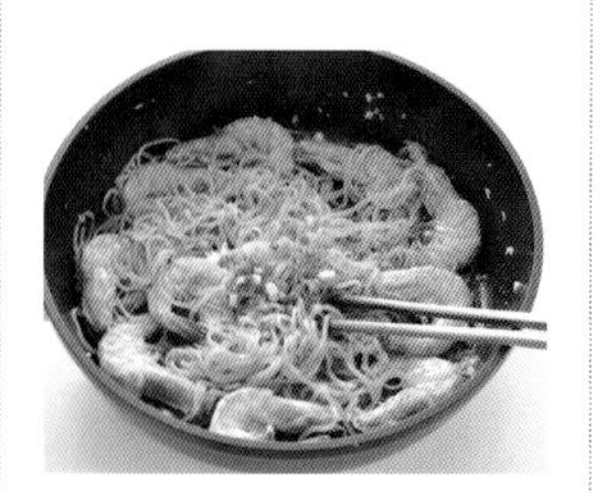

7
最後再撒入蔥花與香油拌勻，即完成

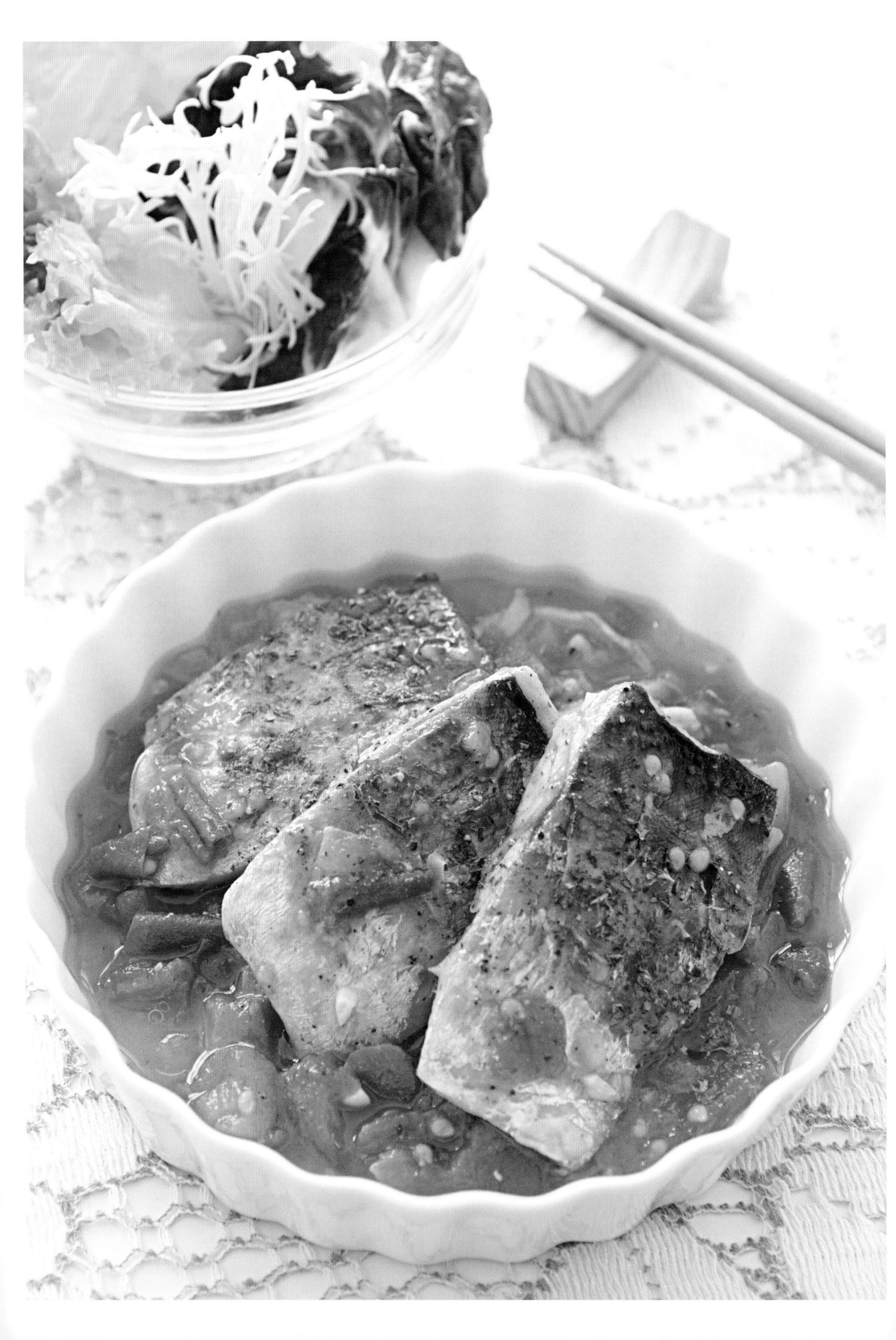

1份

熱量	蛋白質	脂肪	總碳水化合物	膳食纖維	淨碳
670 g	21 g	62 g	5.5 g	1.1 g	4.4 g

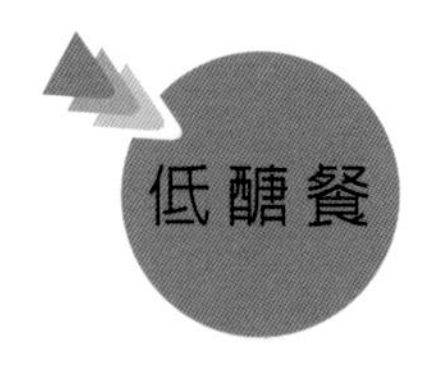

燉番茄鯖魚

善用去骨的鯖魚片就能快速完成美味的燉菜

材料　2份

鯖魚‥‥‥‥ 2片，280g
番茄‥‥‥ 150g，切小塊
薑 ‥‥‥‥‥ 1片，切絲
蒜末‥‥‥‥‥‥ 1小匙
洋蔥末‥‥‥‥‥‥ 30g
清水‥‥‥‥‥‥ 200ml
鹽與現磨黑胡椒粉
‥‥‥‥‥‥ 適量少許
巴西里(Parsley)碎末.... 少許，可省略
椰子油‥‥‥‥‥ 1大匙

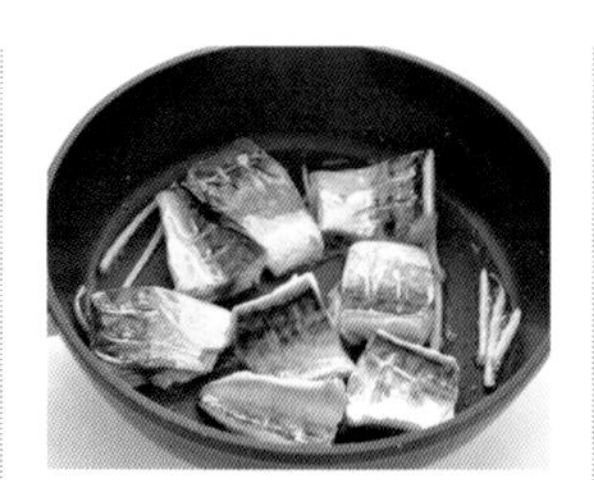

1
將每片鯖魚分切成4小段，與薑絲一起用椰子油煎香，盛起備用
鯖魚稍微煎上色即可，不用煎到全熟

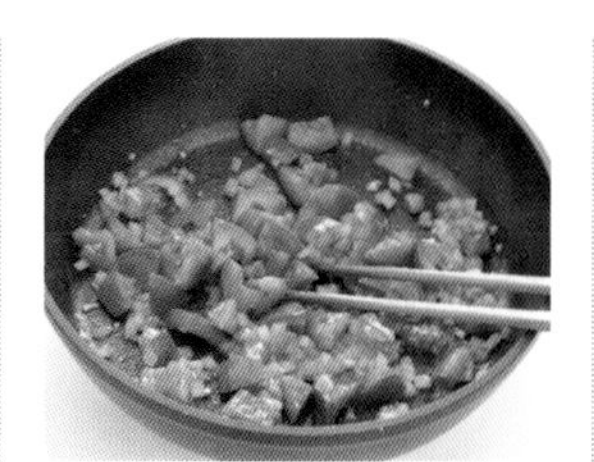

2
續以原鍋，炒香蒜末、洋蔥末，再放入番茄炒勻，加入清水蓋上鍋蓋煮約8~10分鐘至番茄熟爛

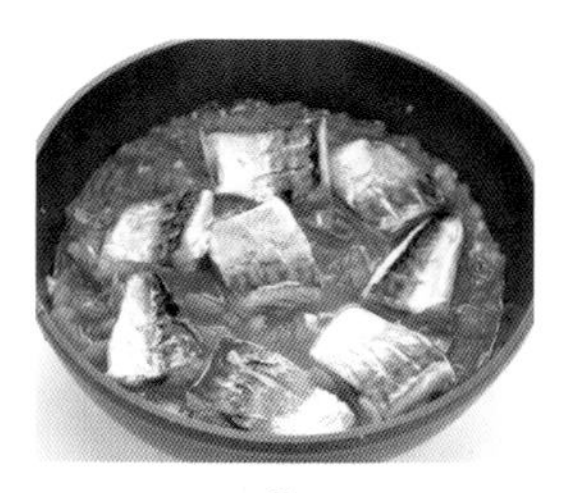

3
再加入作法1的鯖魚續煮約3~5分鐘至稍微收汁

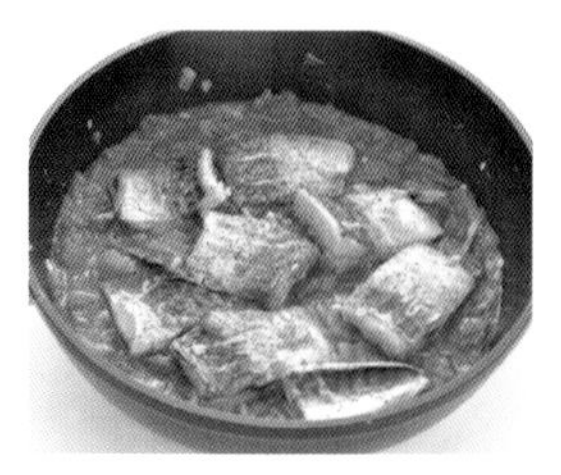

4
最後再加鹽與現磨黑胡椒粉調整味道，盛盤後撒上巴西里末，即完成

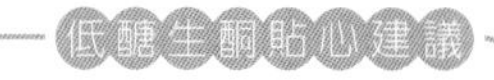

- 番茄替換成罐頭番茄，可縮短燉煮的時間，番茄味也更濃郁
- 燉番茄時可以加入 1 小匙的咖哩粉，增加不同風味喔
- 可用整尾的鯖魚，也是先煎香，在步驟 3 時增加水的用量與番茄一起燉煮至熟
- 使用整尾的鯖魚需要燉煮較長的時間，建議使用不鏽鋼鍋或鑄鐵鍋
- 若用壓力鍋，上壓煮約 30 分鐘就能將魚骨燉軟喔，煮時可加入一些米醋幫助軟化魚骨

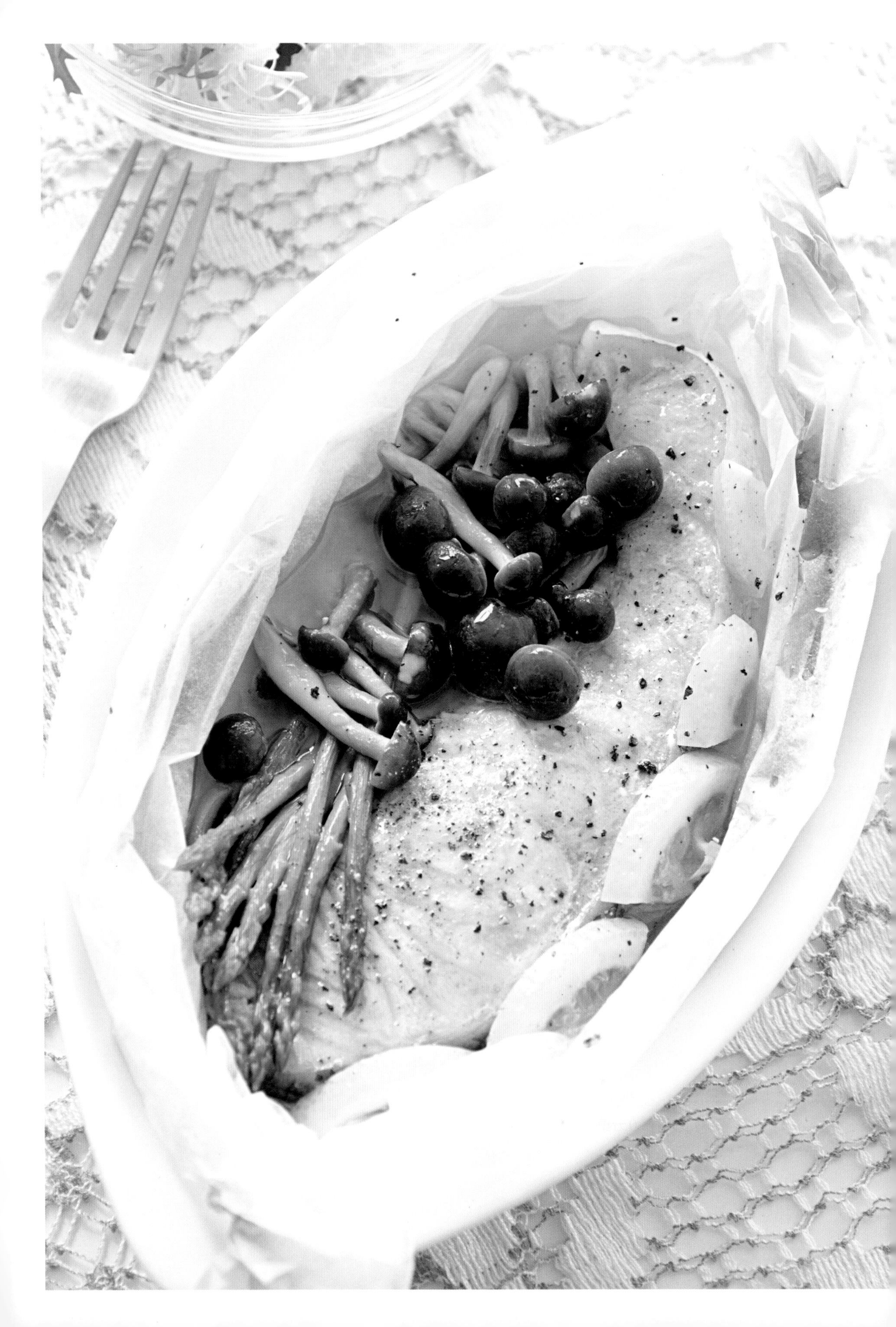

1份

熱量	蛋白質	脂肪	總碳水化合物	膳食纖維	淨碳
471 g	33 g	15.4 g	4.7 g	1.7 g	3 g

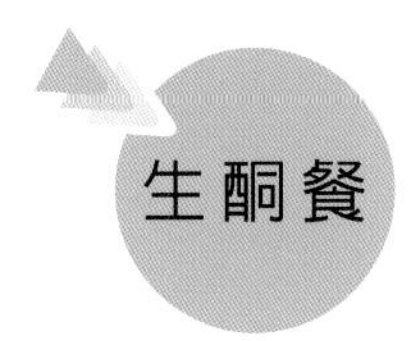

紙包檸檬鮭魚

把魚和配料一起包起來放進烤箱，
就能優雅的等待香噴噴烤魚出爐

材料　1份

鮭魚 ············ 150g
鴻喜菇 ··········· 50g
蘆筍 ············· 50g
檸檬 ············· 3片
奶油 ············· 15g
鹽和現磨黑胡椒粉 ·· 適量

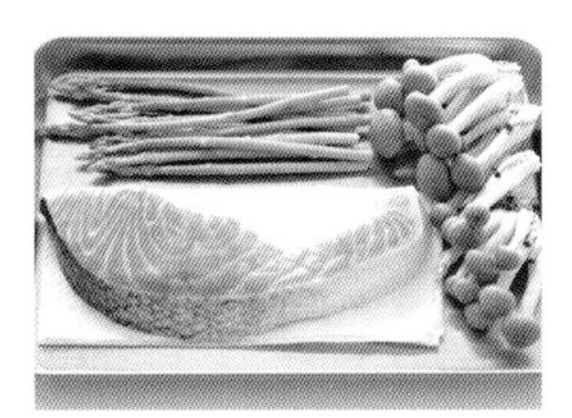

1
將鴻喜菇切去蒂頭；蘆筍去除根部硬皮；鮭魚撒上少許鹽和黑胡椒粉，備用

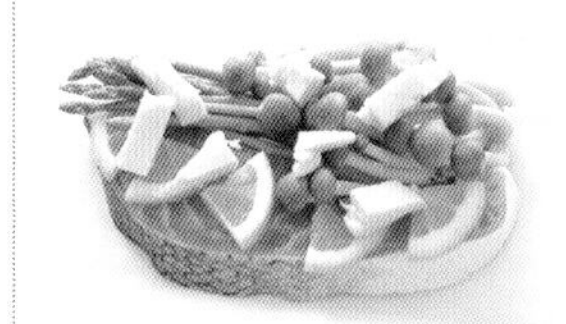

2
取一大張烘焙紙或錫箔紙，放入鮭魚、鴻喜菇、蘆筍，將檸檬片放在鮭魚上，再放入切小塊的奶油

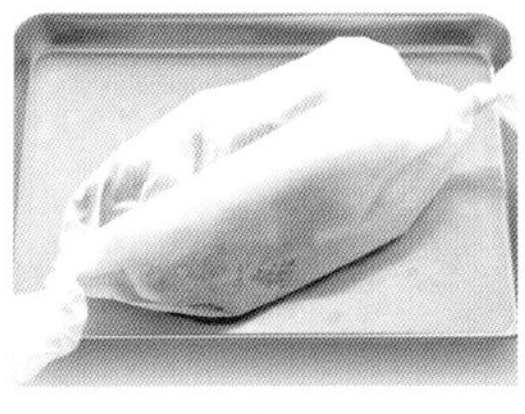

3
將烘焙紙周邊包折起來，放進已預熱的烤箱，以攝氏200度烤約20分鐘

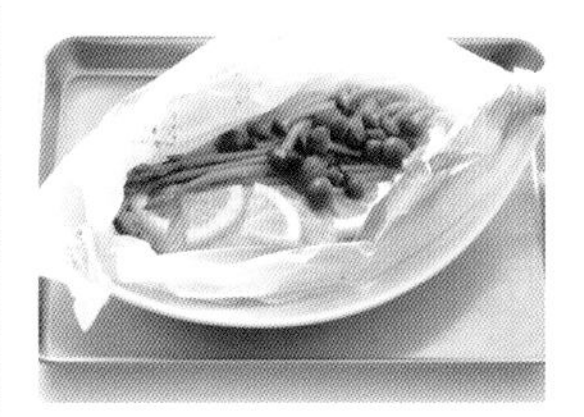

4
取出打開烘焙紙，撒上鹽和黑胡椒粉，即完成

低醣生酮貼心建議

- 可以依喜好使用各種去骨的魚柳，比如：鱈魚、魴魚、鱸魚
- 蔬菜配料也能自由搭配

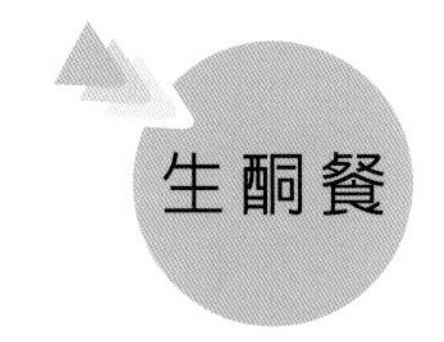

1份

熱量	蛋白質	脂肪	總碳水化合物	膳食纖維	淨碳
361 g	25 g	27 g	3.3 g	1.2 g	2 g

香酥蝦佐塔塔醬

外層是香氣逼人的椰子與起司香，內部則是鮮甜的蝦肉

材料　2份

鮮蝦‧‧‧‧‧‧‧‧‧‧‧‧‧ 300g
自製美乃滋‧‧‧‧‧‧‧‧ 15g
椰子粉‧‧‧‧‧‧‧‧‧‧‧ 15g
帕瑪森起司粉‧‧‧‧‧‧‧‧ 5g
現磨黑胡椒粉‧‧‧‧‧‧ 少許
乾燥巴西里(Parsley)‧‧‧‧‧‧‧‧‧‧‧‧‧ ¼小匙
塔塔醬‧‧‧‧‧‧‧‧‧‧‧‧ 1份

※ 自製美乃滋作法詳見第21頁
※ 塔塔醬作法詳見第23頁

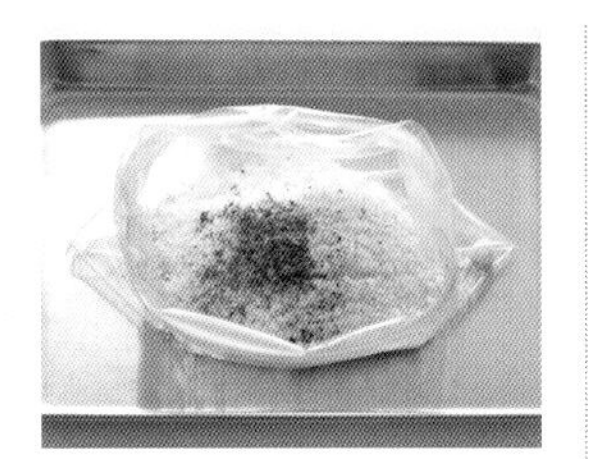

1
將椰子粉、帕瑪森起司粉、黑胡椒粉、巴西里碎末混合均勻成為裹粉，備用

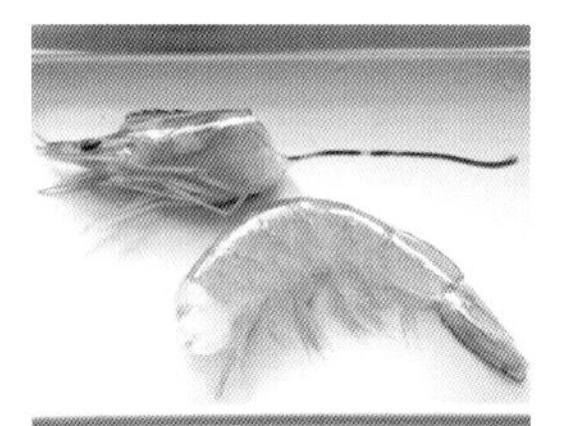

2
去除蝦頭、蝦殼與腸泥
去腸泥的另一個實用方法：剝蝦頭時力道輕一點，整條腸泥也會連帶的一起拔除喔

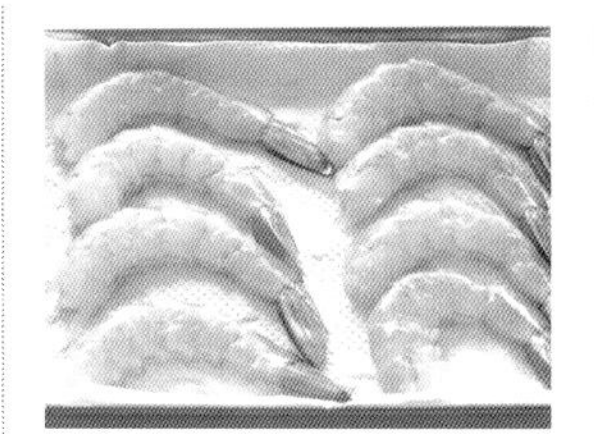

3
洗淨並用廚房紙巾將水份徹底吸乾
蝦仁洗淨後一定要將水份擦乾，除了幫助入味，也能避免蝦仁不夠爽口

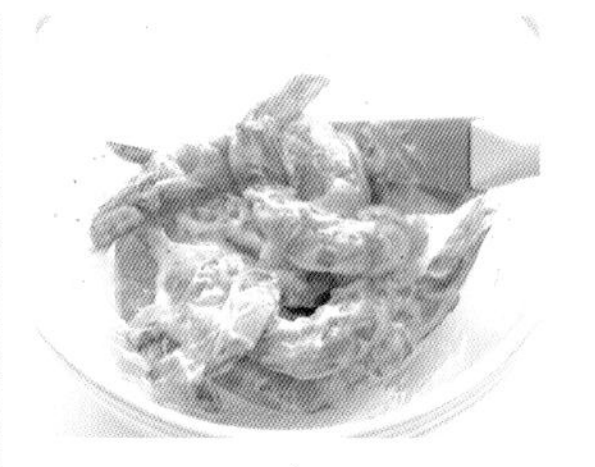

4
將蝦仁加入美乃滋充分的混合均勻
美乃滋的主要成份是油脂，搭配裹粉烘烤就會有油炸般的效果

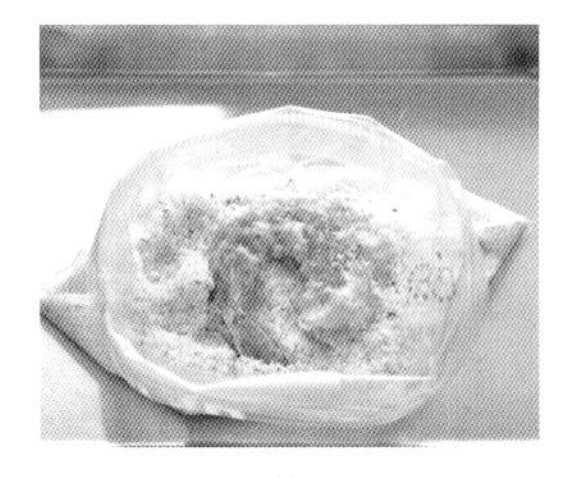

5
再均勻的裹上作法1的裹粉
將粉放入保鮮袋裡，分次放進蝦仁，再把袋子抓起搖一搖，輕鬆簡單的完成裹粉

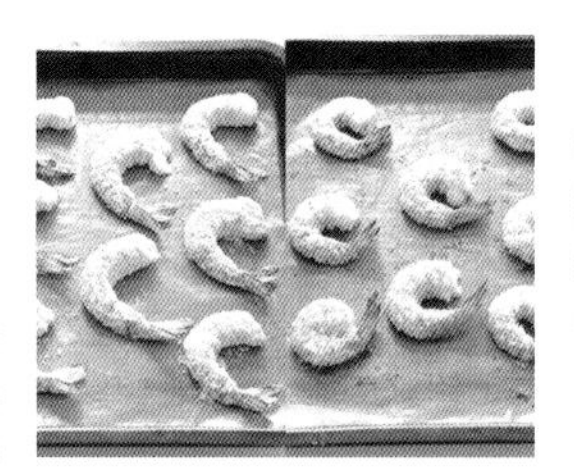

6
排入墊有烘焙紙的烤盤，放進已預熱的烤箱，以攝氏200度烤約8分鐘

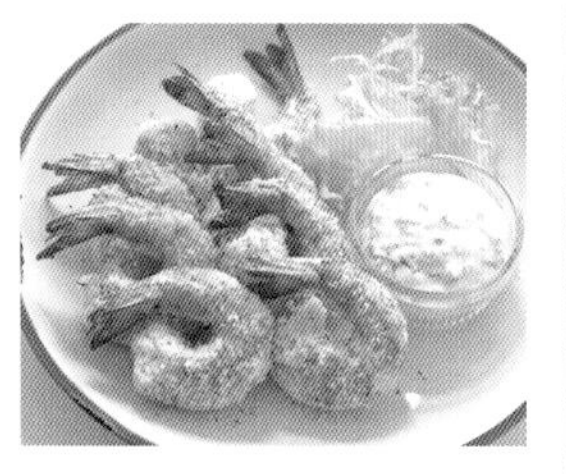

7
食用時搭配塔塔醬，即完成

低醣生酮貼心建議

- 鮮蝦也可以替換成雞胸肉，或是魚柳喔
- 裹粉中的帕瑪森起司粉可省略，但加了起司粉味道較香喔

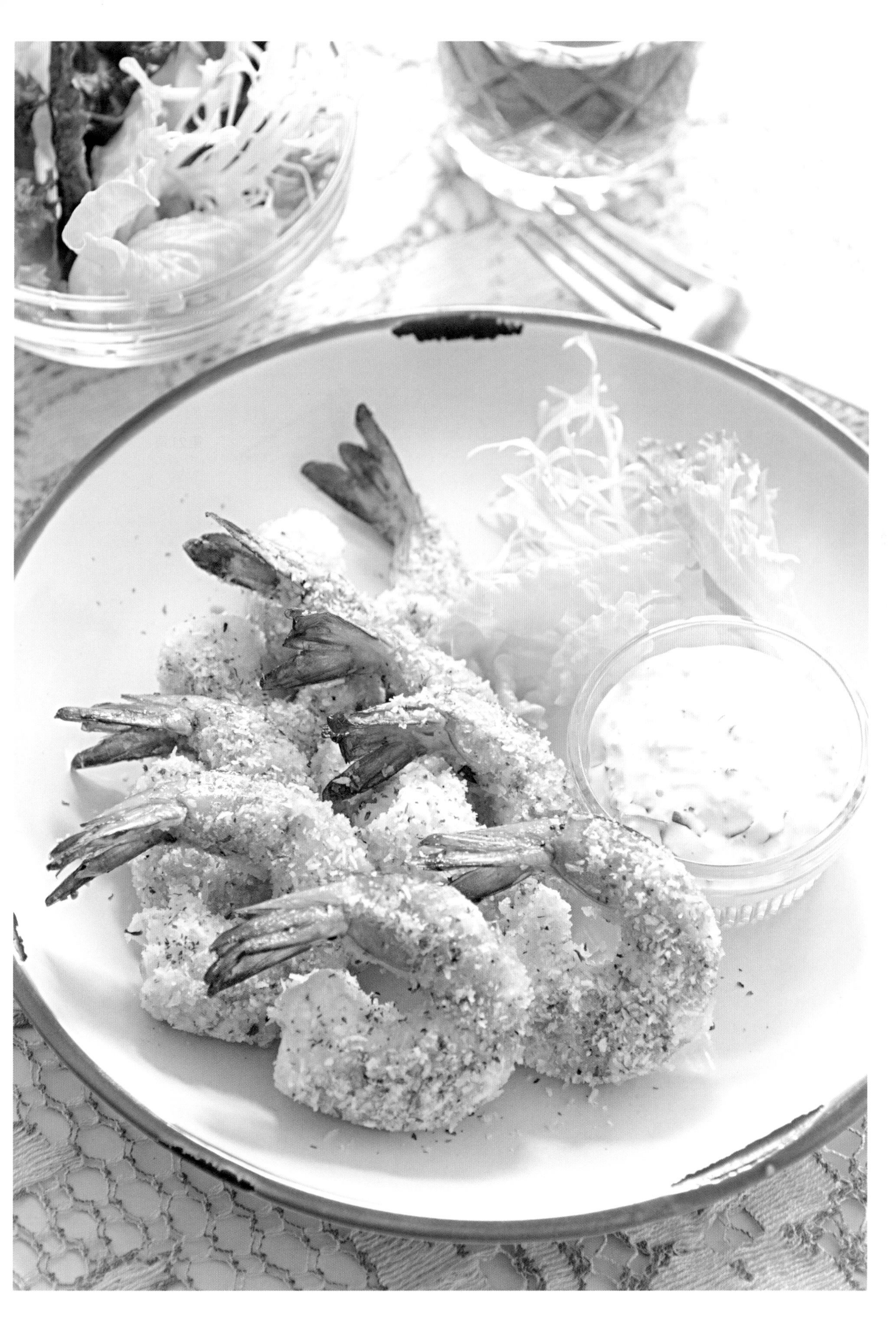

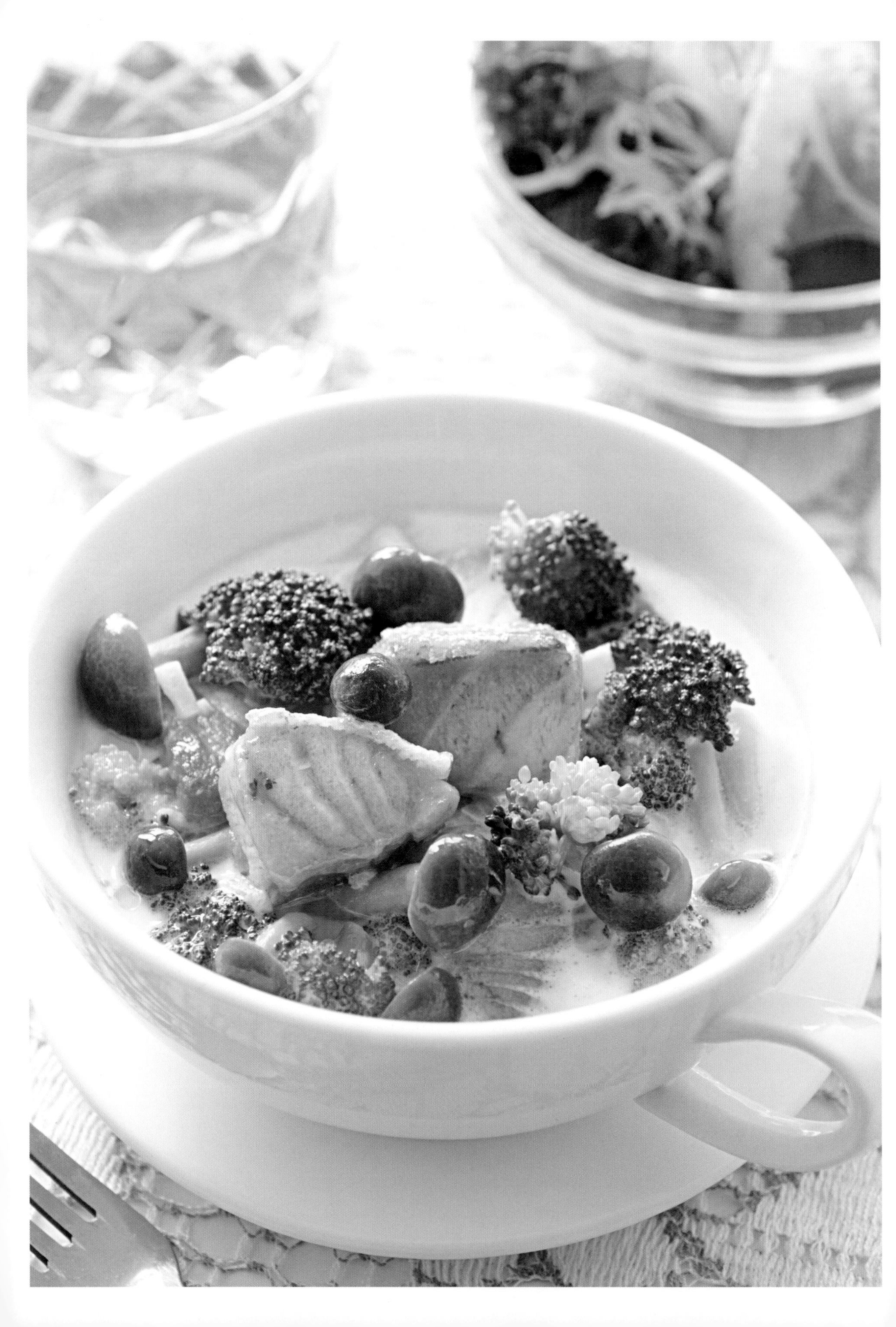

1份

熱量	蛋白質	脂肪	總碳水化合物	膳食纖維	淨碳
605 g	37 g	27 g	10 g	4.5 g	5.5 g

鮭魚奶油燉菜

鮭魚除了乾煎或烤，也能加入鮮奶油做出濃郁奶香滋味

材料　2份

鮭魚‥‥‥‥‥‥‥ 300g
綠花椰菜‥‥‥‥‥ 200g
鴻喜菇 ‥‥‥‥‥ 100g
蒜末‥‥‥‥‥‥ 1大匙
奶油‥‥‥‥‥‥‥ 15g
鮮奶油‥‥‥‥‥ 100ml
清水‥‥‥‥‥‥ 100ml
鹽與現磨黑胡椒粉‥ 適量

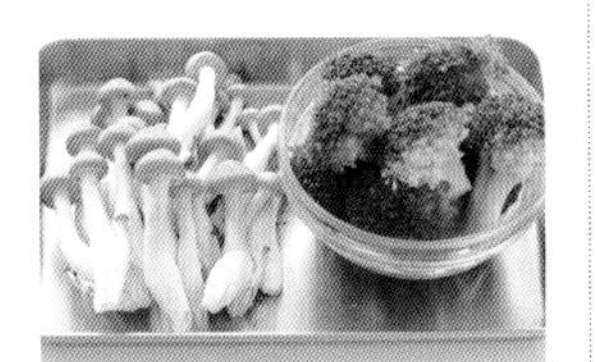

1
鴻喜菇切去蒂頭；花椰菜切小朵，放入滾水中燙至8分熟，撈起泡入冷水，備用

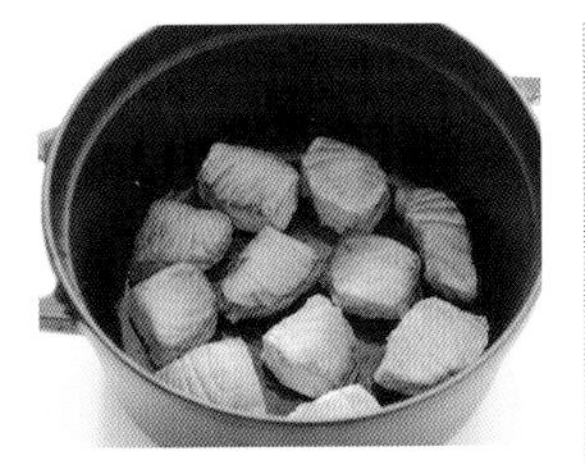

2
鮭魚撒上少許鹽和黑胡椒粉，放入鍋中用奶油煎至7分熟，盛起備用

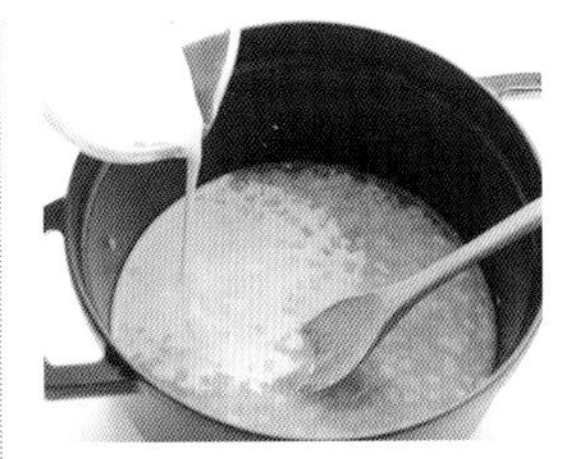

3
續用原鍋放入蒜末炒出香味，加入鮮奶油、清水煮至滾

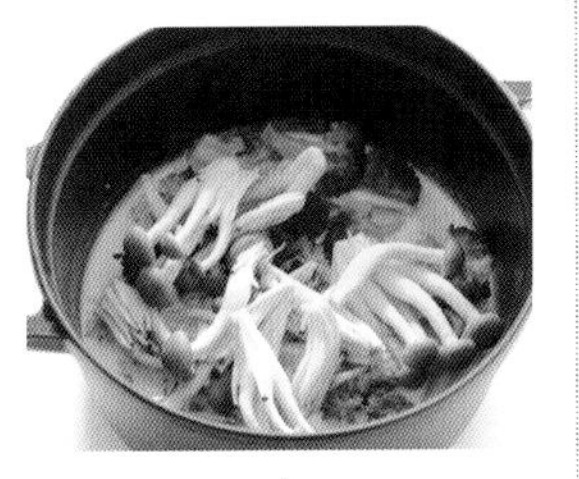

4
再放入鴻喜菇、花椰菜、鮭魚續煮至滾約1分鐘

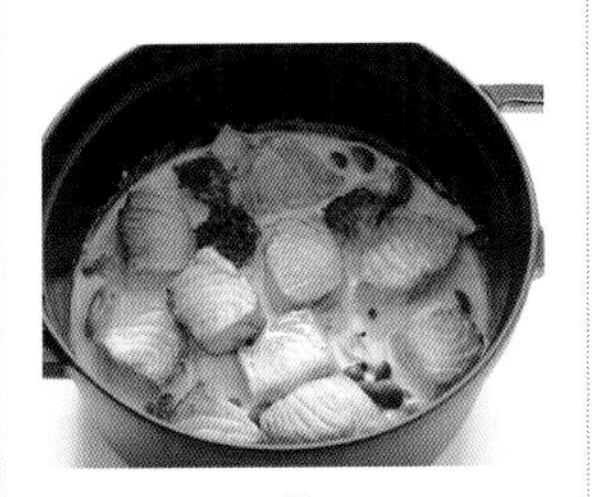

5
最後再加鹽與現磨黑胡椒粉調味，即完成

低醣生酮貼心建議

- 也可以加入起司增加奶汁的濃稠度
- 或是加入1~2枝百里香（乾燥的亦可）增加風味

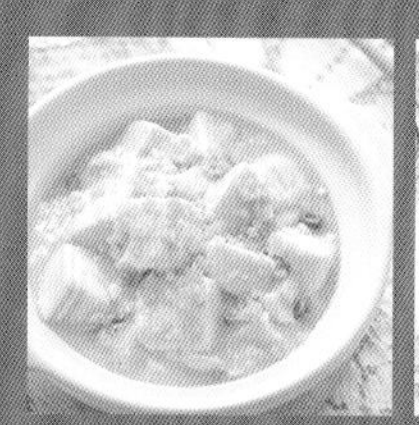
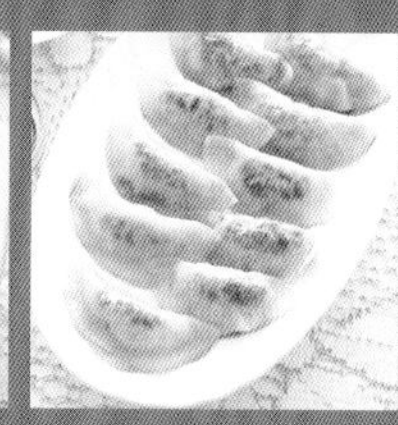
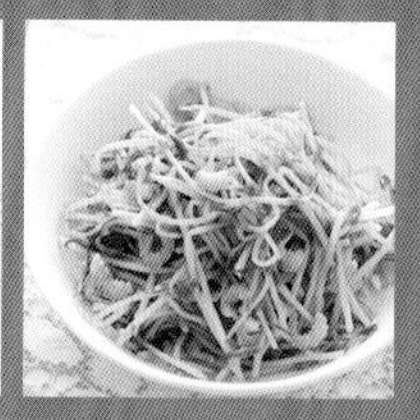

清爽可口的蛋、豆腐、蔬菜

EGGS, TOFU, VEGETABLES

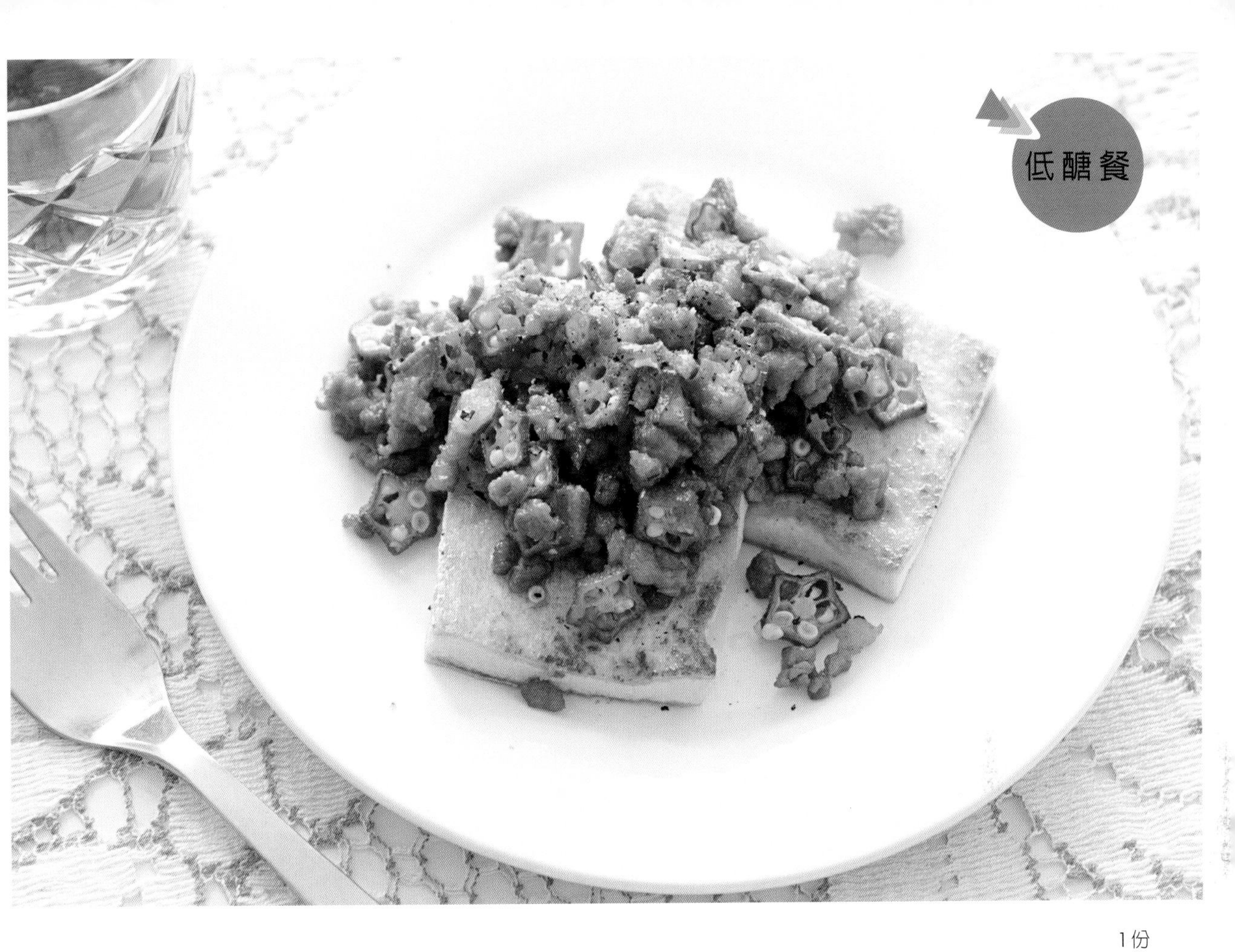

香煎豆腐佐秋葵肉燥

1份

熱量	蛋白質	脂肪	總碳水化合物	膳食纖維	淨碳
346 g	21 g	27 g	5 g	1 g	4 g

將豆腐煎至金黃微焦，再搭配鹹香美味的秋葵肉燥

材料　2份

盒裝板豆腐········ 1盒
豬絞肉··········· 100g
秋葵·············· 40g
蒜末············ 2小匙
椰子油·········· 2大匙
醬油············ 1大匙
鹽與現磨黑胡椒粉·· 適量

作法

1 將板豆腐切成1公分厚的大片狀4片，再用廚房紙巾吸去水份後撒上少許鹽，備用

2 秋葵用鹽搓去表面絨毛後洗淨，再切成薄片
秋葵先不碰水，用鹽乾搓，就能有效的去除表面絨毛

3 熱鍋，用1大匙椰子油將豆腐兩面煎至金黃，盛起排盤，備用

4 續用原鍋，加入1大匙椰子油將絞肉炒至變色後，放入蒜末炒出香味，再加入醬油拌勻

5 再加入秋葵拌炒約1分鐘後，加鹽與黑胡椒粉調整味道，即為秋葵肉燥

6 最後將秋葵肉燥放在煎豆腐上面，再撒適量黑胡椒粉，即完成

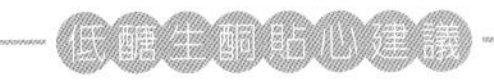

市售盒裝板豆腐所含碳水化合物的量不太相同，建議選擇碳水化合物較低的來使用

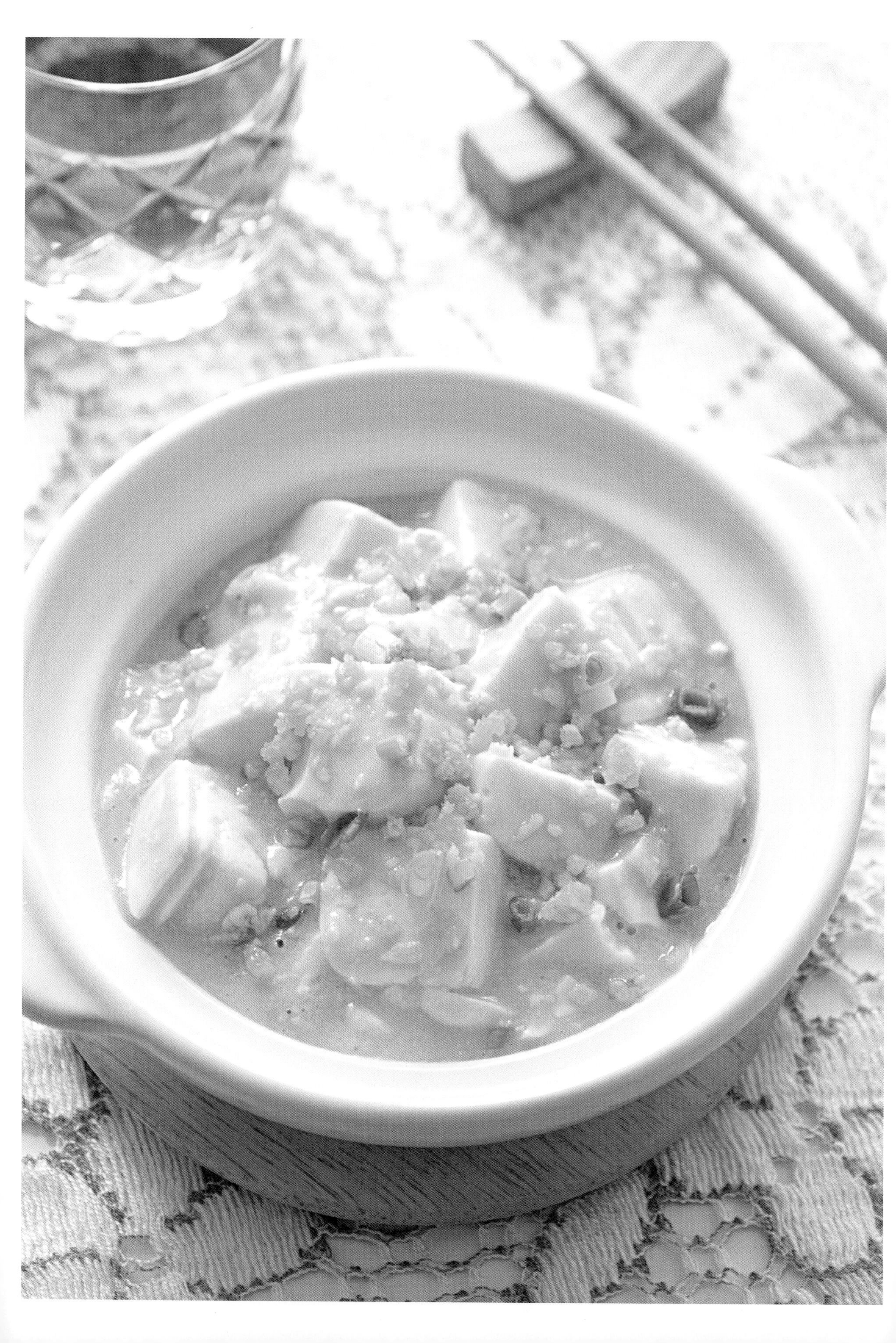

1份

熱量	蛋白質	脂肪	總碳水化合物	膳食纖維	淨碳
451 g	20 g	40 g	4.4 g	1.5 g	2.9 g

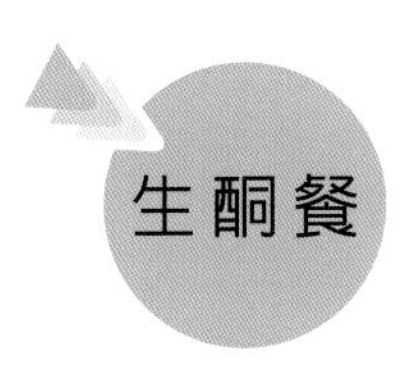

金沙豆腐煲

用鹹香的鹹蛋黃燴嫩豆腐，可以媲美星級酒店的味道

材料　3份

盒裝嫩豆腐········ 1盒
熟鹹蛋黃·········· 3顆
蒜末············ 1小匙
蔥花·············· 10g
柴魚高湯········ 150ml
鹽與白胡椒粉······ 適量
椰子油·········· 1大匙
香油············ 1大匙

※ 柴魚高湯作法請見第105頁

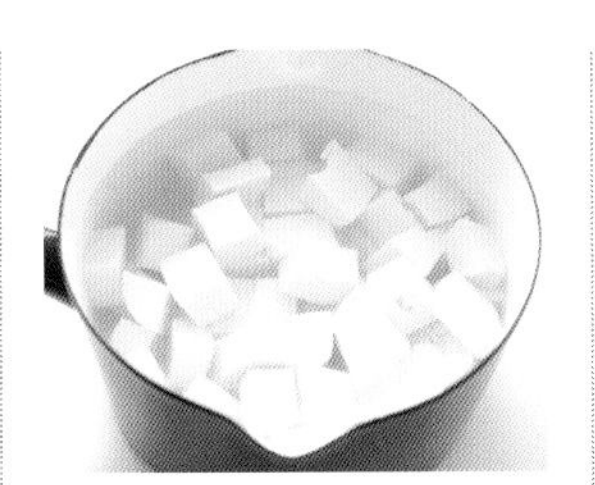

1

嫩豆腐切1.5公分方塊，放入加有½大匙鹽的熱開水中泡約10分鐘，撈起瀝乾水份，備用

泡熱鹽水可讓豆腐預先入味，煮時也較不易破碎

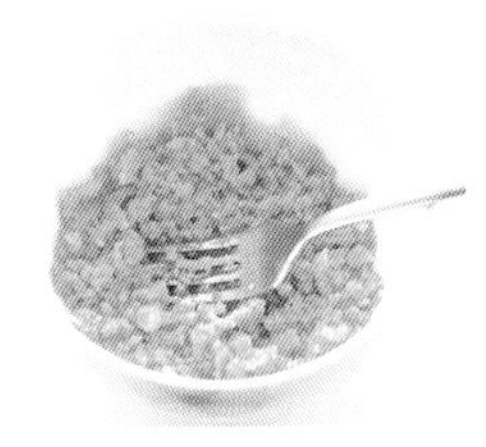

2

將鹹蛋黃壓碎，備用

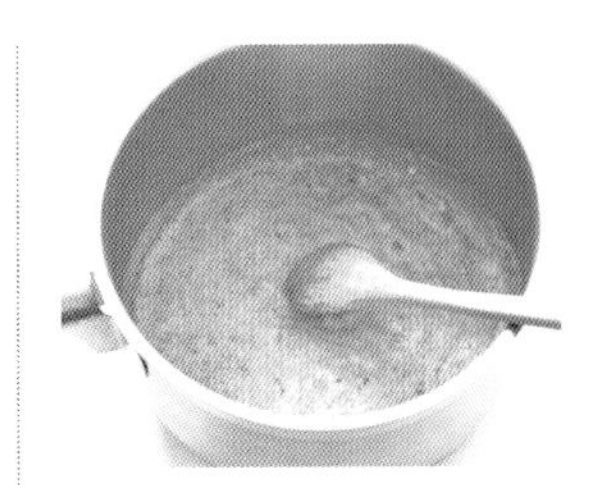

3

取一鍋，加入椰子油、香油燒熱後將蒜末炒香，放入鹹蛋黃以中小火拌炒至冒泡

蛋黃炒至起沙冒泡，讓蛋香更濃郁

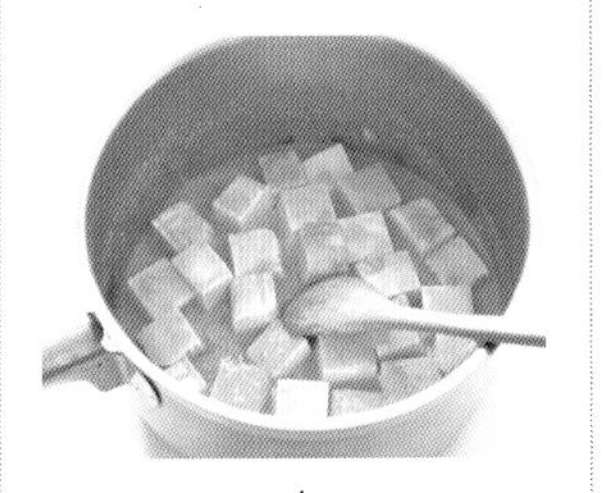

4

再放入嫩豆腐、柴魚高湯

豆腐入鍋後不宜過度翻炒以避免碎裂，只需用鍋鏟輕推動或搖晃鍋身即可

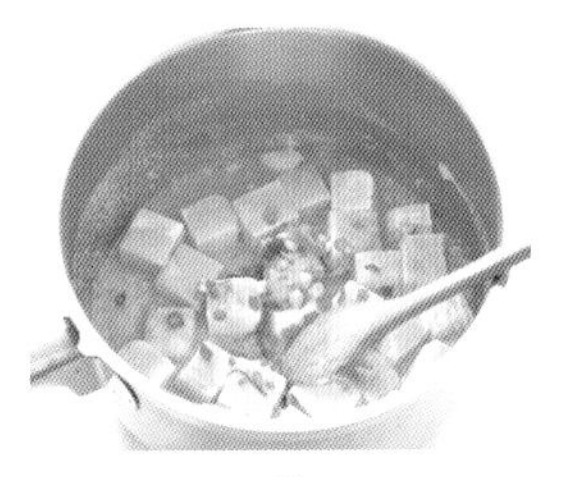

5

邊煮邊加鹽與白胡椒粉調味，等稍微收汁後再撒上蔥花，即完成

低醣生酮貼心建議

- 可額外加入薑末與蒜末一起爆香，起鍋前再滴入適量烏醋，就會有如蟹黃般的味道喔
- 也可做成金沙蝦仁、金沙苦瓜、金沙秋葵，但要先把主料煮熟才與鹹蛋黃拌炒

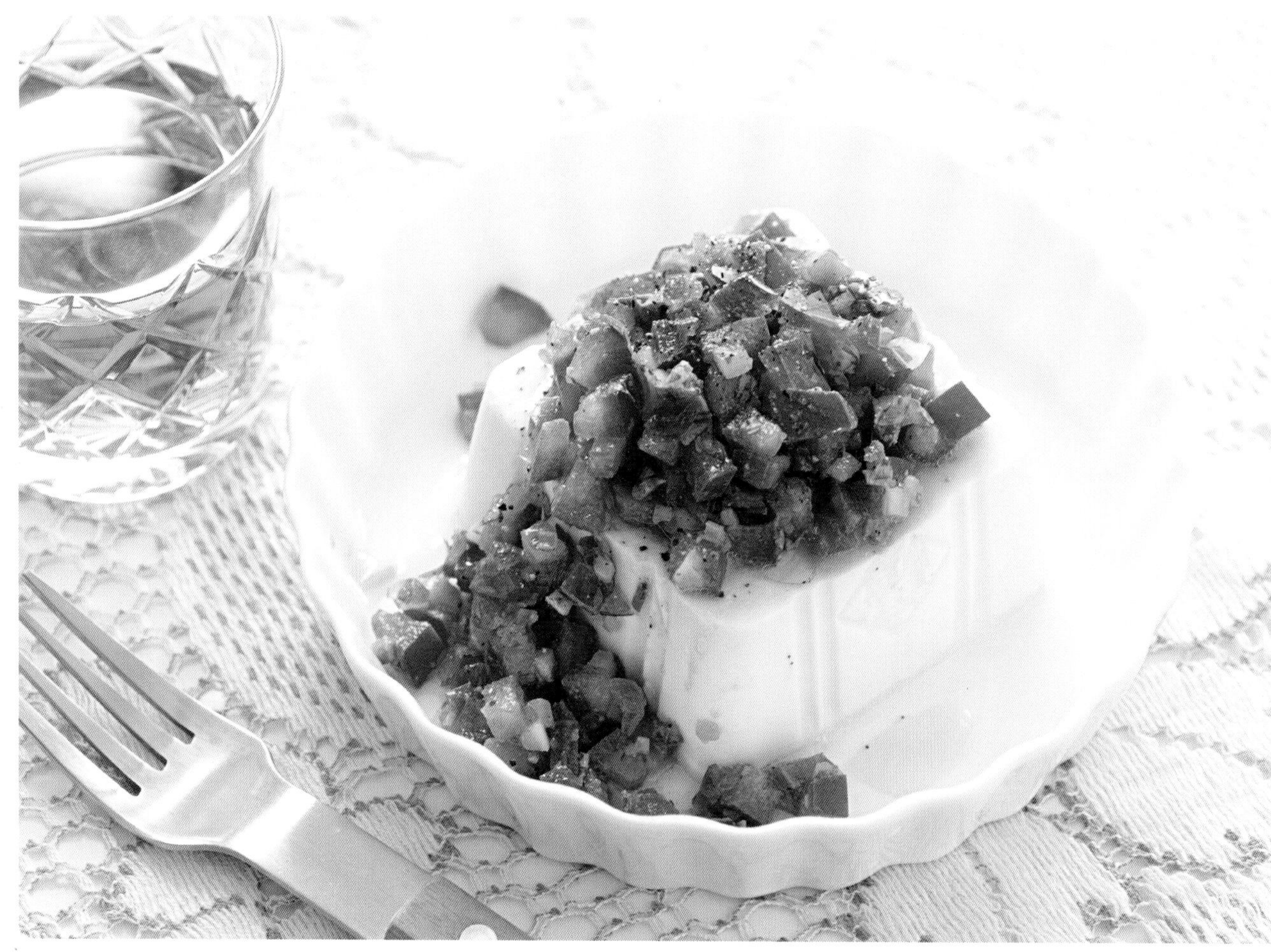

1份

熱量	蛋白質	脂肪	總碳水化合物	膳食纖維	淨碳
207 g	12 g	14 g	8 g	2 g	6 g

豆腐佐皮蛋莎莎醬

皮蛋特殊的香氣加上番茄莎莎醬的清爽，搭配嫩豆腐非常好吃喔

材料　2份

- 盒裝嫩豆腐⋯⋯⋯ 1盒
- 皮蛋⋯⋯⋯⋯⋯ 1顆
- 番茄⋯⋯ 去籽後100g
- 洋蔥碎⋯⋯⋯⋯ 40g
- 香菜碎⋯⋯⋯⋯ 10g
- 初榨橄欖油⋯⋯ 1大匙
- 檸檬汁⋯⋯⋯⋯ 2小匙
- 鹽和現磨黑胡椒粉⋯ 適量

作法

1. 將皮蛋放入鍋中以中小火煮約10分鐘，撈起降溫後切成細丁，備用
   皮蛋煮過，讓蛋黃不溏心，拌好的皮蛋莎莎醬才不會灰灰濁濁的不好看
2. 番茄去籽切細丁，加入皮蛋、洋蔥碎、香菜碎、初榨橄欖油、檸檬汁、鹽和黑胡椒粉混合拌勻，靜置約10分鐘，即為皮蛋莎莎醬，備用
3. 將嫩豆腐盛於盤中，放上皮蛋莎莎醬搭配食用，即完成

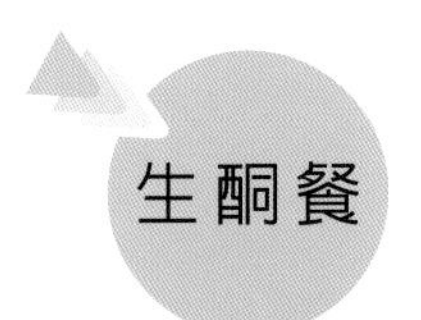

生酮餐

1份

熱量	蛋白質	脂肪	總碳水化合物	膳食纖維	淨碳
361 g	14 g	32 g	5 g	1.5 g	3.5 g

滑蛋鮮菇

滑蛋講究的是蛋要凝而不結，
吃進嘴裡還帶有蛋汁的滑嫩口感

材料　2份

鴻喜菇············　1盒
雞蛋··············　4顆
蔥花··············　20g
椰子油··········　3大匙

調味料

鹽　·············　⅙小匙
鮮奶油············15ml
清水···········　1大匙
現磨黑胡椒粉······　少許

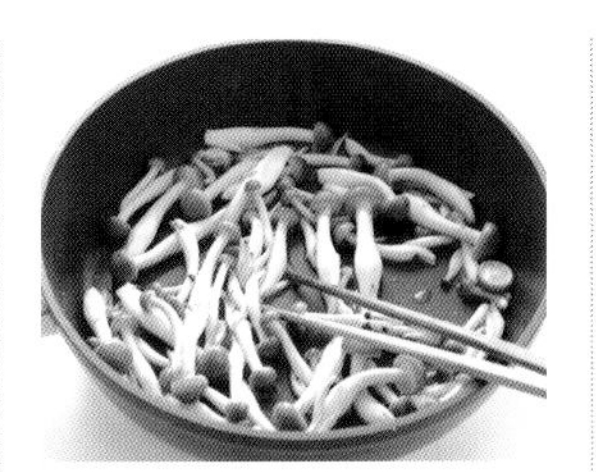

1
鴻喜菇切去蒂頭，用手輕輕剝開並洗淨；再熱鍋，用1大匙椰子油將鴻喜菇炒至稍微變軟，盛起備用

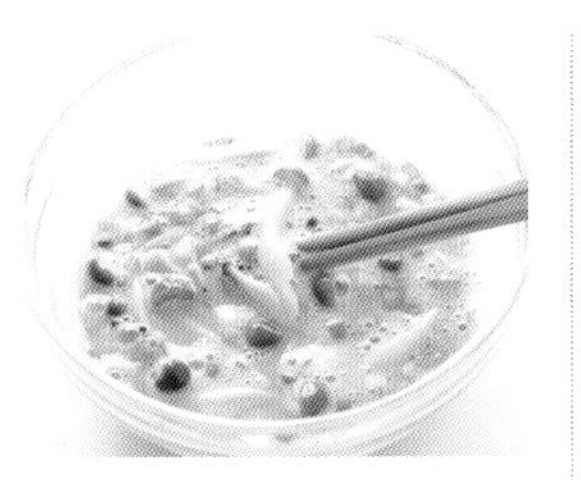

2
將雞蛋加入調味料攪打均勻後，放入鴻喜菇、蔥花混合均勻

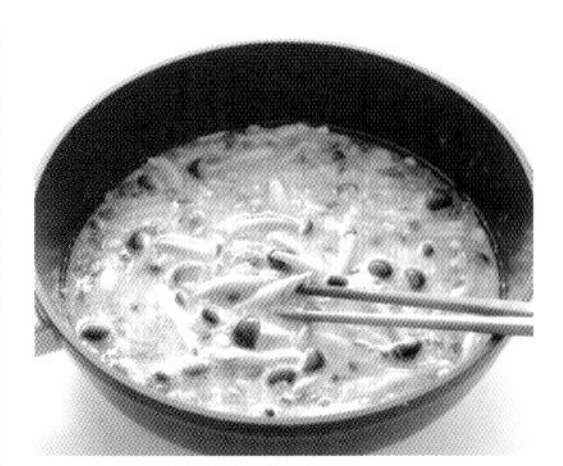

3
將鍋燒熱，加入2大匙椰子油，爐火轉小並倒入作法2的蛋液
滑蛋油量要足，蛋才會香，也才滑炒的動

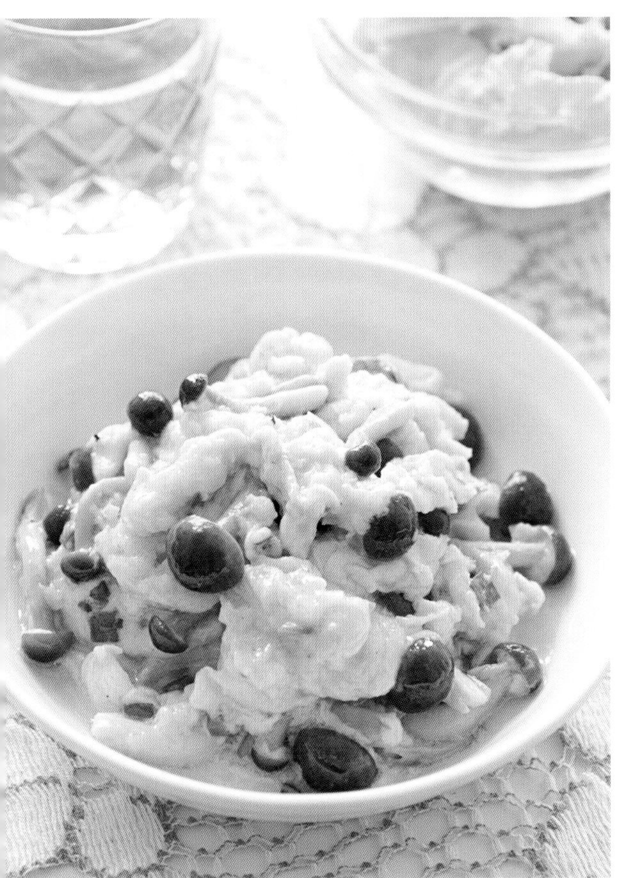

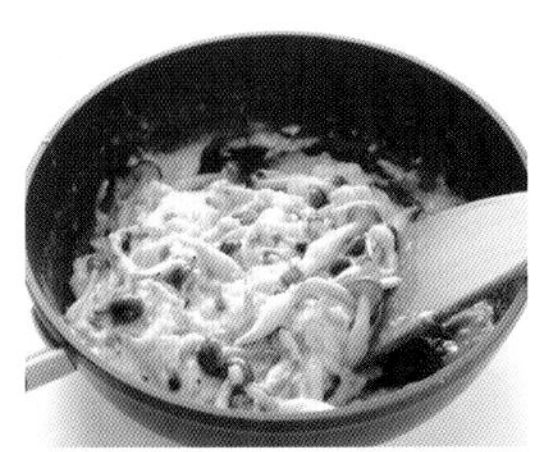

4
以小火慢炒的方式，將蛋炒至半凝固，即可盛盤
蛋下鍋後不可煎到底部變硬才翻炒，那樣蛋就會太老了

低醣生酮貼心建議

滑蛋講究的是蛋要凝而不結，吃進嘴裡還帶有蛋汁的滑嫩口感

第一個秘訣：先把主料煮熟，再跟蛋混合

第二個秘訣：蛋液加入鮮奶油或清水、高湯，可以讓蛋有滑嫩的效果

第三個秘訣：鍋溫不能太熱，油一溫，就要立即將蛋放入，蛋才會凝而不結

第四個秘訣：小火溫柔的滑炒至半凝固，即可盛起，餘熱會繼續讓蛋熟成

韓式鮮蝦蔥餅風格烘蛋

青蔥迷人香氣加上蝦仁鮮甜滋味的
韓式蔥餅風格烘蛋

材料　2份

蝦仁	150g	蒜泥	¼小匙
蔥	100g	鹽與現磨黑胡椒粉	適量
雞蛋	3個	椰子油	2大匙
米酒	1小匙		

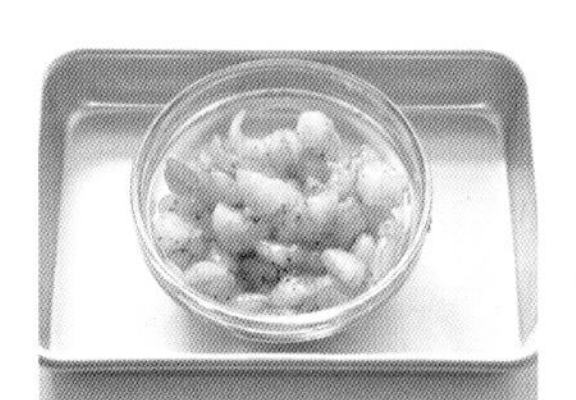

1
蝦仁去泥腸，用太白粉與鹽清洗乾淨，再將水份徹底擦乾後切小塊，備用
太白粉可洗去污物黏液，鹽則可以去除腥味並讓蝦肉緊實

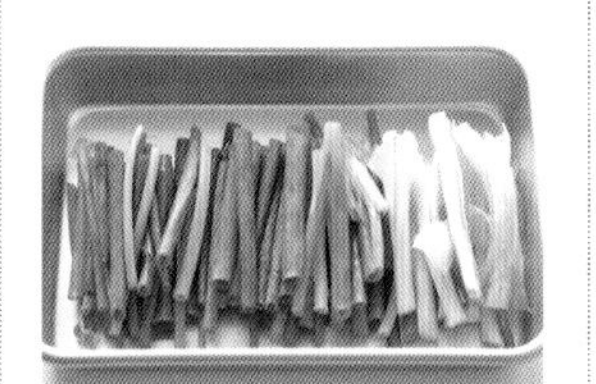

2
蔥洗淨，擦乾水份，切成6公分段長，備用
蔥白部份要用刀背輕拍扁，這樣可讓烘蛋的蔥味更香濃

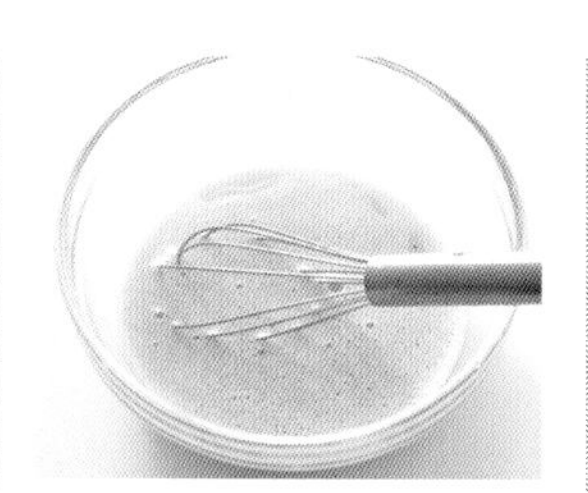

3
雞蛋加入米酒、蒜泥、鹽與黑胡椒粉攪打成蛋液，備用

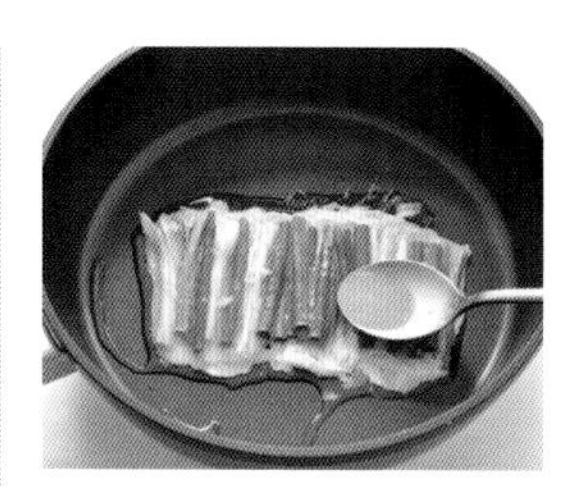

4
平底鍋加入椰子油，將蔥排入鍋中，油熱後再淋入¼量的蛋液
可邊淋蛋液邊用筷子將蔥周圍的半熟蛋液撥圍成方形

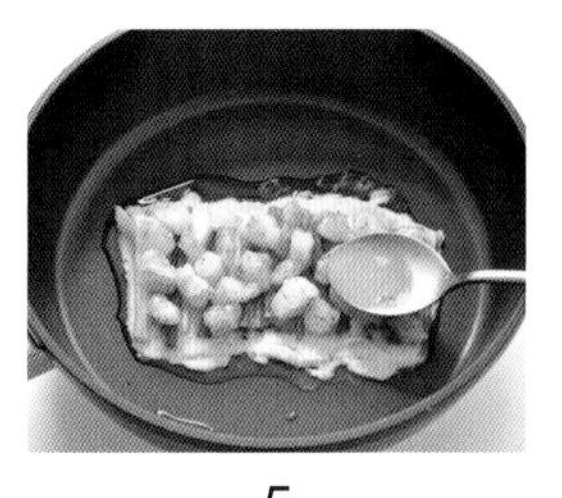

5
均勻的鋪上蝦仁，再淋入¼量的蛋液，先以中火煎約2分鐘

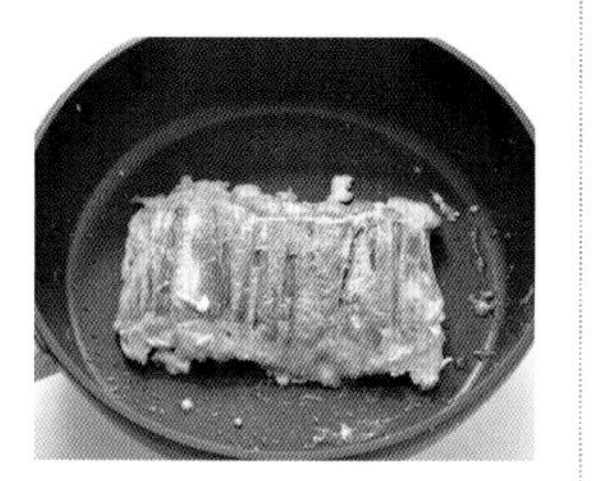

6
轉小火，蓋上鍋蓋燜煎約2分鐘，再翻面煎至金黃，續將另一份製作完畢，即完成

低醣生酮貼心建議

- 可以在蛋液裡加入起司絲增加香氣，也能有助於烘蛋更完整的翻面
- 也可將材料分成4小份來煎，份量變小更好操作
- 翻面的技巧：準備一個平盤，將煎餅滑入盤中，再將盤裡的煎餅倒扣回鍋裡，倒扣時一手舉鍋，一手拿盤會較好操作

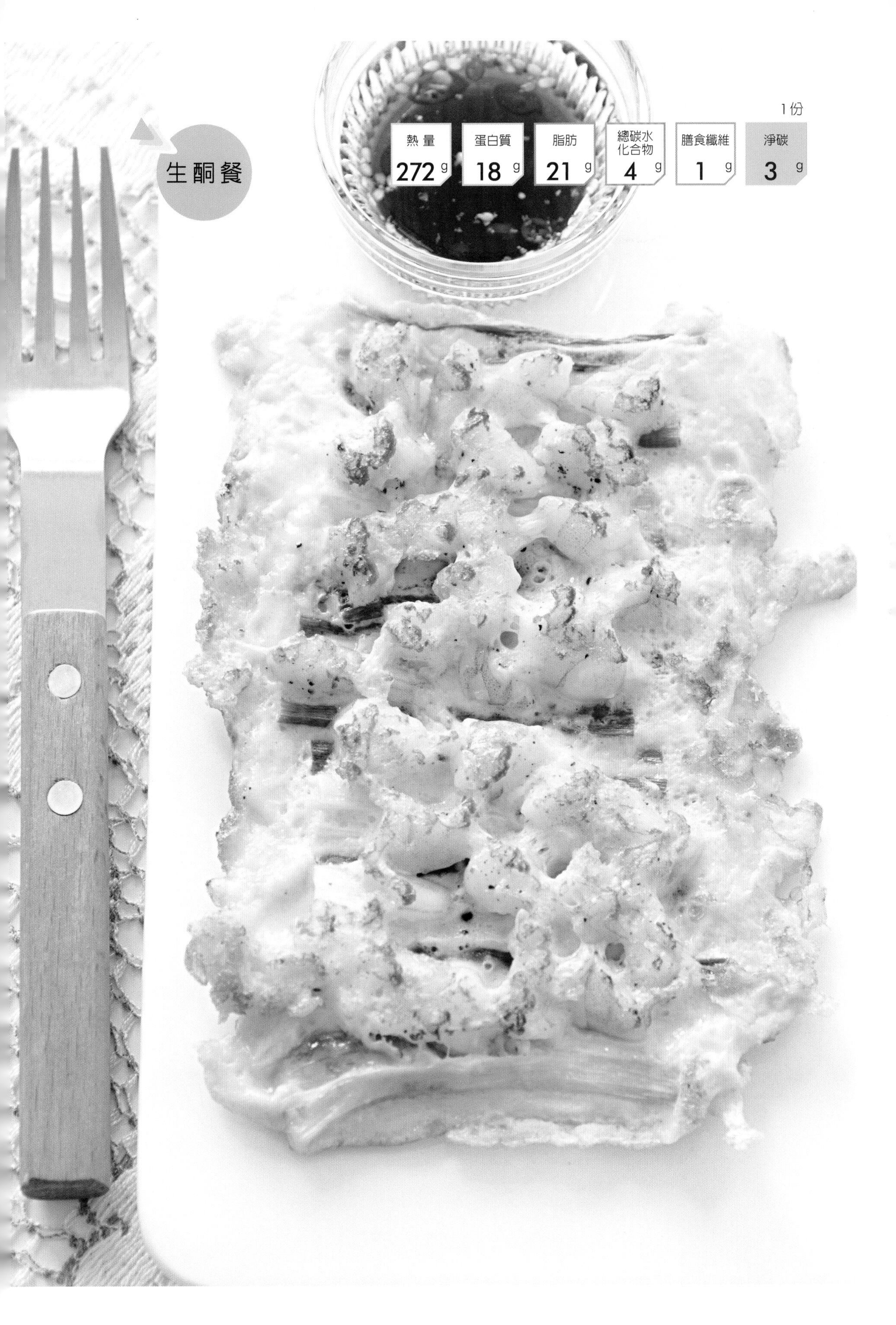
生酮餐
1份
熱量
272 g
蛋白質
18 g
脂肪
21 g
總碳水化合物
4 g
膳食纖維
1 g
淨碳
3 g

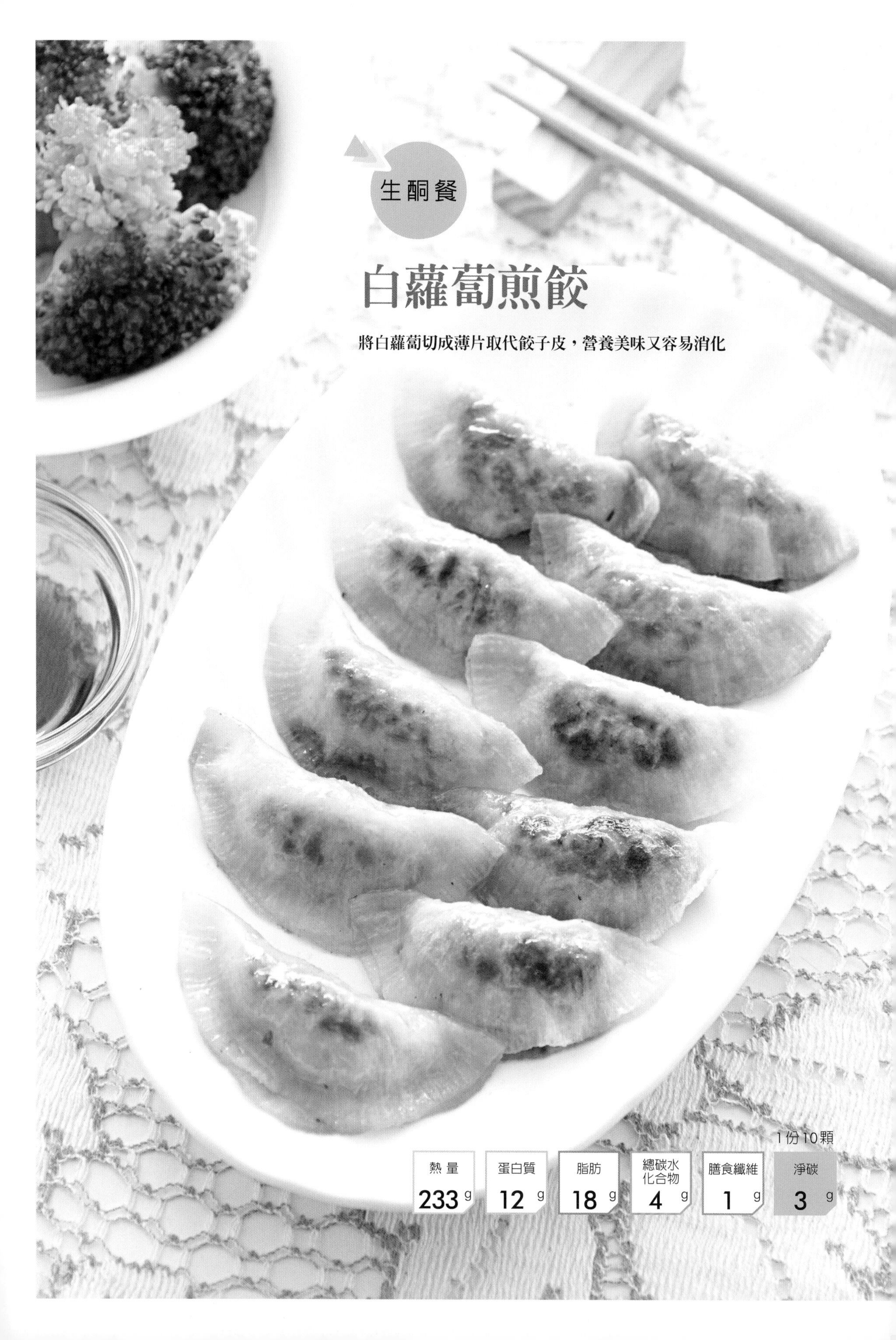

生酮餐

白蘿蔔煎餃

將白蘿蔔切成薄片取代餃子皮，營養美味又容易消化

1份10顆

熱量	蛋白質	脂肪	總碳水化合物	膳食纖維	淨碳
233 g	12 g	18 g	4 g	1 g	3 g

材料　2份 每份10顆

材料	
白蘿蔔	150g
豬絞肉	120g
蒜末	1小匙
蔥花	10g
太白粉	½ 小匙
椰子油	1大匙

調味料

調味料	
醬油	¼ 小匙
米酒	½ 小匙
鹽	⅛小匙
白胡椒粉	1小撮
香油	1小匙

低醣生酮貼心建議

- 白蘿蔔選擇較粗的越好操作
- 煎的時候會稍微爆開並不影響　，就會像鍋貼一樣
- 或以鍋貼方式用白蘿蔔片裹住肉餡，煎時開口先朝下煎

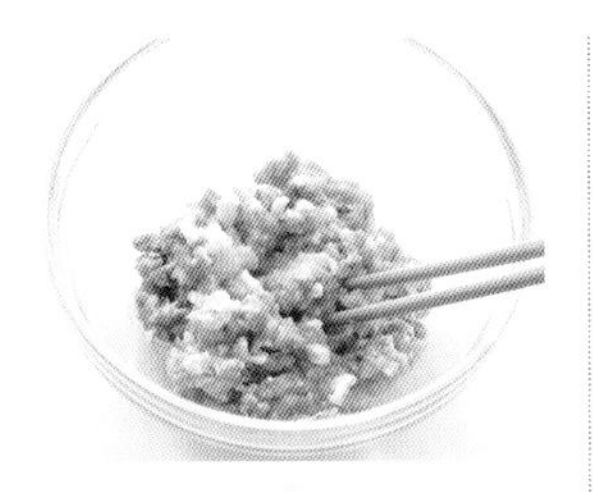

1
將絞肉加入醬油、米酒、鹽、白胡椒粉、蒜末拌勻

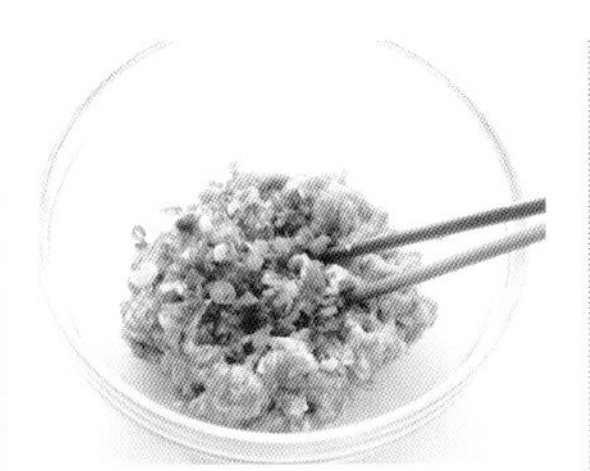

2
再加入蔥花、香油混合均勻即為肉餡，備用。可先將肉餡均分20等份

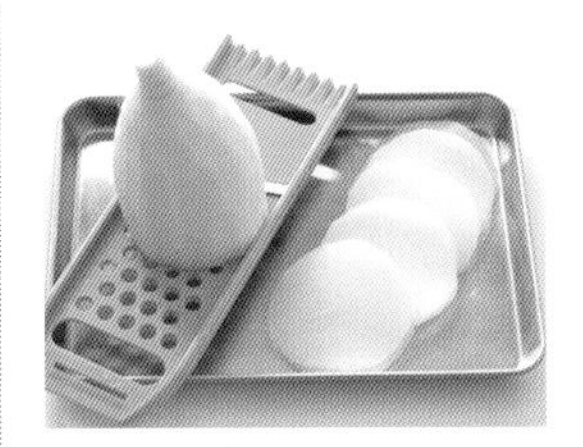

3
將白蘿蔔去皮後，用切片器片出薄片，或是刀切0.2公分薄片

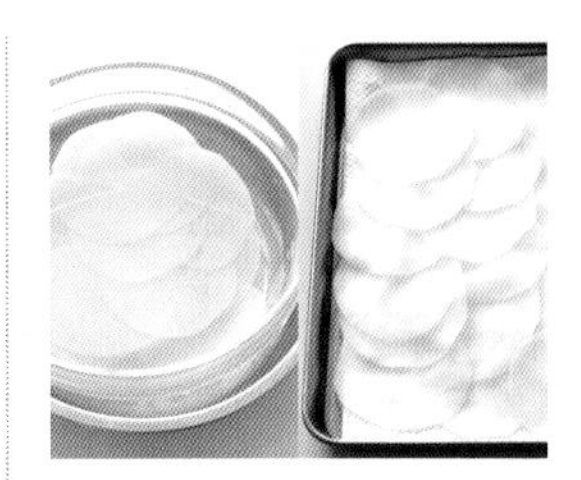

4
將白蘿蔔片泡入加有1小匙鹽的水中靜置8分鐘使其變軟，再用清水沖洗掉鹽份後用廚房紙巾擦乾水份，備用

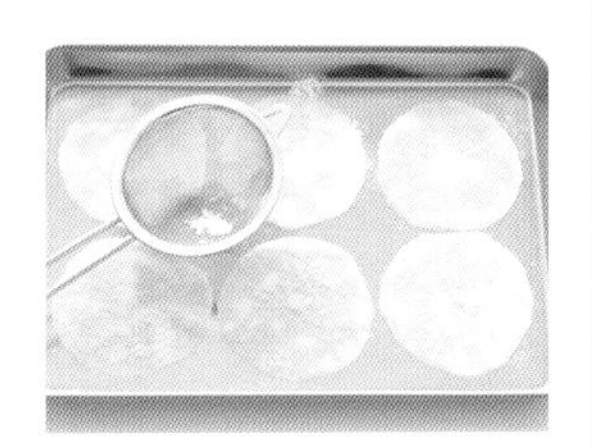

5
白蘿蔔片用網篩撒上少許的太白粉，幫助白蘿蔔與肉餡黏合

½ 小匙的太白粉碳水化合物含量為1.3g，少量使用即可

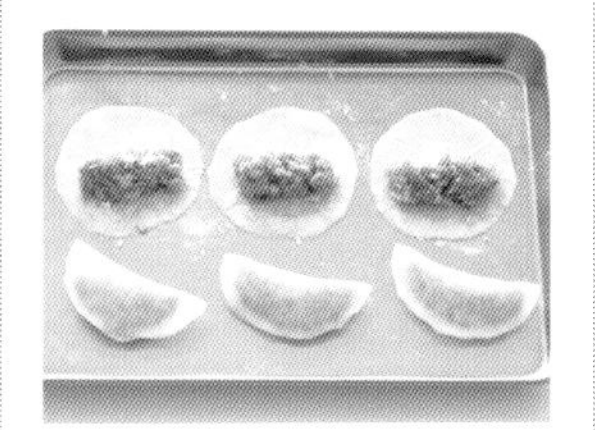

6
再放上肉餡並將白蘿蔔片對折壓實，讓白蘿蔔與肉餡緊密黏合，若有剩餘的太白粉可抹外圍幫助黏合

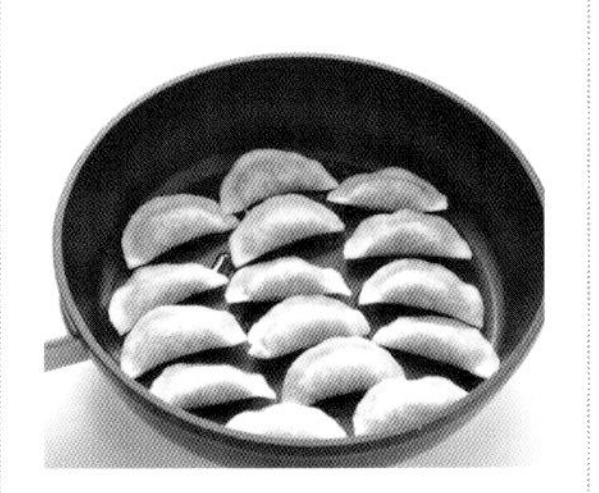

7
熱鍋，放入椰子油，先將白蘿蔔餃子底部以中火煎約1分鐘上色

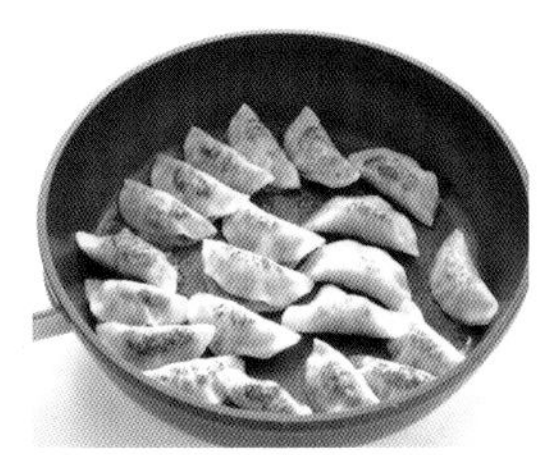

8
翻面，續煎約30秒，轉小火並加入2大匙的水，蓋上鍋蓋燜煎約3分鐘，即完成

加水半煎半蒸可以避免外表焦了內部還半生不熟

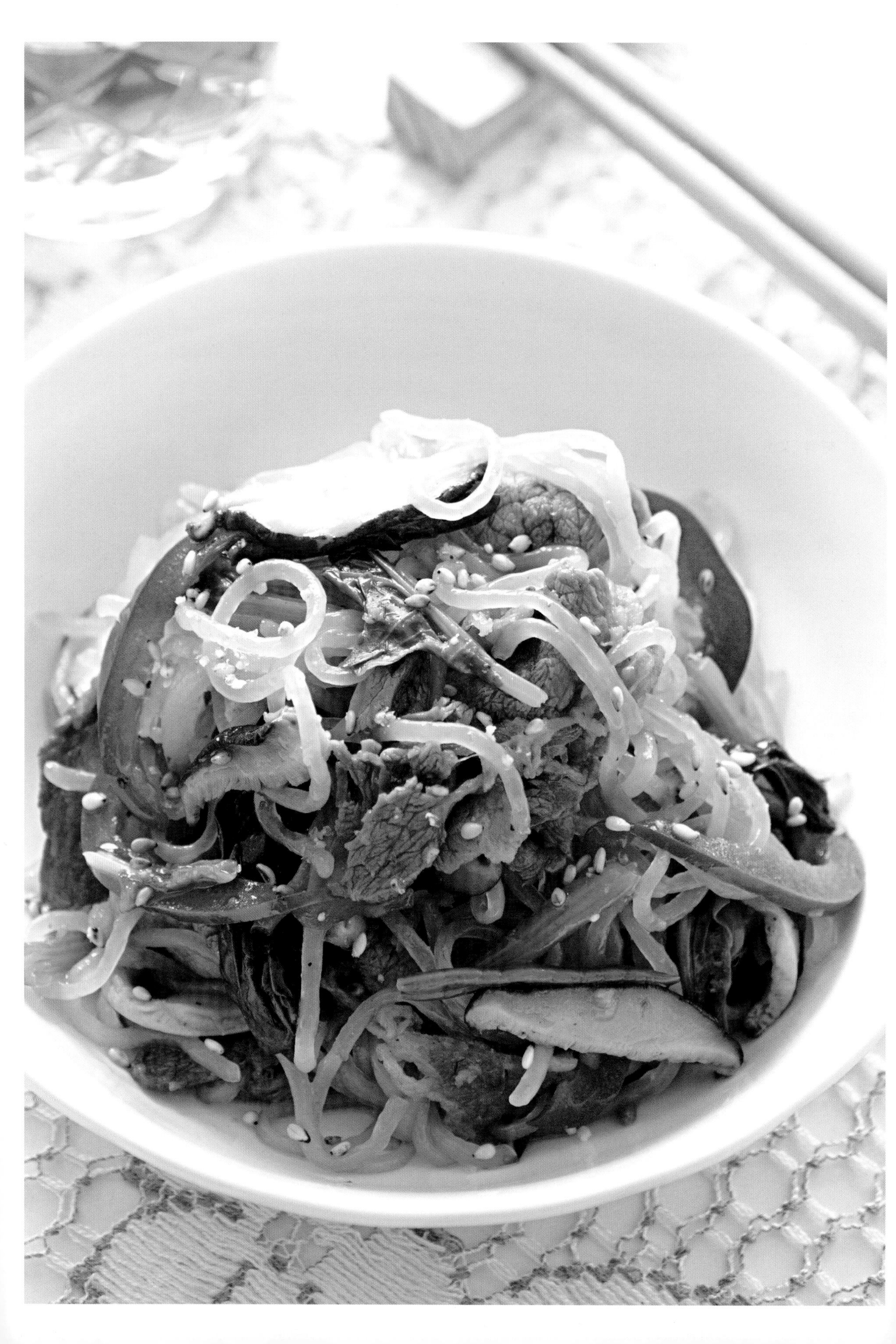

1份

熱量	蛋白質	脂肪	總碳水化合物	膳食纖維	淨碳
527 g	22 g	44 g	11.5 g	5.7 g	5.8 g

韓式雜菜粉絲

食材各別炒熟才能保有其原來的味道，吃起來才有豐富的層次口感

材料　2份

蒟蒻絲⋯⋯⋯⋯ 200g
牛肉薄片⋯⋯⋯ 150g
菠菜⋯⋯⋯⋯⋯ 100g
洋蔥⋯⋯⋯⋯⋯ 30g
紅甜椒⋯⋯⋯⋯ 50g
鮮香菇⋯⋯ 去蒂後50g
椰子油⋯⋯⋯ 2½小匙
鹽與現磨黑胡椒粉⋯ 適量
炒香的白芝麻⋯⋯ 1小撮

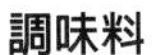

調味料

蒜末⋯⋯⋯⋯ 2小匙
醬油⋯⋯⋯⋯ 1大匙
香油⋯⋯⋯⋯ 1大匙
清水⋯⋯⋯⋯ 1大匙
赤藻糖醇⋯⋯ 1~2小匙

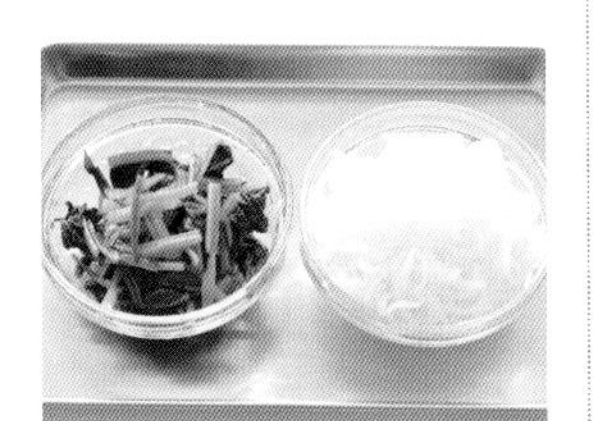

1
蒟蒻絲滾水煮1分鐘撈起瀝乾水份；菠菜整株燙熟，冰開水降溫，切成3公分段，加鹽調味，備用

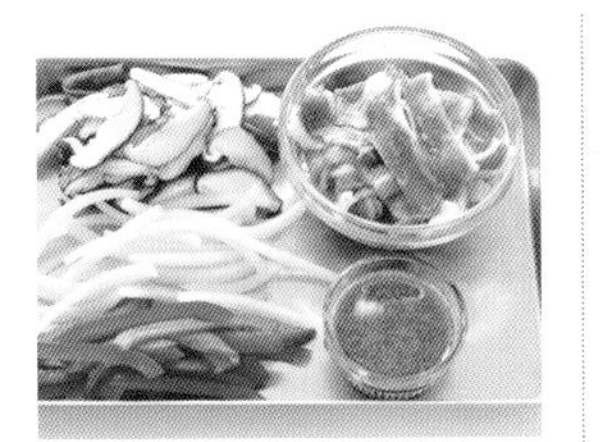

2
洋蔥、紅甜椒、香菇切絲；調味料混合均勻；牛肉片加入1大匙調味料拌勻，備用

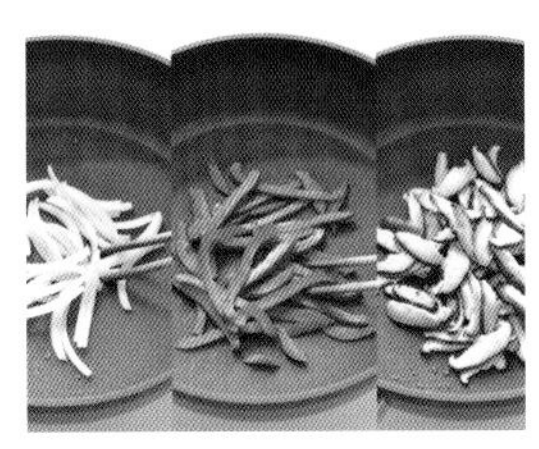

3
洋蔥絲、甜椒絲、香菇絲各別用½小匙椰子油炒熟，再加少少鹽調味，盛起備用
食材各別炒熟才能保有其原來的味道，才有層次口感

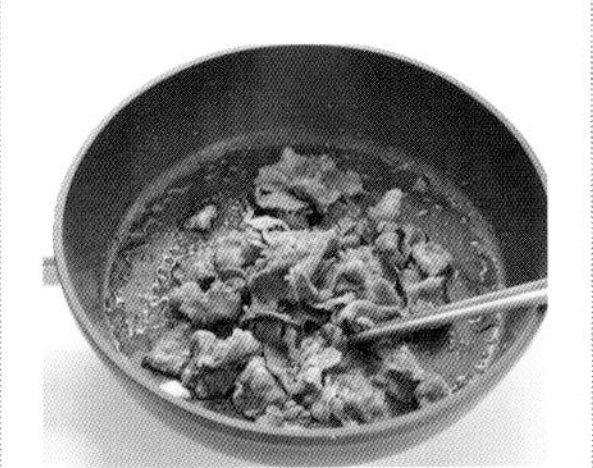

4
續以原鍋，用1小匙椰子油將牛肉炒至變色

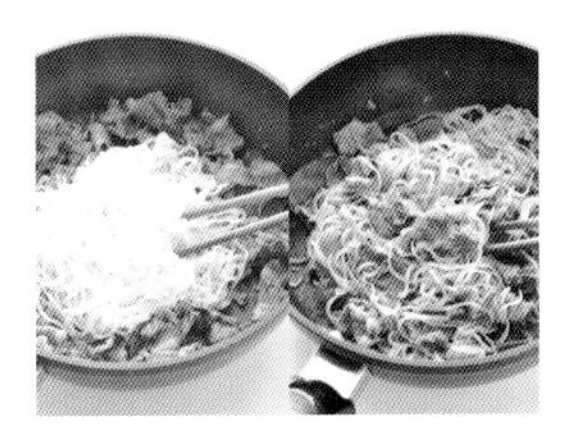

5
再加入蒟蒻絲與剩餘的調味料拌炒至肉熟

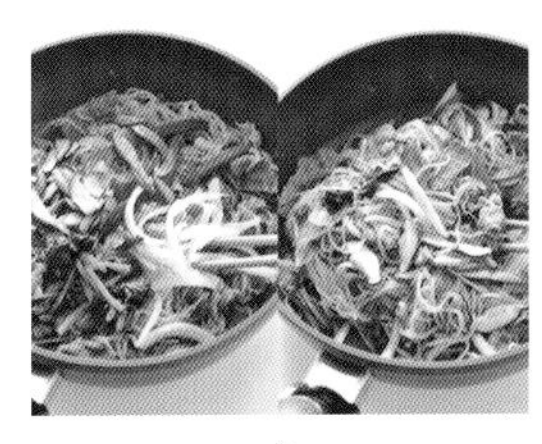

6
加入洋蔥、甜椒、香菇、菠菜邊翻炒邊加鹽與黑胡椒粉調味，盛盤並撒上捏碎的白芝麻，即完成

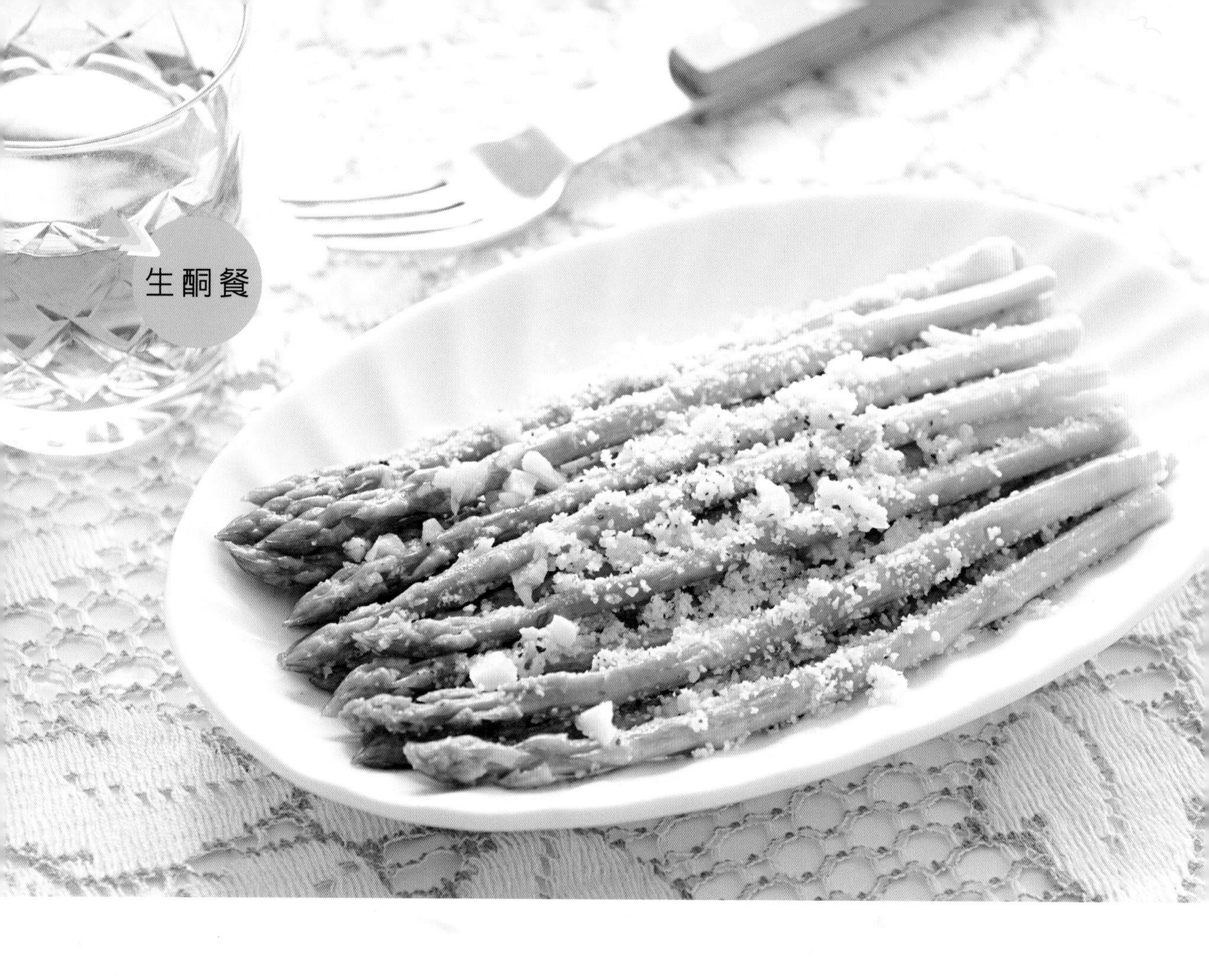
生酮餐

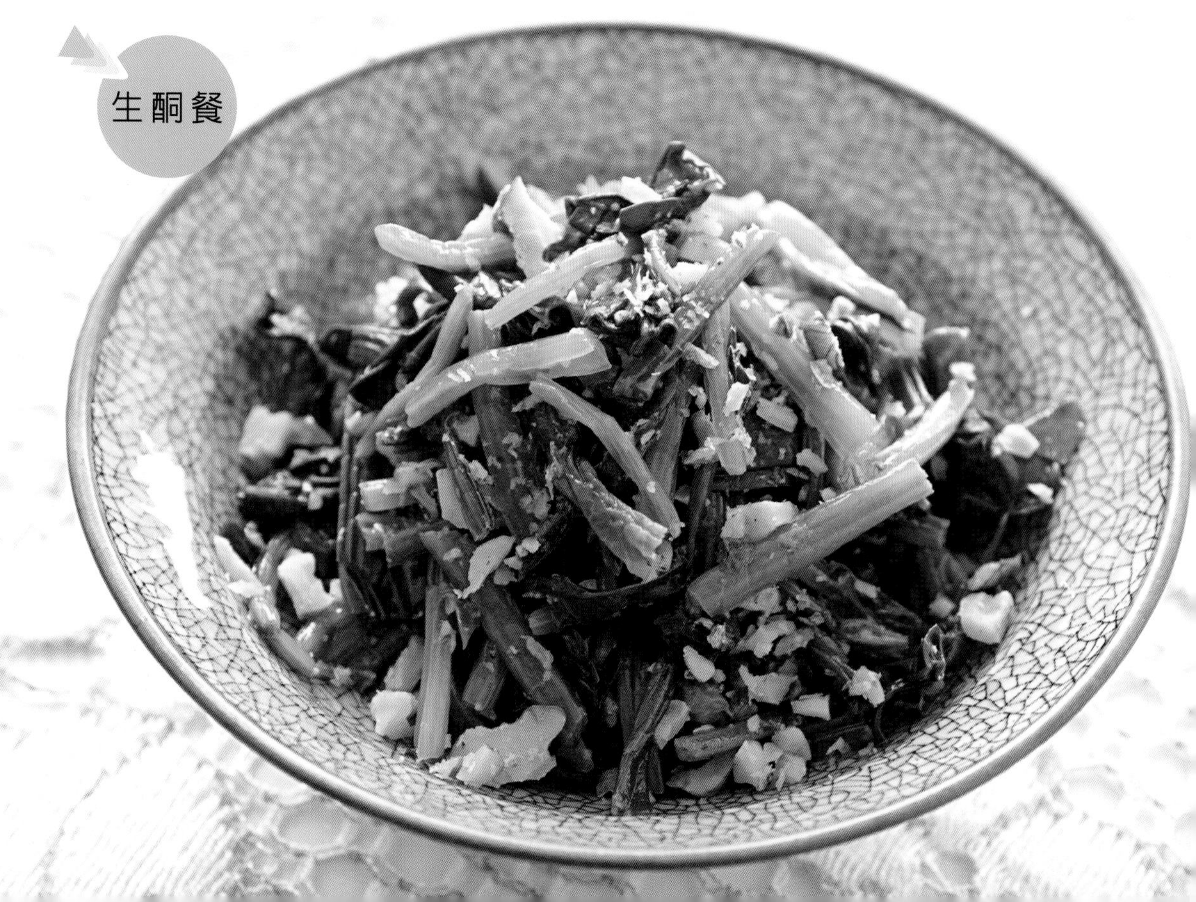
生酮餐

1份

熱量	蛋白質	脂肪	總碳水化合物	膳食纖維	淨碳
111 g	5 g	8.5 g	4 g	1 g	3 g

乳酪蘆筍

以蒜末清炒蘆筍再撒上適量的起司粉，簡單又美味

材料 2份

蘆筍…………… 150g
蒜末…………… 1大匙
椰子油………… 1大匙
鹽與現磨黑胡椒粉‥ 適量
帕馬森起司粉…… 10g

作法

1 將蘆筍根部硬皮去除後洗淨，備用
2 熱鍋，用椰子油炒香蒜末後，放入蘆筍拌炒至熟
3 再加鹽與黑胡椒粉調味，盛於盤中再撒上起司粉，即完成

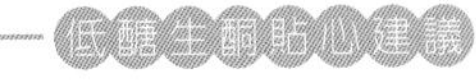

也可以將蘆筍與椰子油、鹽、黑胡椒粉混合均勻後，撒上 mozzarella 起司絲放入烤箱焗烤

1份

熱量	蛋白質	脂肪	總碳水化合物	膳食纖維	淨碳
293 g	7 g	28 g	6.8 g	4.3 g	2.5 g

核桃拌菠菜

核桃拌菠菜帶有核桃香氣的清爽口感

材料 2份

菠菜…………… 300g
核桃仁………… 40g

調味料

蒜末…………… 1小匙
烏醋…………… 1小匙
醬油…………… 1小匙
鹽 ……………… 適量
香油…………… 2大匙

作法

1 將菠菜根部稍微去除，但不要整個切掉，以避免菜葉散開，再淨泡並清洗乾淨
2 將菠菜放入滾水中燙約20秒後，撈起泡入冷水中至完全降溫，再切成3公分段長，備用
3 將核桃用研砵稍微磨碎，但帶點大顆粒
研磨可讓核桃的香氣更足，若沒有研缽可以用擀麵棍壓碎或刀切碎
4 再將切段的菠菜加入調味料、研磨核桃，邊混合均勻邊試味道並調整，即完成

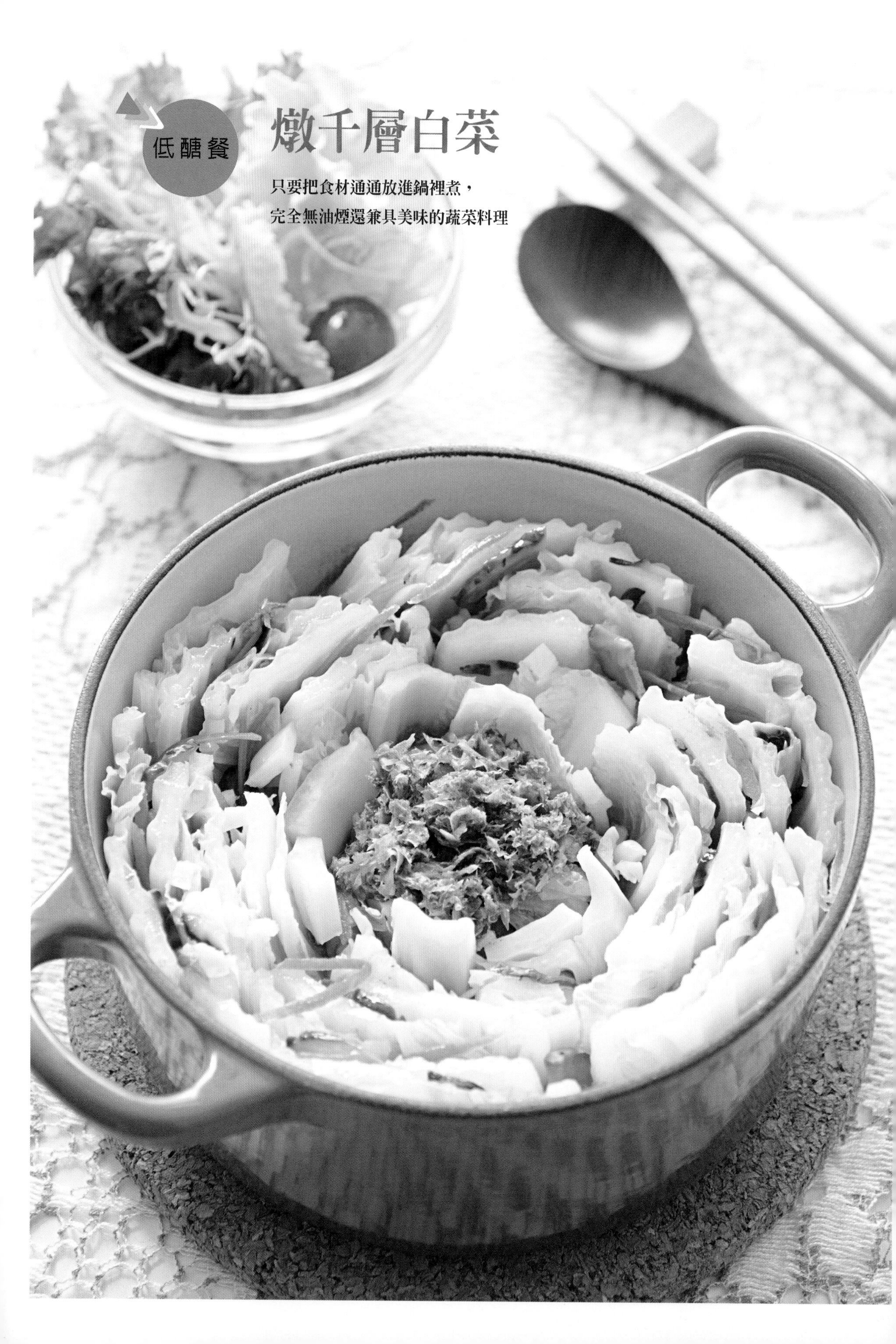

低醣餐

燉千層白菜

只要把食材通通放進鍋裡煮，
完全無油煙還兼具美味的蔬菜料理

1份

熱量	蛋白質	脂肪	總碳水化合物	膳食纖維	淨碳
60 g	5 g	0.5 g	8.6 g	3.6 g	5 g

材料　3份

人白菜··········· 600g
紅蘿蔔細絲········ 30g
乾香菇············ 10g
蒜末············ 1小匙
鹽與白胡椒粉······ 適量

柴魚高湯

清水············ 250ml
柴魚片··············· 5g

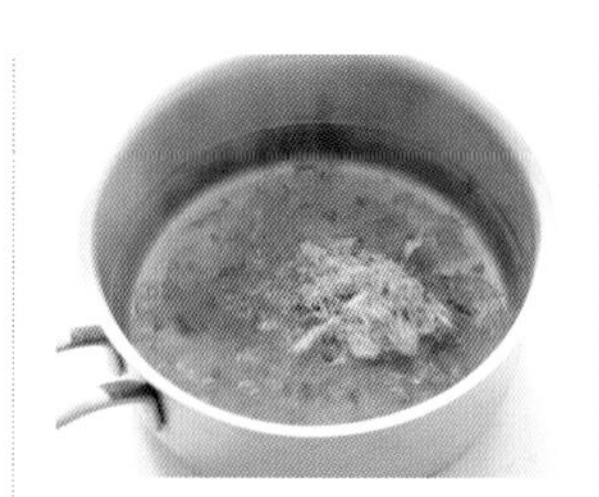

1
將250ml的清水煮滾後熄火，放入柴魚片，等待約5分鐘至柴魚片沈入鍋底

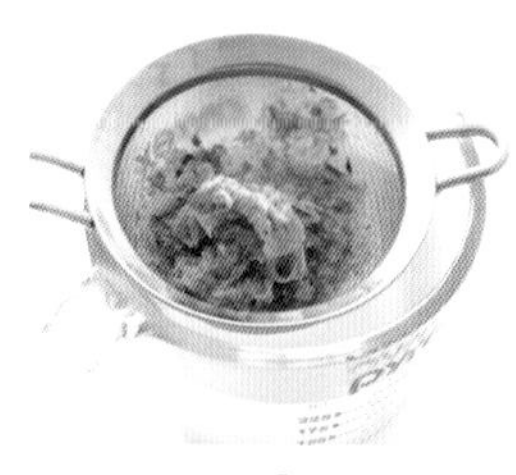

2
再用細篩網過濾，即為柴魚高湯，備用
柴魚片碳水化合物含量極低，用來製作高湯比市售的高湯調味粉健康

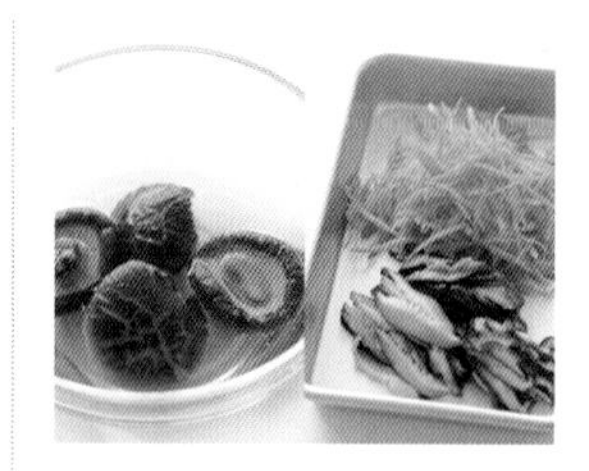

3
乾香菇泡軟，切絲；紅蘿蔔切細絲，備用
乾香菇要用冷水泡，香氣才不會跑掉，且泡軟即可，泡過久也會讓香氣流失

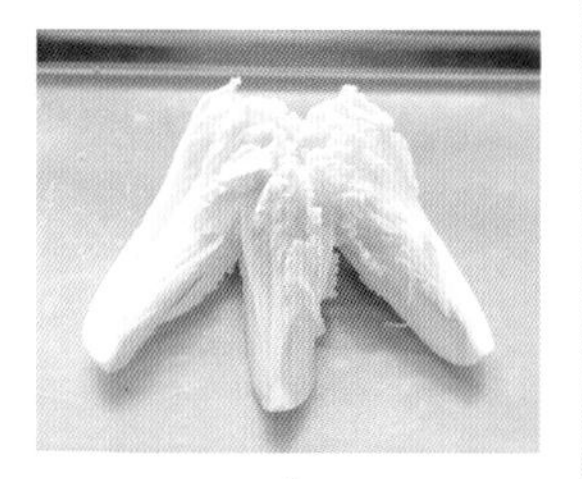

4
大白菜用刀以3等份的從菜根部切到葉梗的部份，再用雙手撕開
菜梗用刀切，菜葉則用手撕開，這樣菜葉就不會散掉

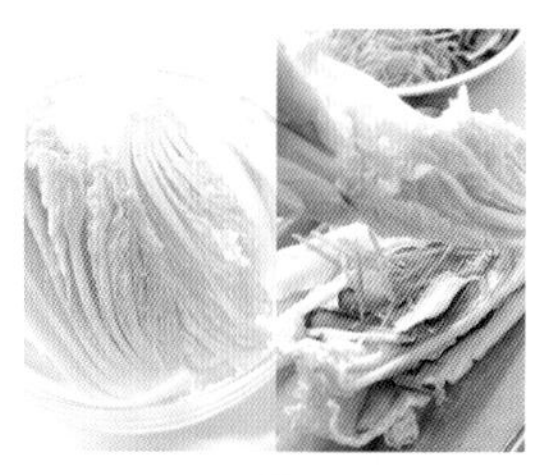

5
洗淨瀝乾水份，將每一片白菜葉掀開，均勻的鋪上紅蘿蔔絲與香菇絲，備用

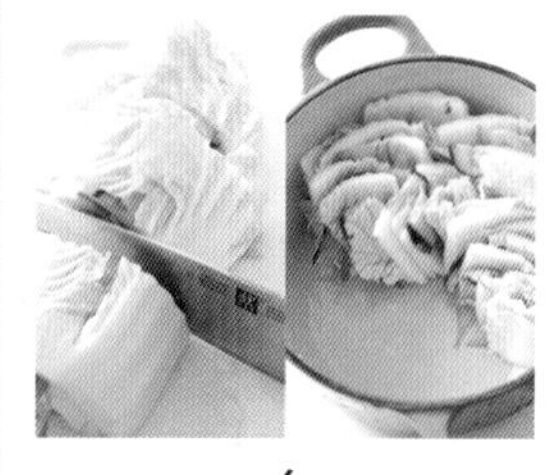

6
用刀切成4~5公分的段長，並且邊切邊以斷面朝上的方式塞入鍋裡

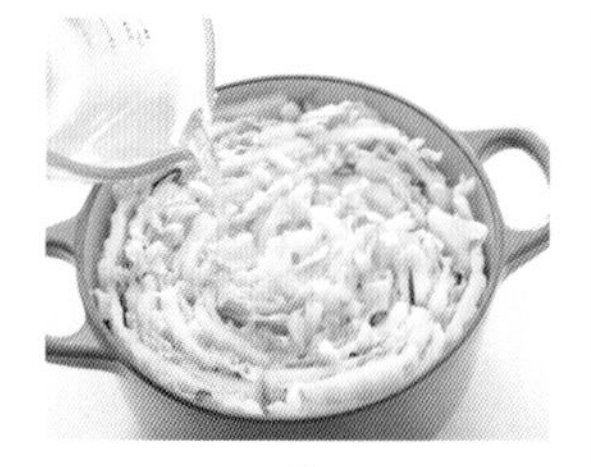

7
加入蒜末、柴魚高湯，蓋上鍋蓋，大火煮滾轉小火燜煮至白菜熟軟

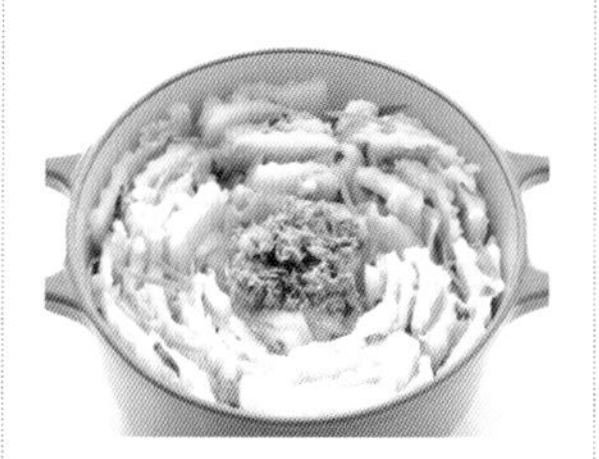

8
再加鹽與白胡椒粉調整味道，頂面再撒上少許柴魚片，即可整鍋上桌享用

低醣生酮貼心建議

- 選擇大小適中可以完全塞入白菜的鍋子，寧可白菜緊密塞入也不要鬆散
- 紅蘿蔔絲與香菇絲可均分3份再鋪，也可一起鋪上火鍋用的薄肉片
- 若不使用柴魚高湯，可以在白菜燉熟後放入蛤蜊，味道一樣鮮美喔
- 可以自製炸蛋酥與白菜一起燉煮，很有白菜滷的風味

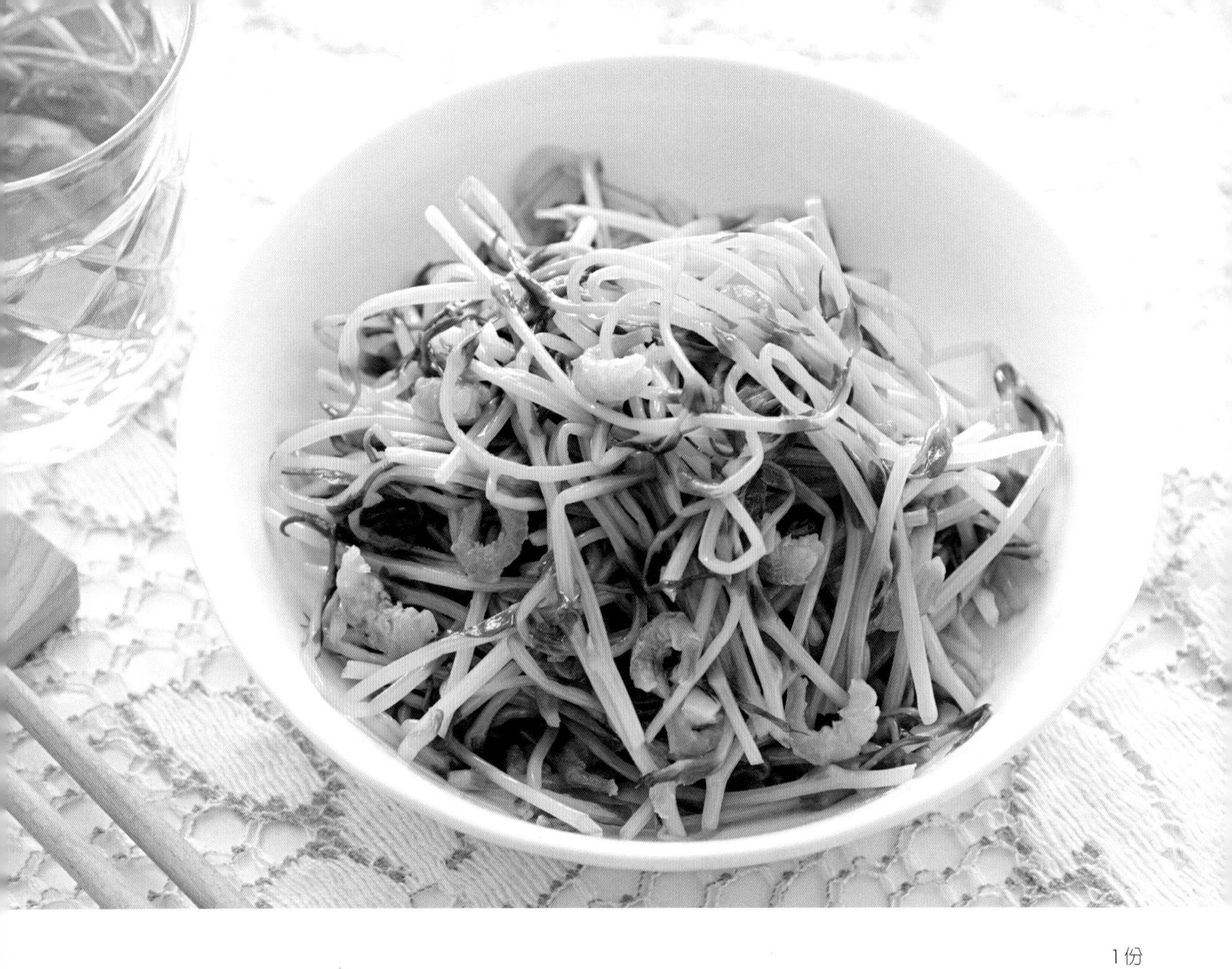

生酮餐

1份

熱量	蛋白質	脂肪	總碳水化合物	膳食纖維	淨碳
179 g	5 g	15 g	5 g	2.5 g	2.5 g

麻油蝦米炒豆苗

蝦米是天然的鮮味劑而且零碳水化合物，可以善加利用讓菜餚變得更好吃

材料　2份

- 豌豆苗··········· 200g
- 蝦米··············· 5g
- 米酒············ 1小匙
- 蒜末············ 1小匙
- 香油············ 2大匙
- 鹽與白胡椒粉······ 適量

作法

1 蝦米用水快速沖洗瀝乾水份，再拌米酒靜置變軟，備用

蝦米用少許酒浸泡可以提升香氣

2 將香油、蝦米、蒜末放入鍋中，再開爐火，以中小火加熱至散發出香味

蝦米以冷油方式開始加熱，香氣才不會因為高溫而跑掉

3 接著放入洗淨的豌豆苗翻炒至熟，再加鹽與白胡椒粉調味，即完成

低醣生酮貼心建議

蝦米也可以用櫻花蝦替代，香氣更足，1g櫻花蝦碳水化合物的量為0.13g，也是非常的低

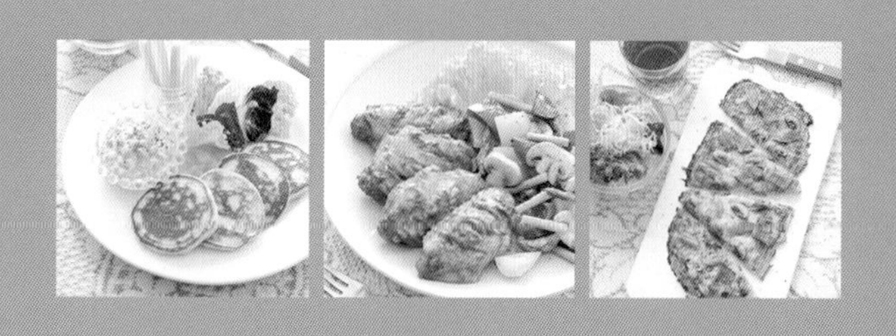

忙碌時快速享用的 飯、麵、簡餐
超級簡便不減美味的一鍋套餐

SET MENUS

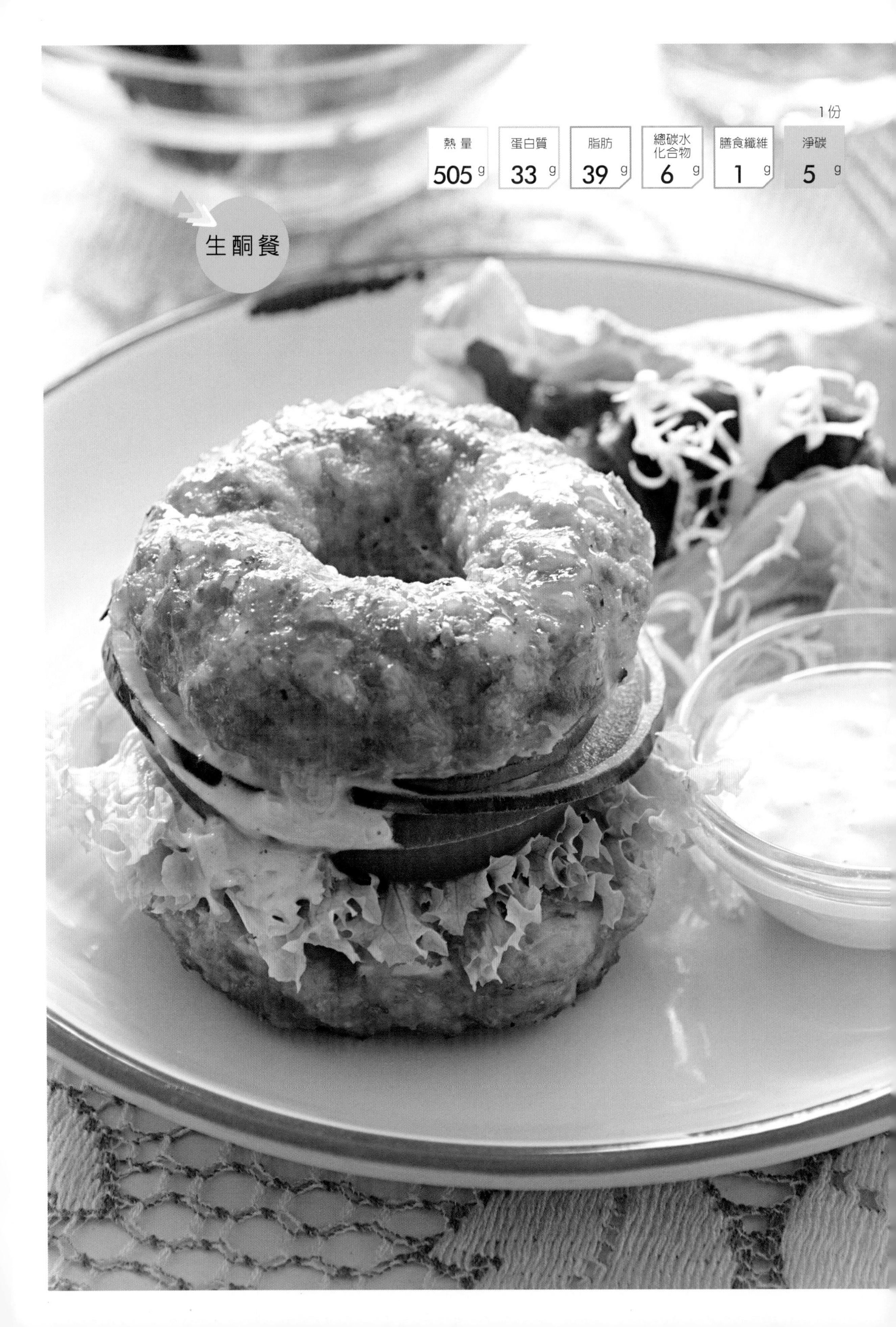
1份
熱量 505 g
蛋白質 33 g
脂肪 39 g
總碳水化合物 6 g
膳食纖維 1 g
淨碳 5 g
生酮餐

肉貝果三明治

用肉取代麵粉製作成貝果，
低醣飲食也能享受到三明治的美味喔

材料　2份

豬絞肉………… 300g
洋蔥末………… 50g
蒜末………… 1小匙
雞蛋………… 1顆
鹽 ………… ¼ 小匙
現磨黑胡椒粉…… 1小撮
奶油………… 10g

三明治夾料

切片番茄… 2片，約40g
萵苣生菜… 2片，約30g
切圈狀的洋蔥…… 20g
自製千島沙拉醬
　…… ½ 份，約38g

※ 千島沙拉醬作法請參考第22頁

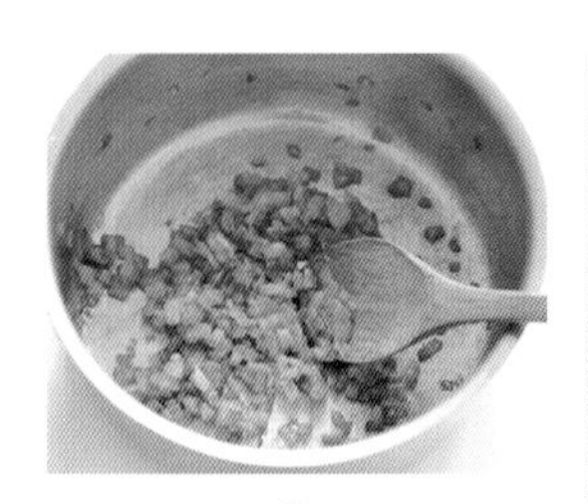

1
用奶油將洋蔥末炒至微褐色，盛起放涼，備用
也可用切小丁的較肥培根肉來炒洋蔥，肉貝果的味道更豐富

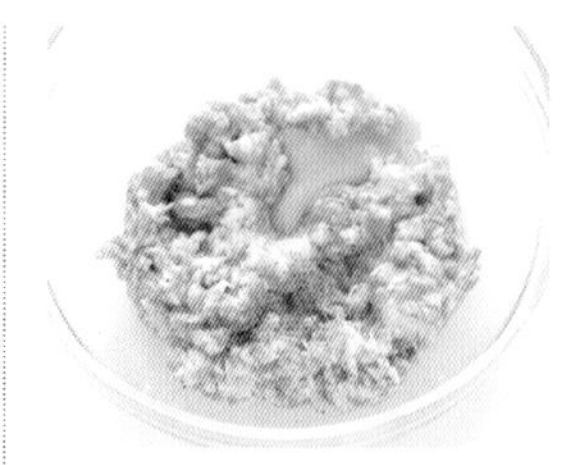

2
將絞肉放入盆中加入蒜末、雞蛋、鹽、黑胡椒粉以同一方向攪拌約2分鐘

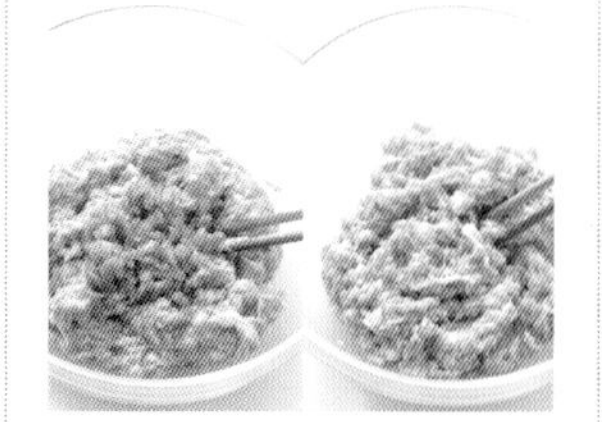

3
再加入作法1的洋蔥，以同一方向拌勻，再整團肉拿起往盆裡摔打1分鐘
摔打肉餡可以排出空氣增加彈性，烤的過程較不會散掉

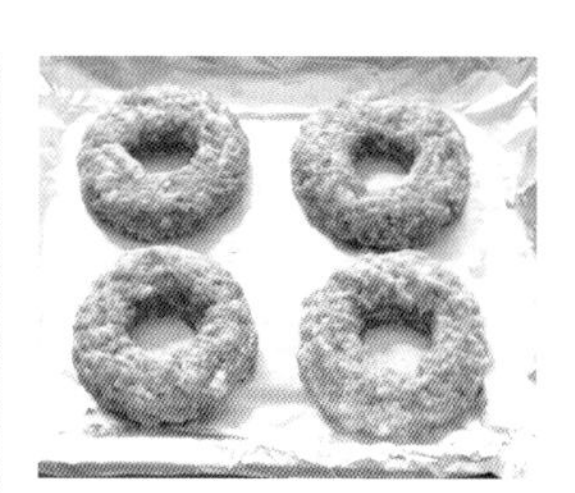

4
肉餡均分成4等份，用手來回輕拋排出空氣，再整成中空的環狀，有如貝果外型，排入墊有烘焙紙的烤盤

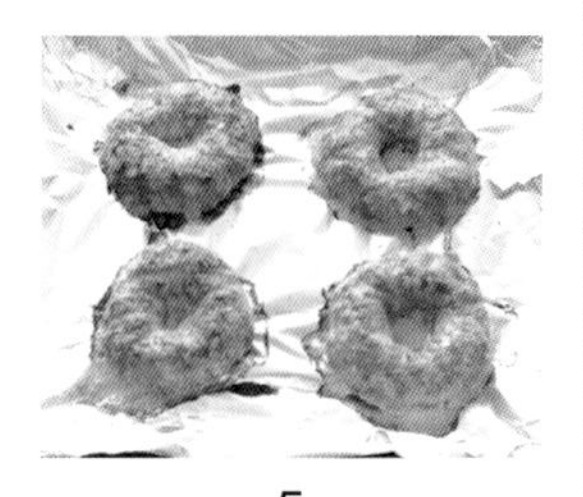

5
放入已預好熱的烤箱，以攝氏200度烤約20分鐘，即為肉貝果
也可用平底鍋煎熟

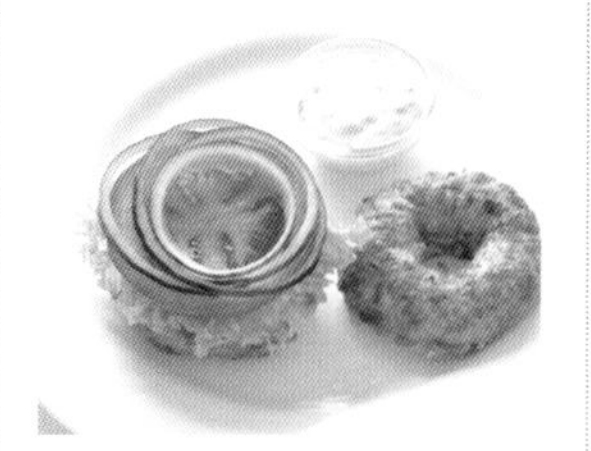

6
再將2個肉貝果為1組，搭配番茄、生菜、洋蔥圈、千島沙拉醬組合成三明治，即完成

低醣生酮貼心建議

- 肉可用豬肉、牛肉、雞肉、蝦肉，或混合搭配
- 三明治夾料可以自由變化，比如：小黃瓜、切片或搗成泥狀的酪梨、煎蛋 .... 等等

低醣花椰菜 pizza

傳統 pizza 碳水化合物的量很高，
若用白花椰菜製作餅皮就能享受到 pizza 的美味

材料　2份

白花椰菜⋯⋯⋯ 200g
雞蛋⋯⋯⋯⋯⋯ 1顆
mozzarella 起司⋯ 100g
蒜末⋯⋯⋯⋯ 1小匙
鹽與現磨黑胡椒粉 1小撮

配料　2份

培根⋯⋯⋯⋯⋯ 40g
洋蔥⋯⋯⋯⋯⋯ 10g
蘑菇⋯⋯⋯⋯⋯ 30g
九層塔或羅勒葉⋯⋯5g
mozzarella 起司⋯⋯ 40g
自製低醣番茄醬⋯⋯ 30g

※ 低醣番茄醬作法請參考第25頁

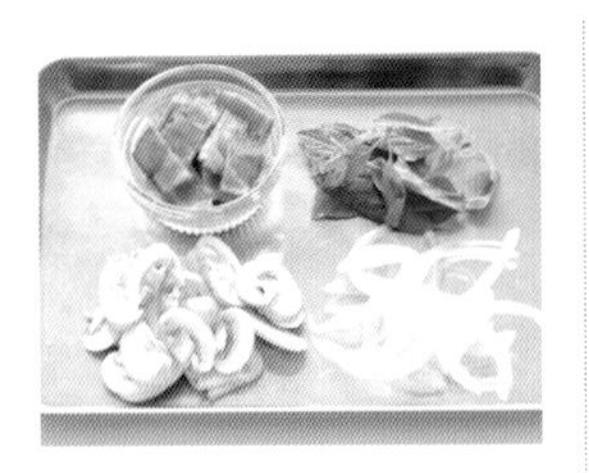

1
培根煎熟後分切大塊；洋蔥切細絲；蘑菇切薄片；九層塔洗淨稍微撕碎，備用

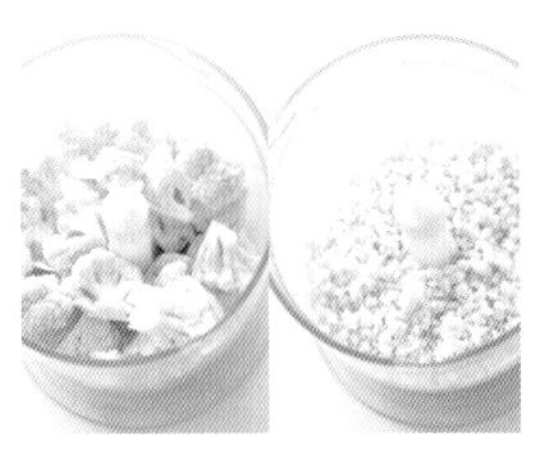

2
將白花椰菜切大塊洗淨後充份晾乾水份，再分切小塊，用食物料理機打成米粒狀，備用
充份晾乾水份，完成的 pizza 口感才不會過於濕潤

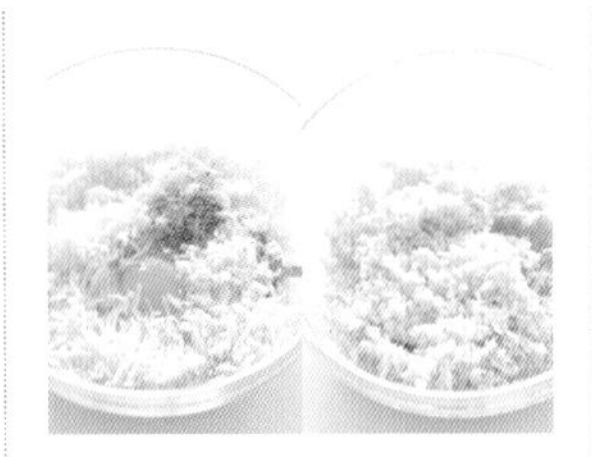

3
將白花椰菜碎加入雞蛋、切碎的 mozzarella 起司、蒜末、鹽、黑胡椒粉混合均勻後分成2等份

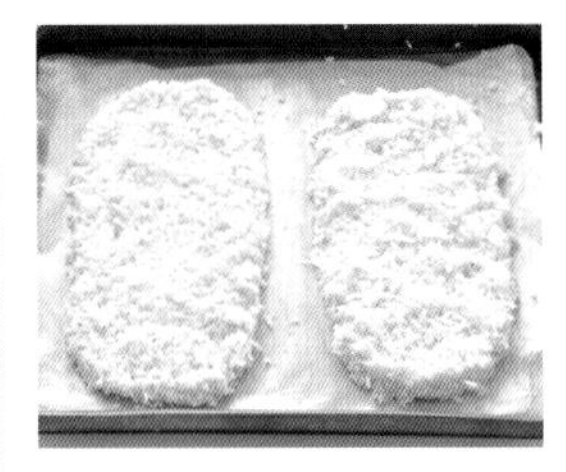

4
將作法3的白花椰菜平鋪在墊有烘培紙的烤盤上，形狀與份數可依喜好決定

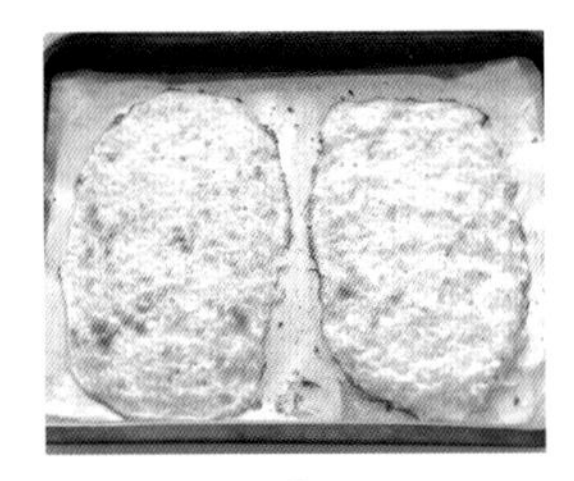

5
放入已預好熱的烤箱，以攝氏220度烤約15~20分鐘至 pizza 餅成型並成金黃色澤

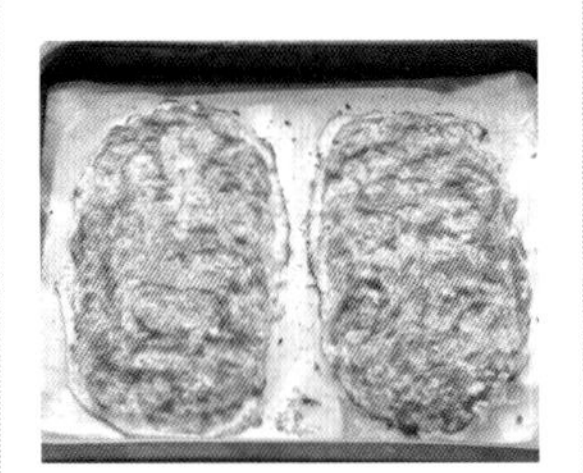

6
再將自製低醣番茄醬均勻的抹在 pizza 餅上

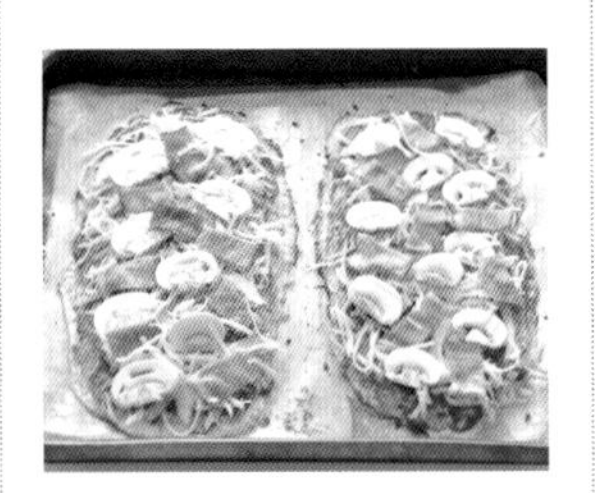

7
撒上切碎的 mozzarella 起司，放入培根、洋蔥、蘑菇
配料可以自由變化，但注意不要使用水份過多的食材

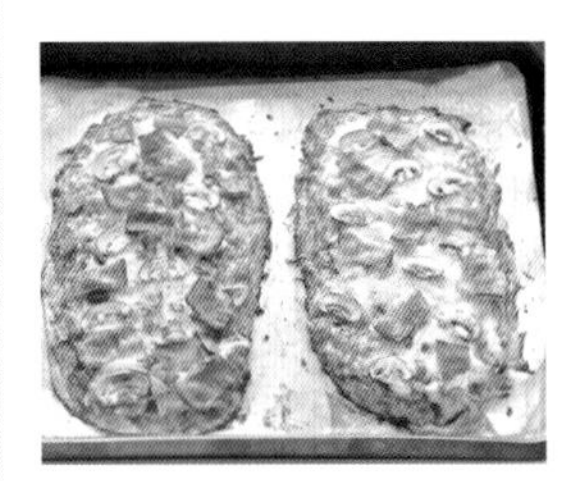

8
再放入已預好熱的烤箱以攝氏200度烤約10~15分鐘，取出撒上撕碎的九層塔，即完成

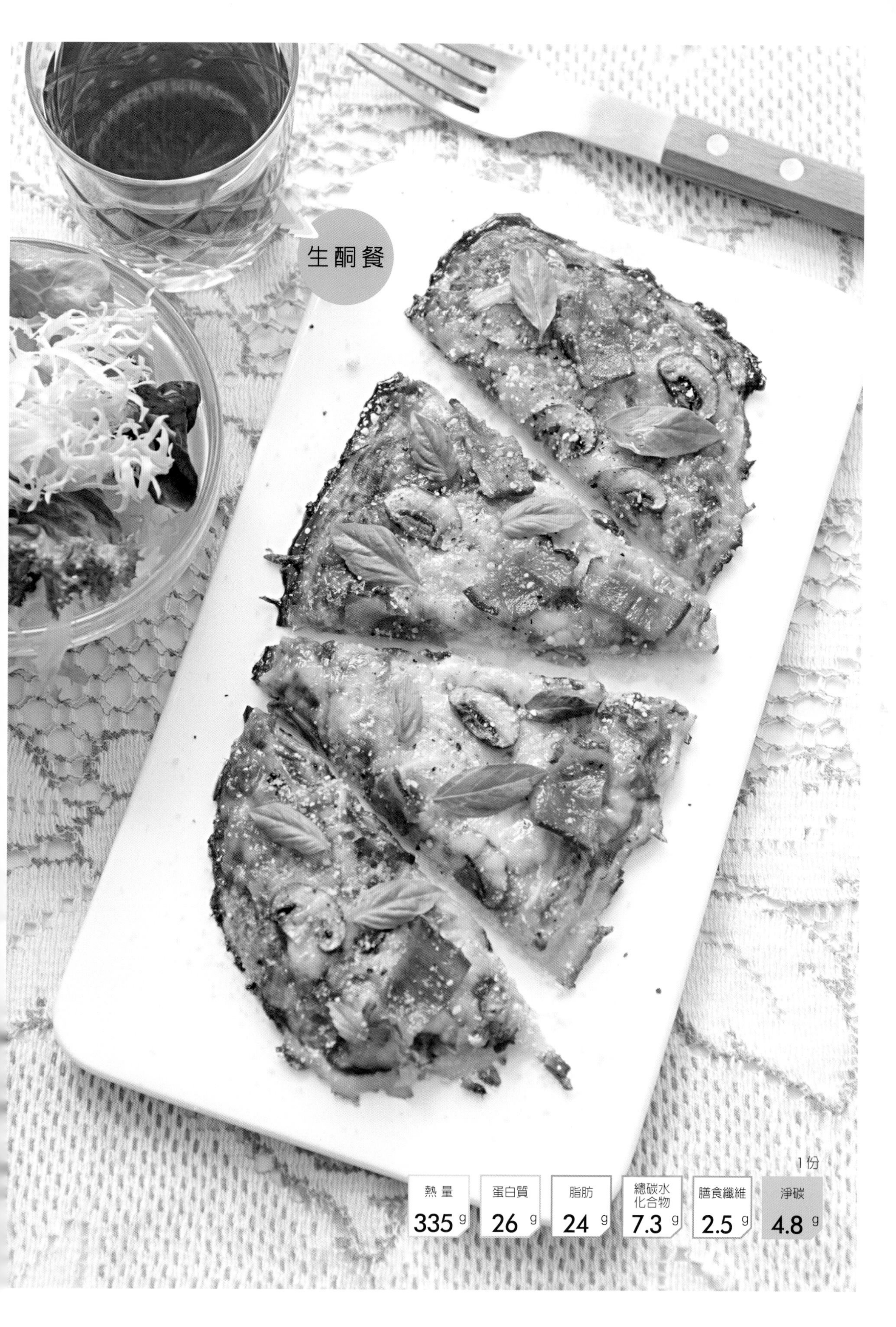
生酮餐
1份
熱量
335 g
蛋白質
26 g
脂肪
24 g
總碳水化合物
7.3 g
膳食纖維
2.5 g
淨碳
4.8 g

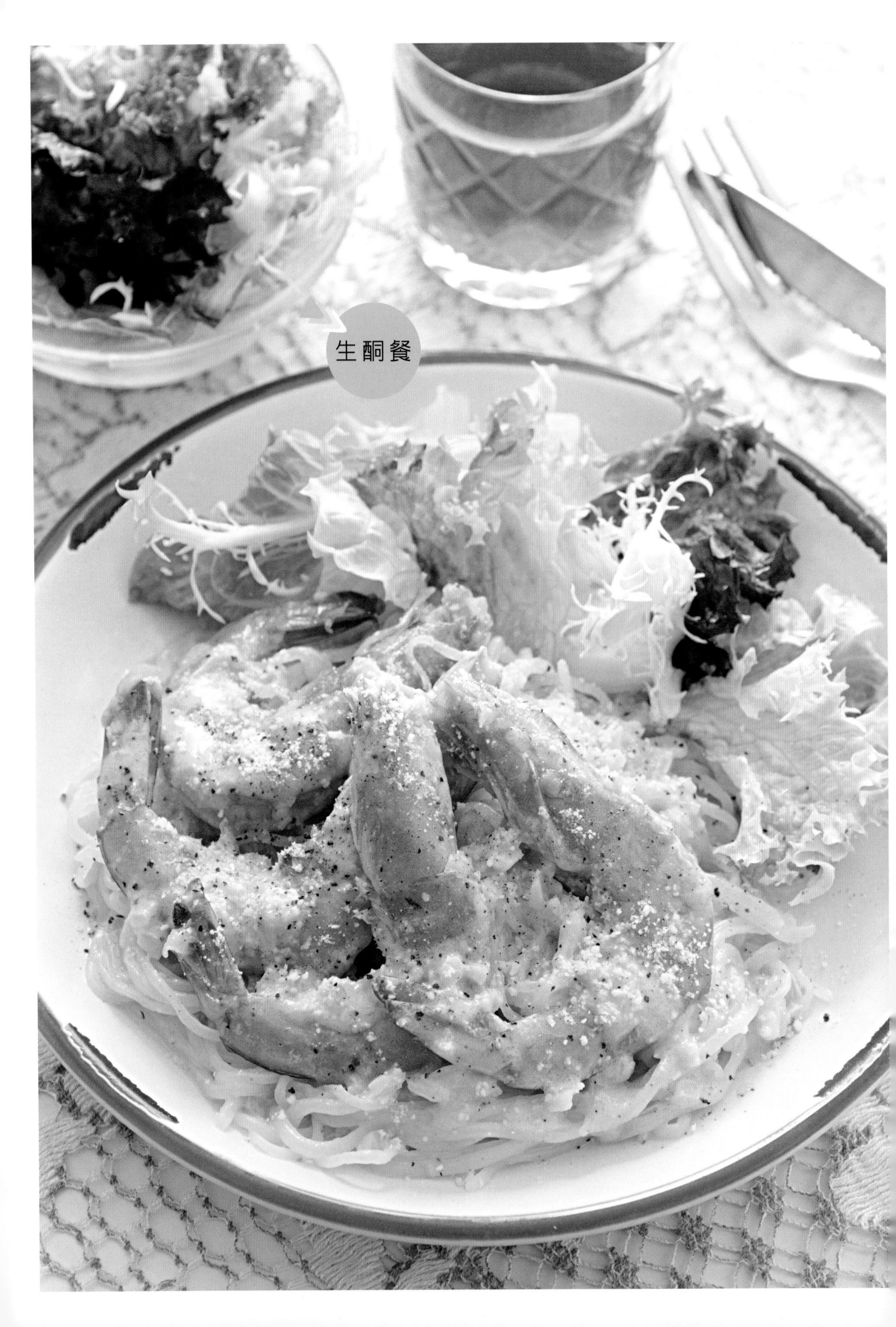
生酮餐

1份

熱量	蛋白質	脂肪	總碳水化合物	膳食纖維	淨碳
407 g	35 g	26 g	12 g	6.5 g	5.5 g

港式芝士鮮蝦麵

起司醬的濃郁奶香味與蝦的鮮美通通都在麵條裡，吃過肯定會愛上這道蝦料理

材料　2份

- 蒟蒻絲··········· 400g
- 鮮蝦············· 300g
- 洋蔥末············ 50g
- 蒜末············ 2小匙
- 奶油·············· 15g
- 市售雞高湯······ 200ml
- 帕馬森或切達起司·· 60g
- 鮮奶油··········· 50ml
- 鹽與現磨黑胡椒粉·· 適量

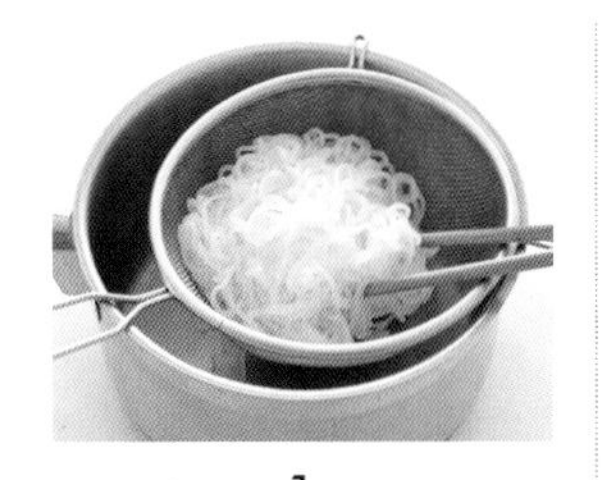

1
將蒟蒻絲放入滾水中煮至續滾約1分鐘，撈起瀝乾水份，備用

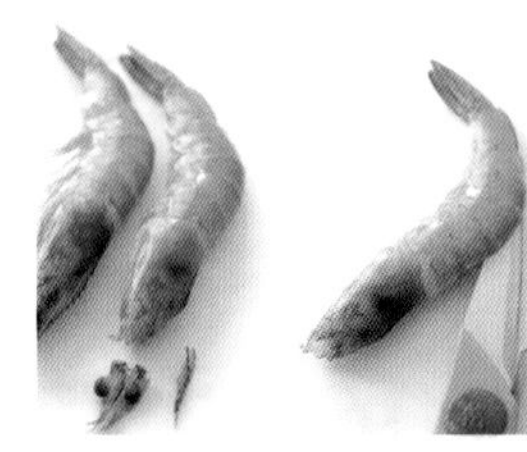

2
蝦用剪刀剪去嘴尖、腳、觸鬚，再從背上剪開

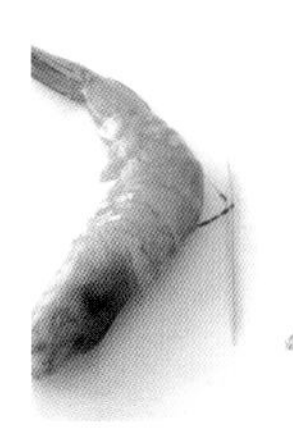

3
去掉腸泥洗淨後，將水份擦乾，再用刀把蝦背開深點，深約蝦身厚度的一半
蝦背開深能讓蝦更容易入味，吃的時候也好剝殼

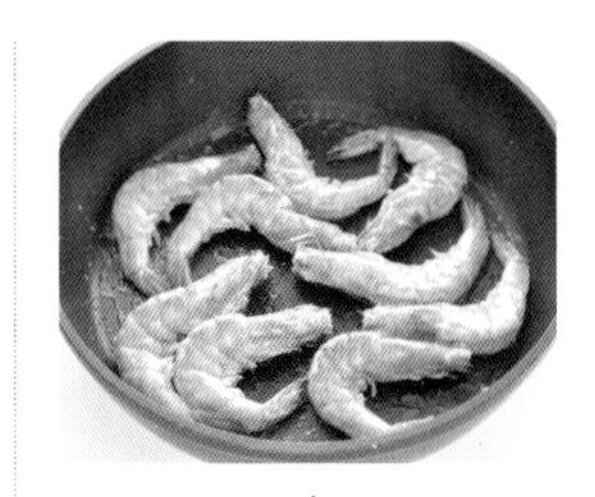

4
熱鍋，用奶油將蝦煎至7分熟，盛起備用
蝦不用煎至全熟，盛起後餘熱會繼續熟化，且之後還會放入起司醬中

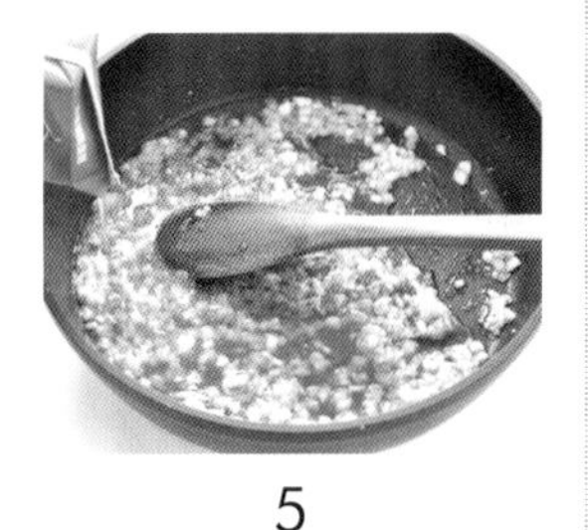

5
續用原鍋放入洋蔥末、蒜末翻炒出香味，倒入雞高湯煮滾

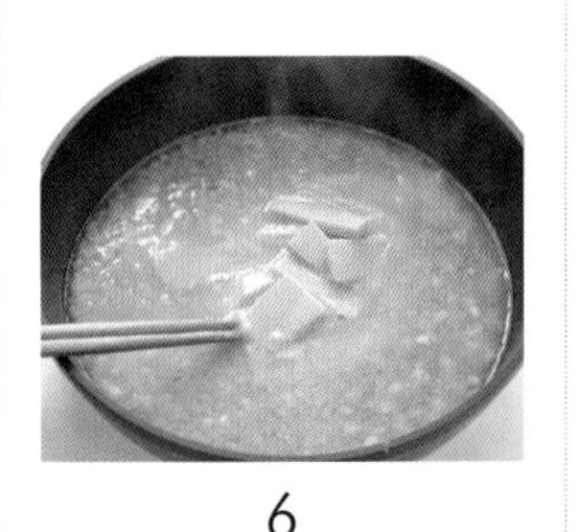

6
加入切碎的起司，邊煮邊攪拌至起司完全溶化，加鹽與黑胡椒粉調整鹹度

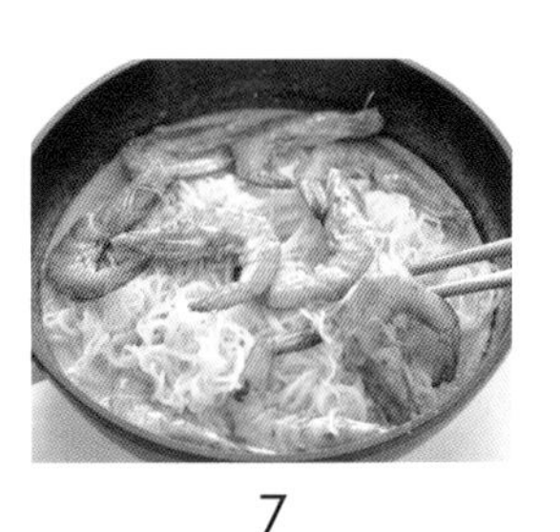

7
等醬汁煮至稍濃稠時即可放入蒟蒻絲、鮮蝦、鮮奶油，煮至滾約1分鐘至蝦全熟，即完成

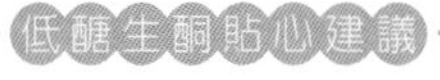

鮮蝦可替換成魚柳、鮮干貝、魷魚透抽、各種貝類，或是雞腿肉也行

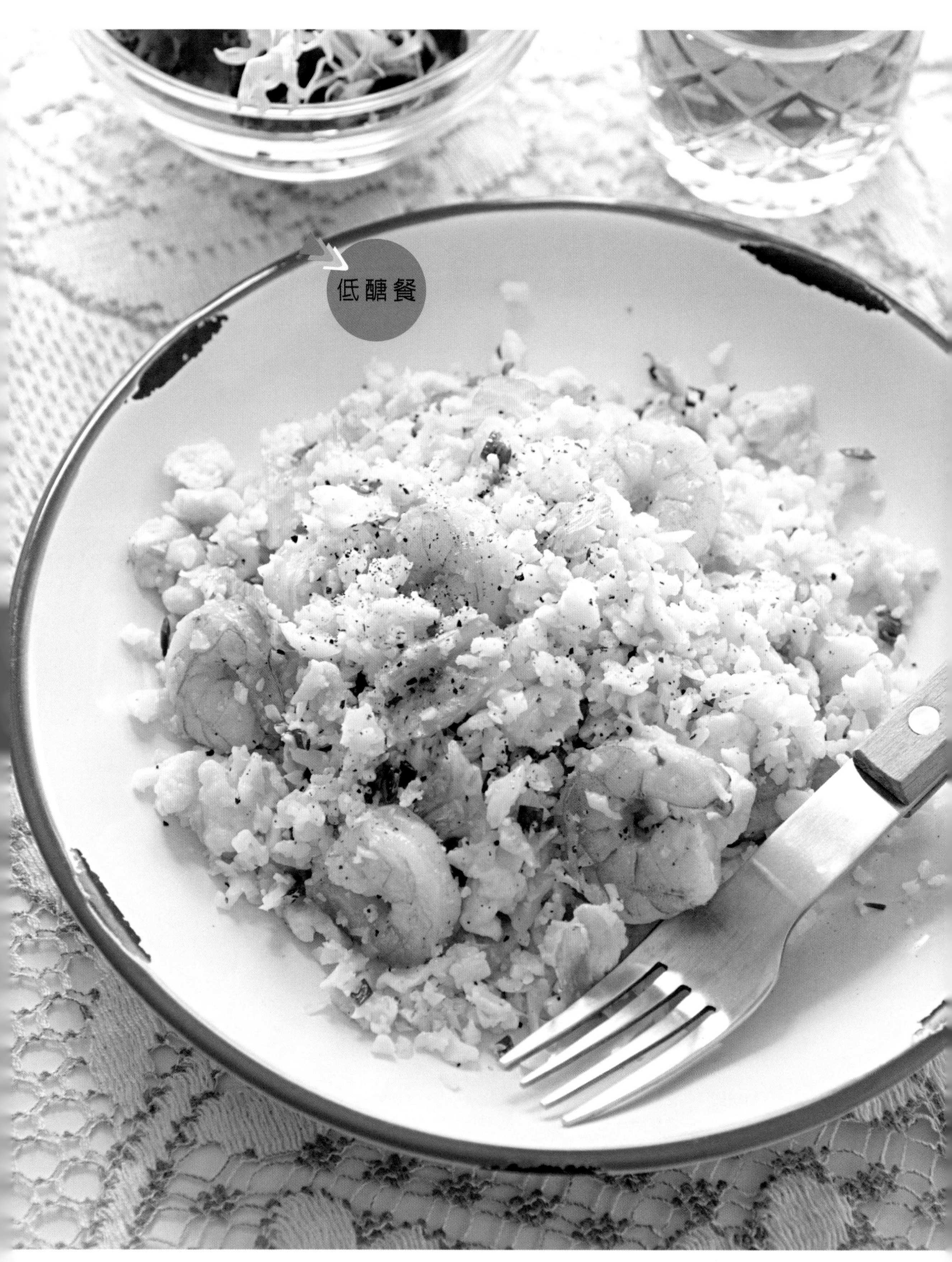
低醣餐

1份

熱量	蛋白質	脂肪	總碳水化合物	膳食纖維	淨碳
335 g	17 g	26 g	11 g	4 g	7 g

蝦仁蛋炒花椰飯

用白花椰菜來取代米飯不僅外觀相似口感也美味，碳水化合物的量更是大大的降低

材料　2份

白花椰菜……… 300g
蝦仁…………… 150g
雞蛋…………… 2顆
萵苣生菜……… 80g
蒜末…………… 1大匙
蔥花…………… 10g
鹽與現磨黑胡椒粉‥ 適量
椰子油………… 3大匙

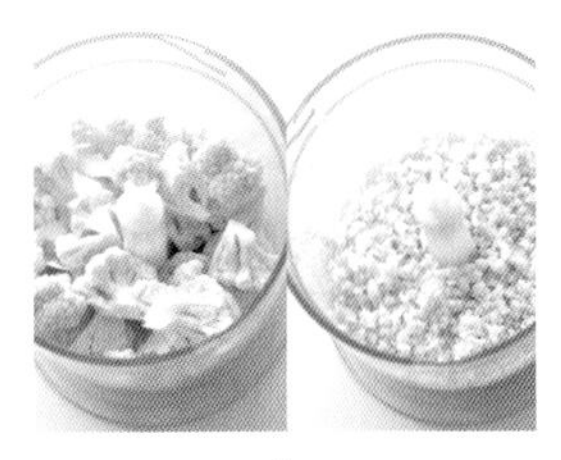

1
將白花椰菜切大塊洗淨後充份晾乾水份，再分切小塊，用食物料理機打成碎米狀，備用

打幾下成碎米狀即可，打太細變成泥狀就會過於濕潤不好吃

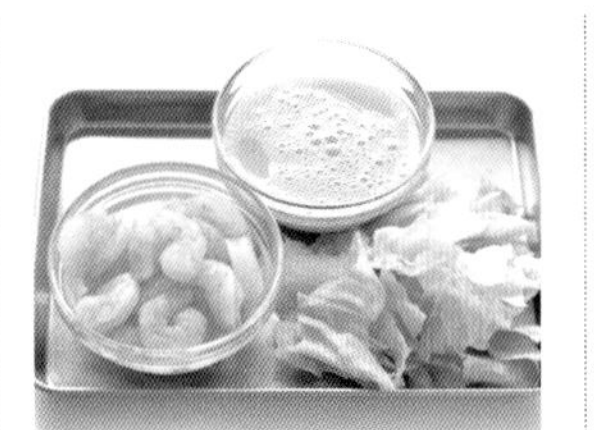

2
蝦仁洗淨擦乾水份後撒上少許鹽與黑胡椒粉；雞蛋加入適量的鹽與黑胡椒粉攪打成蛋液；萵苣生菜洗淨後用手撕小塊，備用

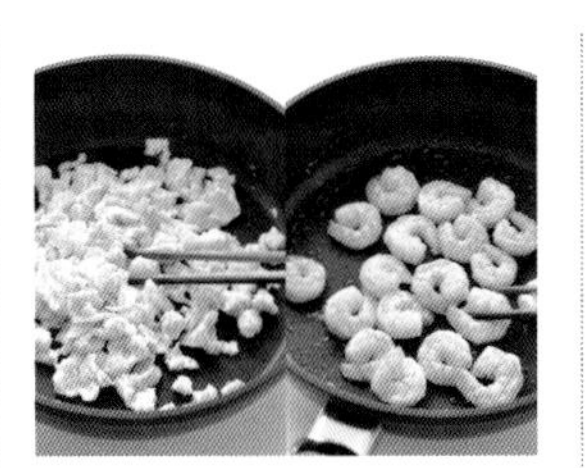

3
熱鍋，先用1大匙椰子油將蛋液炒成碎蛋盛起，再用1大匙椰子油將蝦仁煎熟，盛起備用

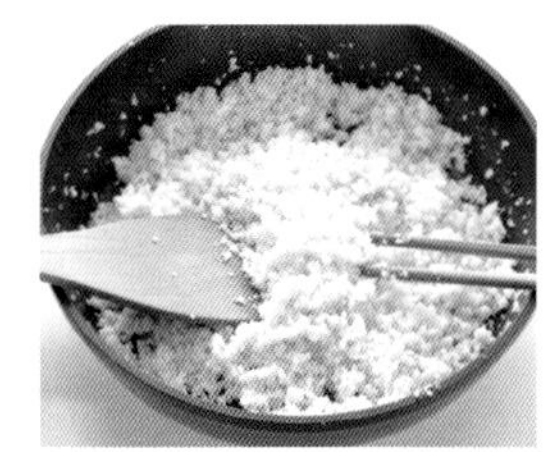

4
續用原鍋，用1大匙椰子油炒香蒜末，再放入花椰菜米拌炒約3分鐘

花椰菜米勿拌炒過熟，會越來越軟爛

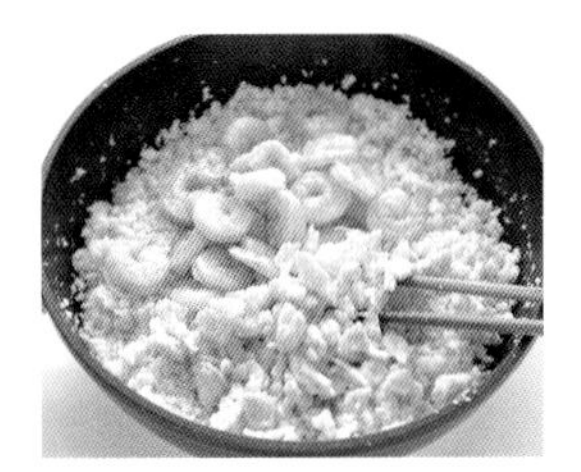

5
加入先前的碎蛋、蝦仁邊拌炒邊加鹽與黑胡椒粉調整味道

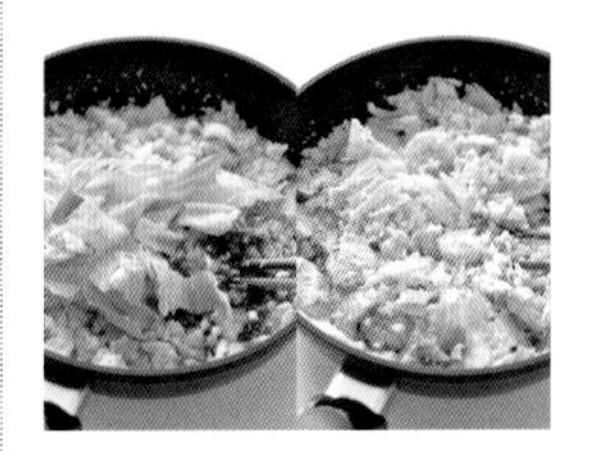

6
最後再撒上萵苣生菜與蔥花拌勻，即完成蝦仁蛋炒花椰飯

低醣生酮貼心建議

- 若沒有食物料理機也可以用搓絲器搓出碎米狀
- 打碎的生花椰菜米可以拌入少許的檸檬汁，放入冰箱冷藏 5~7 天，檸檬汁可以防止花椰菜米變深色；或是分裝成一次的用量，冷凍保存 1 個月，使用前稍微解凍幾分鐘後入鍋炒熟即可
- 花椰菜米也可以用微波爐高火力加熱 3 分鐘，也可以用烤箱攝氏 200 度烤 10~12 分鐘

1份

熱量	蛋白質	脂肪	總碳水化合物	膳食纖維	淨碳
222.5g	10.5g	15.5g	16 g	8.5 g	7.5 g

簡易麻醬涼麵

用自製花生醬來取代芝麻醬的簡易麻醬涼麵，口感濃郁芳香、爽口開胃

材料　2份

- 蒟蒻絲 ··········· 400g
- 小黃瓜 ············ 50g
- 雞蛋 ·············· 1顆
- 切碎的花生 ········ 10g，可省略
- 香菜碎 ····· 10g，可省略

拌麵醬

- 自製花生醬 ········ 40g
- 醬油 ············ 1大匙
- 烏醋 ············ 1大匙
- 香油 ············ 1小匙
- 蒜泥 ············ ½小匙
- 冷開水 ·········· 2大匙
- 赤藻糖醇 ·········· 適量

※ 自製花生醬作法請見第19頁

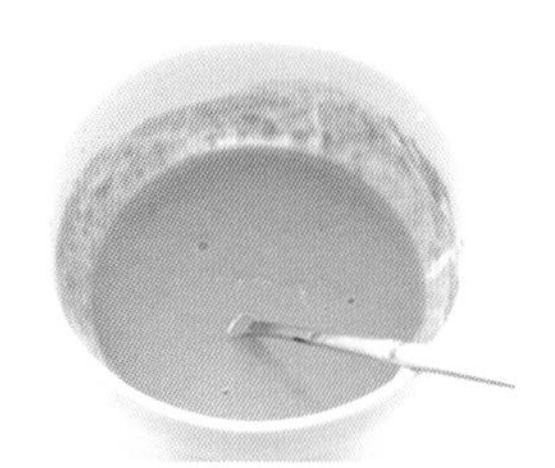

1

將拌麵醬所有材料混合均勻，備用

可依口味喜好調整烏醋、冷開水的用量，若不夠鹹則加鹽

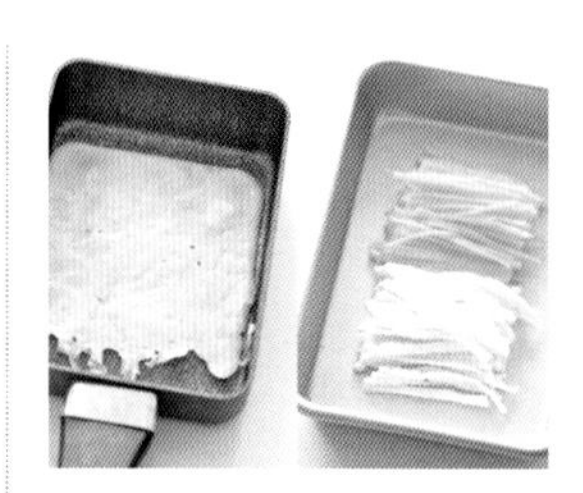

2

將蛋白與蛋黃分開並各別加入少許鹽打散成蛋液，再煎成薄蛋皮後切成絲狀，備用

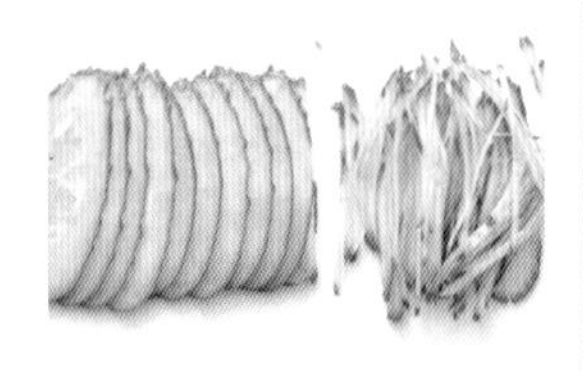

3

小黃瓜洗淨切絲，備用

小黃瓜先切成薄片再重疊的排列整齊，切時左手壓著相疊的瓜片，就能完美的切絲，以上方法也適用於其他的食材

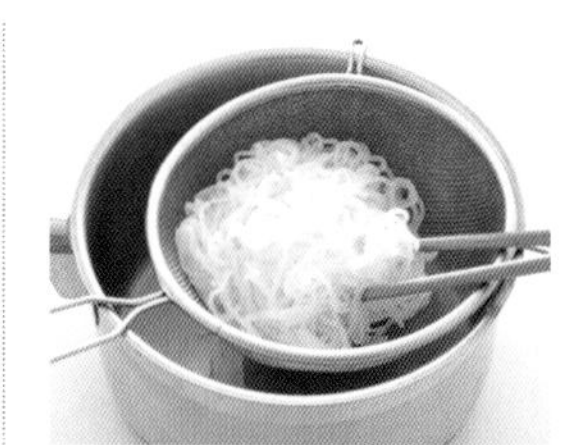

4

將蒟蒻絲放入滾水中煮至續滾約1分鐘，撈起瀝乾水份，備用

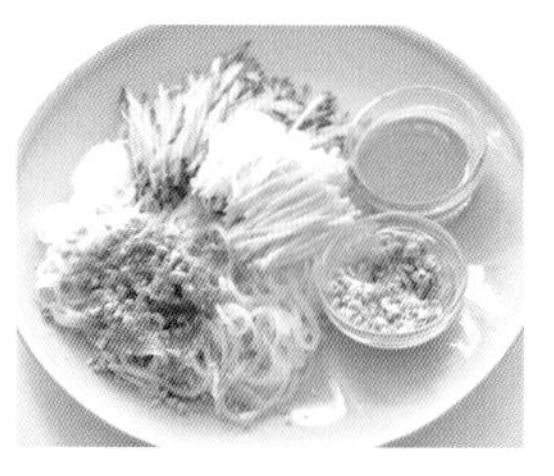

5

將蒟蒻絲盛於盤中，再放上雞蛋絲、小黃瓜絲，淋入拌麵醬，即完成

低醣生酮貼心建議

- 也可以加入撕成肉絲的熟雞胸肉，就是雞絲麻醬涼麵
- 喜歡帶點東南亞風味的拌麵醬，可加魚露，但醬油要減量以免過鹹
- 喜歡吃辣的朋友，可以增加辣椒油、油辣子
- 小黃瓜絲份量可以再增加，拌在麵裡頭超爽脆的喔

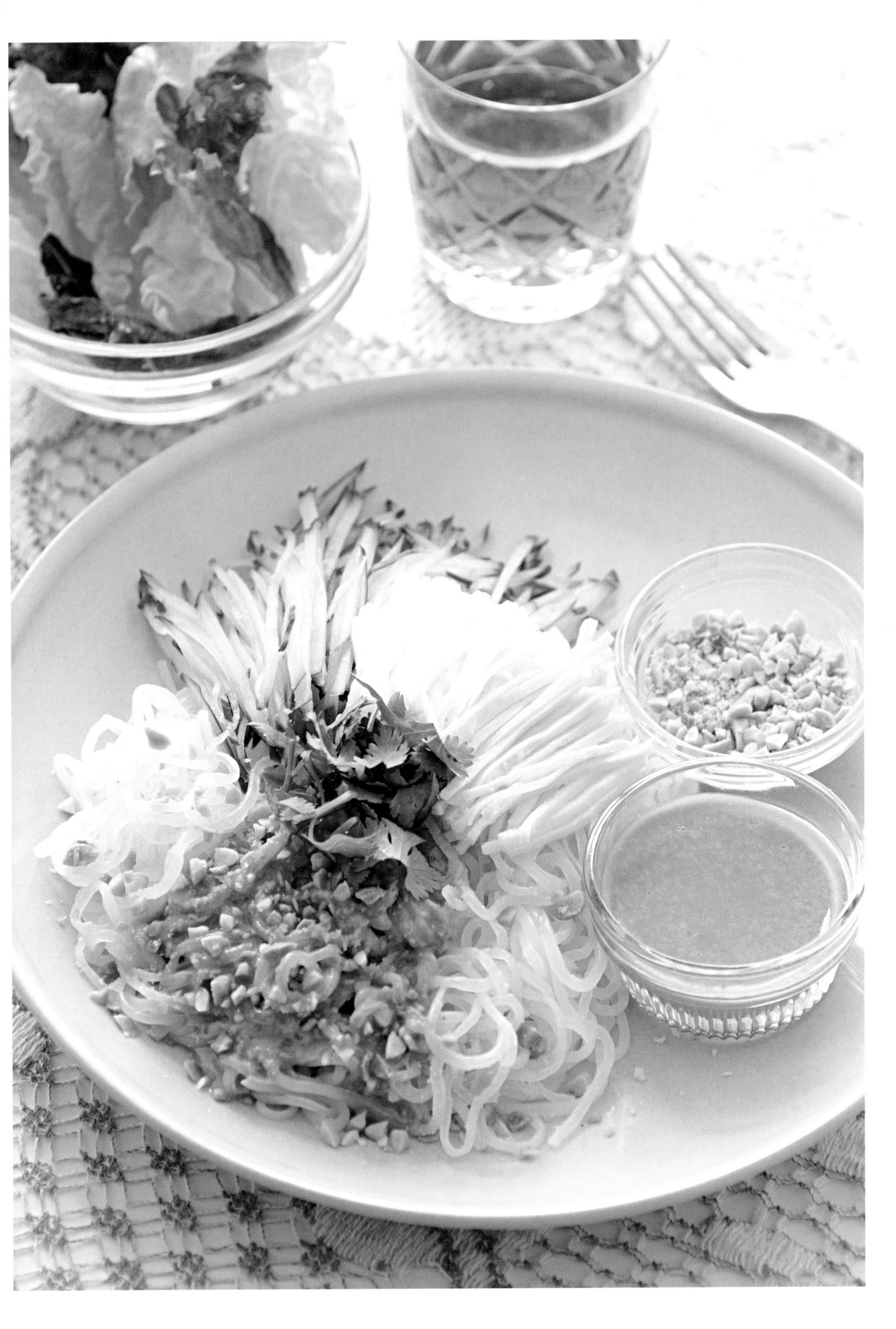

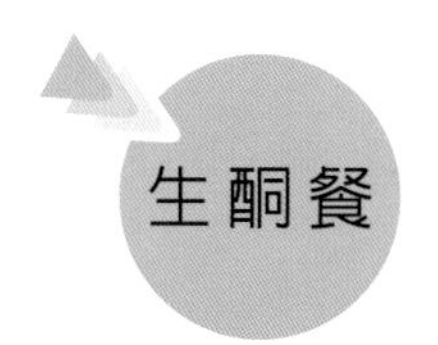

套餐1份

熱量	蛋白質	脂肪	總碳水化合物	膳食纖維	淨碳
515 g	34 g	38 g	6.5 g	1.9 g	4.6 g

蛤蜊冬瓜排骨湯＋香菇鹹蛋黃釀肉

利用燉排骨湯的同時一起蒸香菇鹹蛋黃釀肉，一鍋2菜的美味健康料理

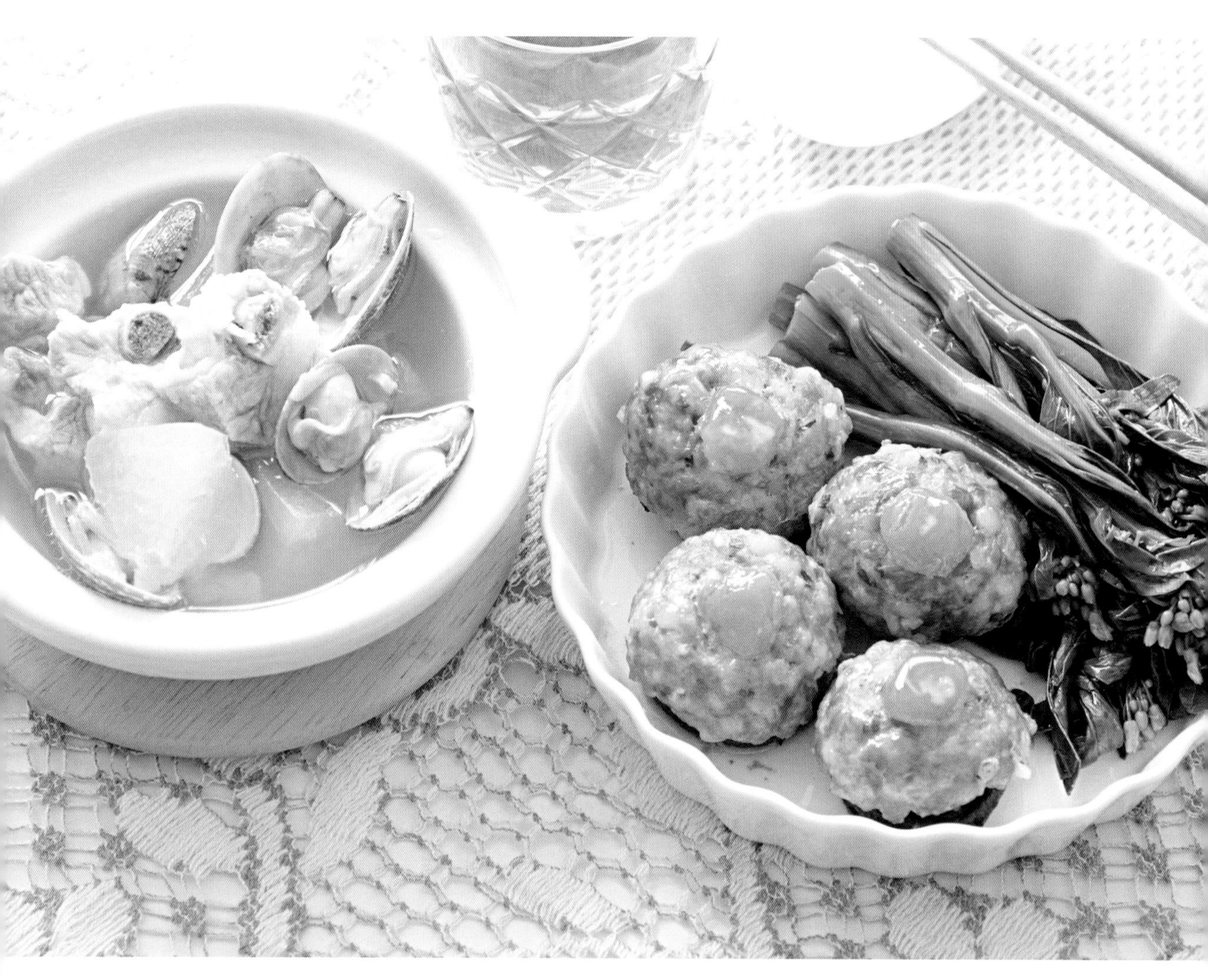

蛤蜊冬瓜排骨湯 1份

熱量	蛋白質	脂肪	總碳水化合物	膳食纖維	淨碳
260 g	19 g	19 g	3.5 g	0.9 g	2.6 g

香菇鹹蛋黃釀肉 1份

熱量	蛋白質	脂肪	總碳水化合物	膳食纖維	淨碳
255 g	16 g	19 g	3 g	1 g	2 g

蛤蜊冬瓜排骨湯 3份

- 蛤蜊…………… 300g
- 排骨…………… 300g
- 冬瓜…………… 300g
- 薑 ……………… 3片
- 米酒…………… 1小匙
- 滾水…………… 1000ml
- 鹽與白胡椒粉…… 少許

香菇鹹蛋黃釀肉 3份

- 豬絞肉………… 200g
- 鮮香菇· 9朵，去蒂後90g
- 鹹蛋黃………… 1顆
- 蒜末…………… 2小匙
- 薑末…………… ½小匙
- 蔥花…………… 10g

調味料

- 醬油…………… ½小匙
- 米酒…………… ½小匙
- 鹽 ……………… ⅙小匙
- 白胡椒粉……… 1小撮
- 香油…………… 1大匙

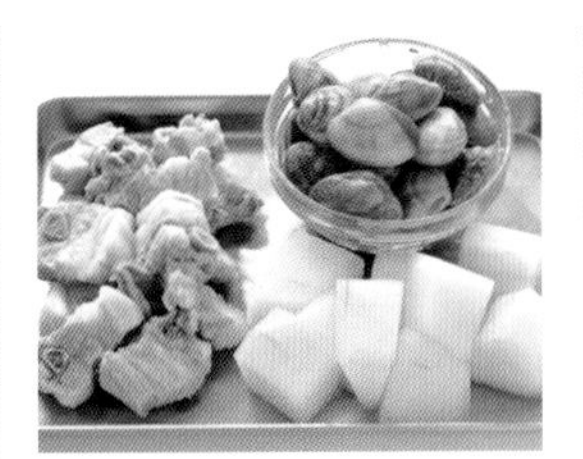

1

蛤蜊鹽水吐沙後洗淨；排骨放入冷水鍋中煮至滾後1分鐘，撈起洗淨；冬瓜去皮切大塊狀，備用

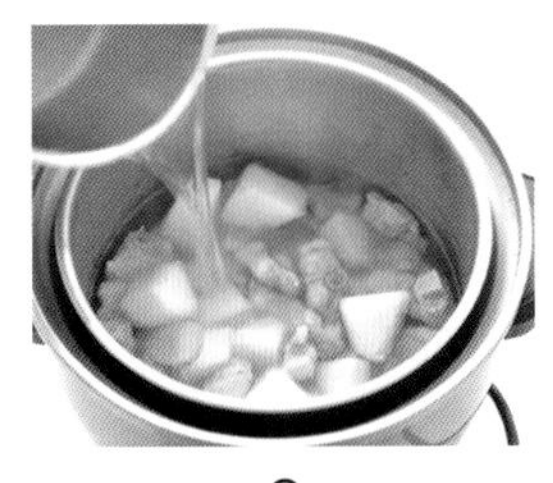

2

將排骨、冬瓜、薑片、米酒、滾水放入電鍋內鍋，外鍋則加入2杯水蒸煮至開關跳起，外鍋再加2杯水續蒸，一共進行蒸煮60分鐘

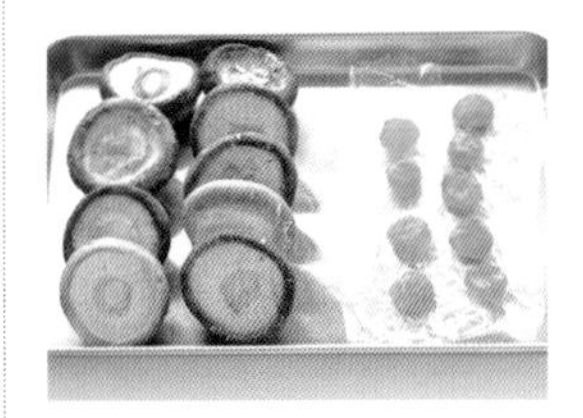

3

趁燉排骨湯的同時製作香菇釀肉，將鮮香菇去蒂頭後洗淨；鹹蛋黃分切成9等份，備用

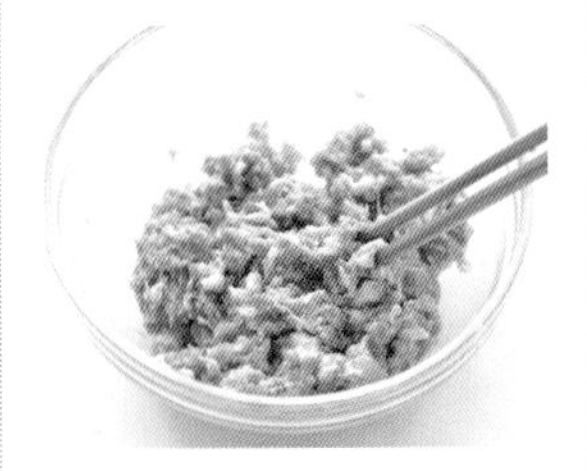

4

絞肉加入醬油、米酒、鹽、白胡椒粉、蒜末、薑末拌勻，再加入蔥花、香油混合均勻成為肉餡，並均分成9份

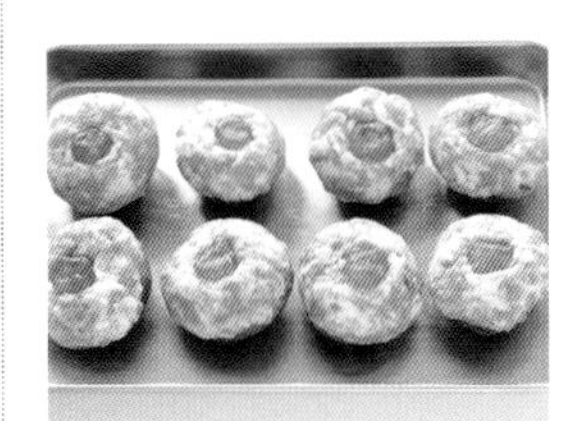

5

將肉餡填入香菇，再放上鹹蛋黃並稍微壓進肉餡裡，排入蒸盤中，備用

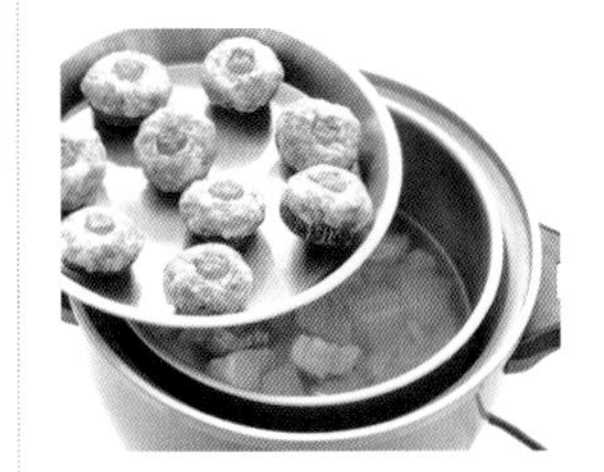

6

排骨湯蒸燉剩最後15分鐘時，將香菇鹹蛋黃釀肉放進電鍋裡一同蒸

一般鍋具或電鍋、電子鍋都可利用蒸架來進行一鍋2菜

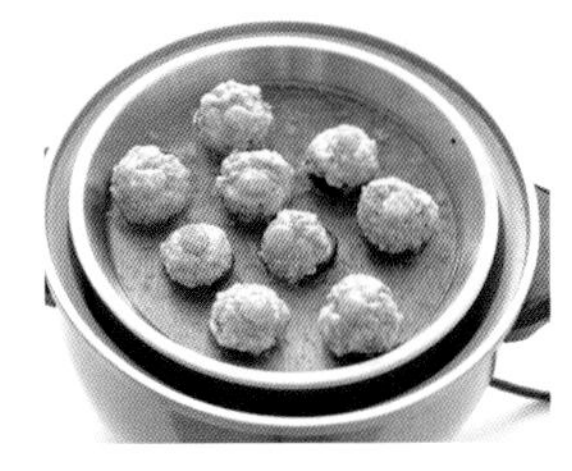

7

蒸燉15分鐘後，取出香菇鹹蛋黃釀肉，即完成第1道菜

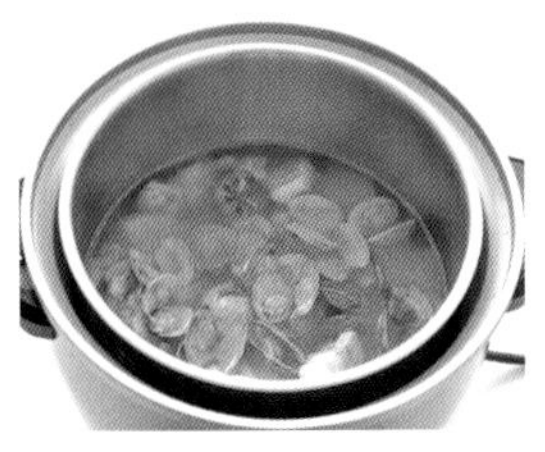

8

將盛有排骨湯的內鍋移到瓦斯爐上加入蛤蜊煮至打開，再加鹽與白胡椒粉調味，即完成第2道菜

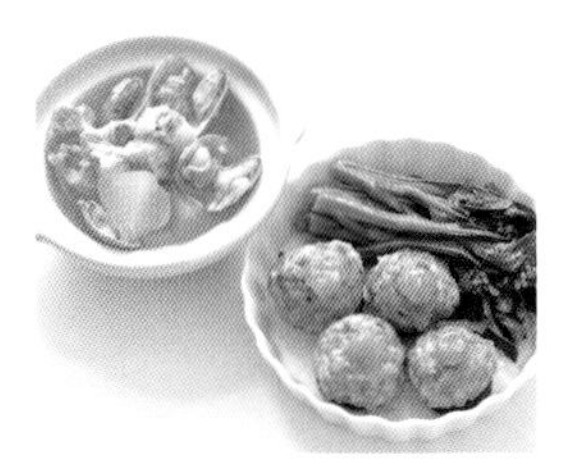

9

再炒一道喜愛的青菜搭配，即完成營養又豐盛的套餐

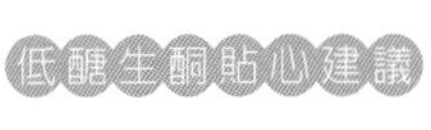

蛤蜊吐沙用鹽水的濃度比例，請詳見第77頁

生酮餐
套餐1份
熱量 754g
蛋白質 34g
脂肪 64g
總碳水化合物 10g
膳食纖維 4g
淨碳 6g

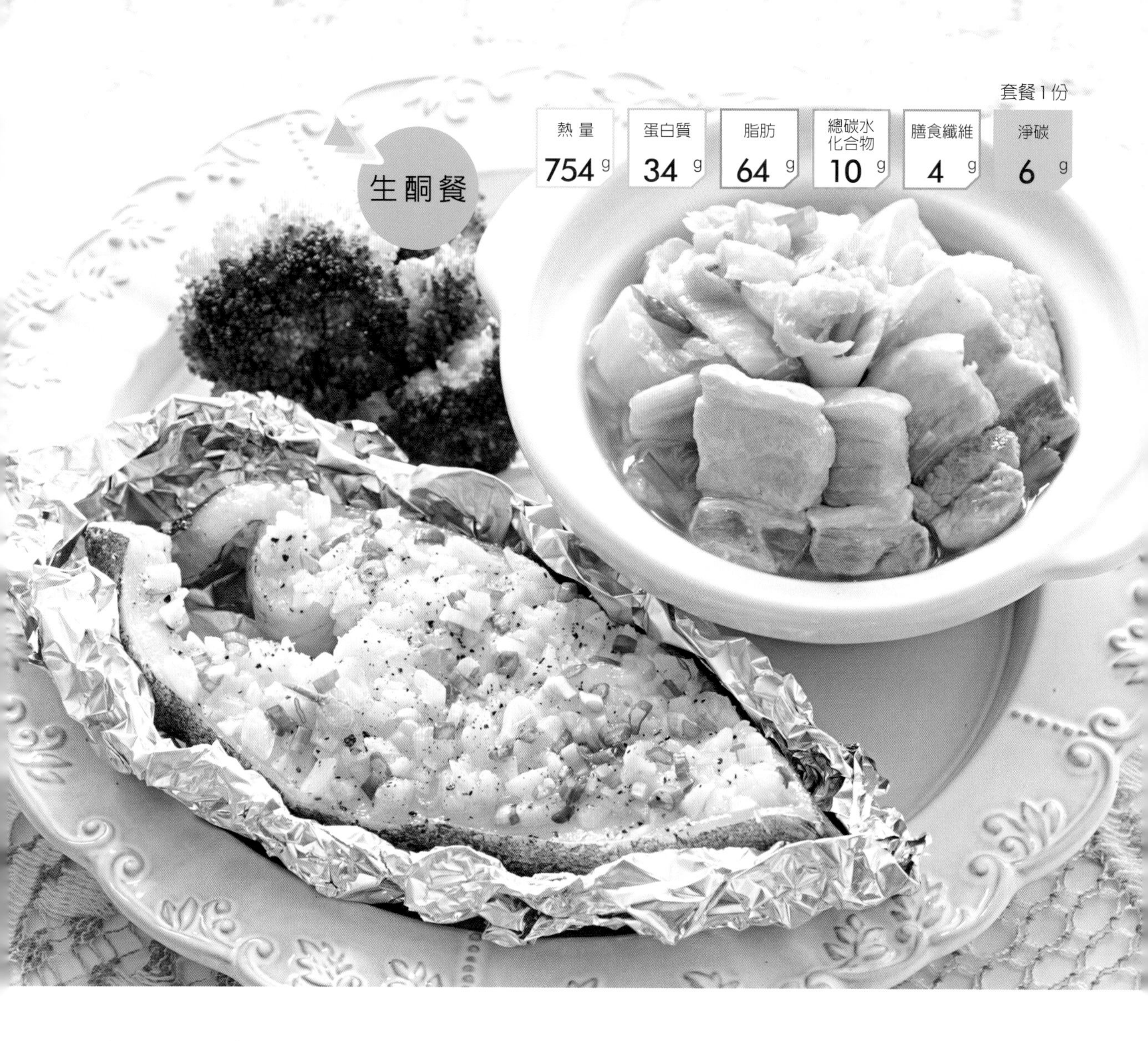

酸白菜燉肉＋蒜香奶油蒸鱈魚

酸香的東北酸白菜吸收了五花肉油脂變得更好吃，肉也吃起來不膩。搭配奶油蒜香味十足的蒸鱈魚就是營養又豐盛的套餐

酸白菜燉肉　2份

五花肉·········200g
酸白菜·········250g
八角···········1顆
薑片···········2片
蒜末··········1大匙
蔥 ············15g
鹽與白胡椒粉···　適量
椰子油········1大匙

蒜香奶油蒸鱈魚　2份

大比目魚（扁鱈） 250g
米酒··········1小匙
蒜末············20g
奶油············15g
蔥 ············1枝
鹽與現磨黑胡椒粉
············適量
蔥花············5g

酸白菜燉肉 1份

熱量	蛋白質	脂肪	總碳水化合物	膳食纖維	淨碳
444g	17g	40g	6.4g	3.4g	3g

蒜香奶油蒸鱈魚 1份

熱量	蛋白質	脂肪	總碳水化合物	膳食纖維	淨碳
310g	17g	24.5g	3.6g	0.6g	3g

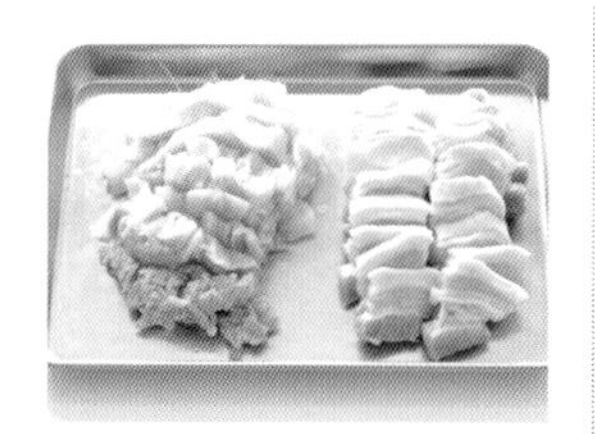

1

將五花肉洗淨後切成片狀；酸白菜洗淨擠去水份後切絲，備用

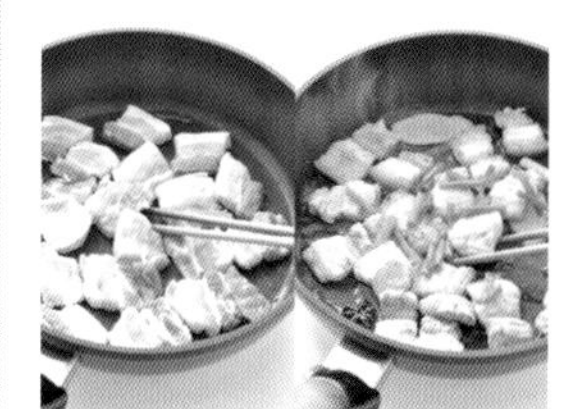

2

取一鍋，用椰子油煎香五花肉片，再放入八角、薑片、蒜末、蔥段炒香

將五花肉切片再與酸白菜一起燉煮就能縮短製作的時間

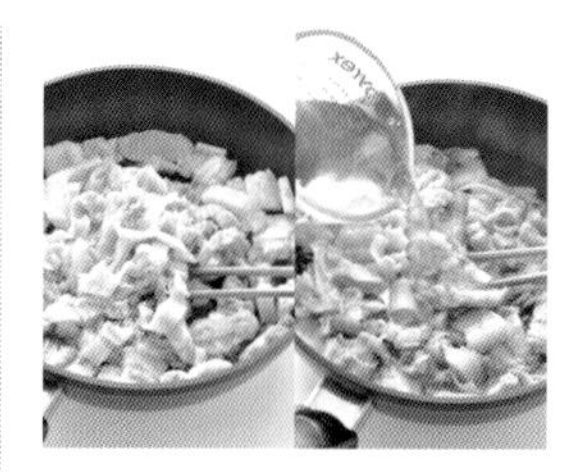

3

再放入酸白菜翻炒均勻，加入適量的清水煮滾

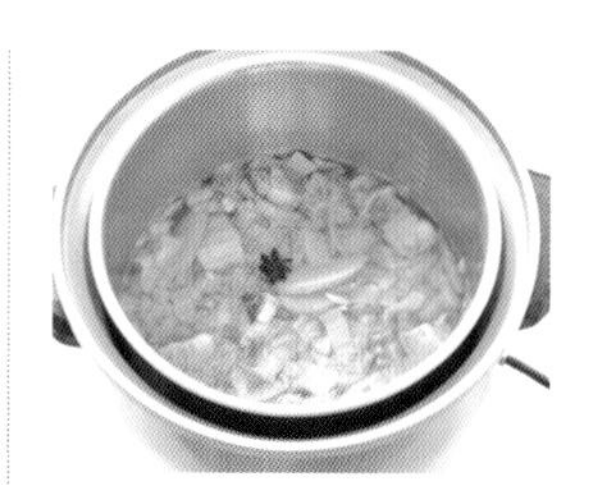

4

將酸白菜、五花肉移入電鍋的內鍋，外鍋加入2杯水按下開關蒸煮30分鐘

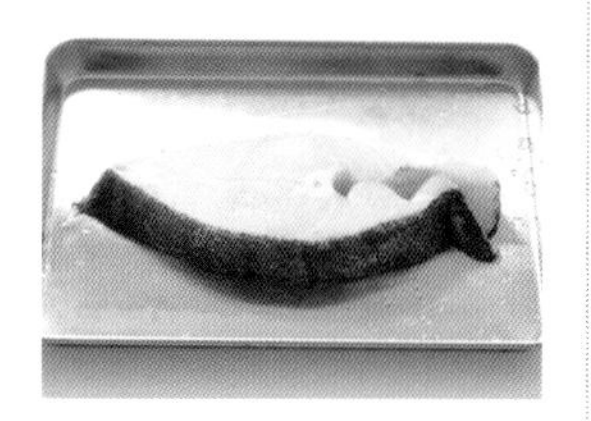

5

趁蒸煮酸白菜燉肉時處理扁鱈。扁鱈洗淨用廚房紙巾吸乾水份後抹上米酒，備用

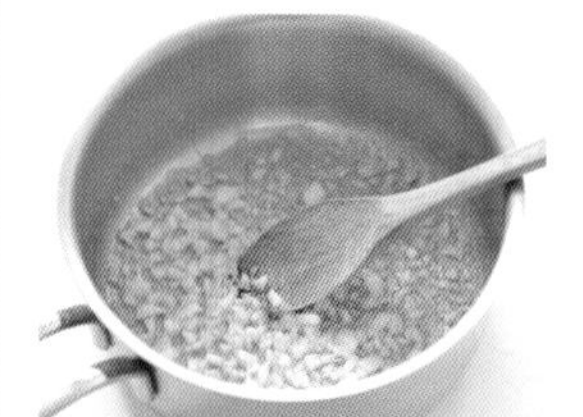

6

熱鍋，用奶油炒香蒜末，盛起備用

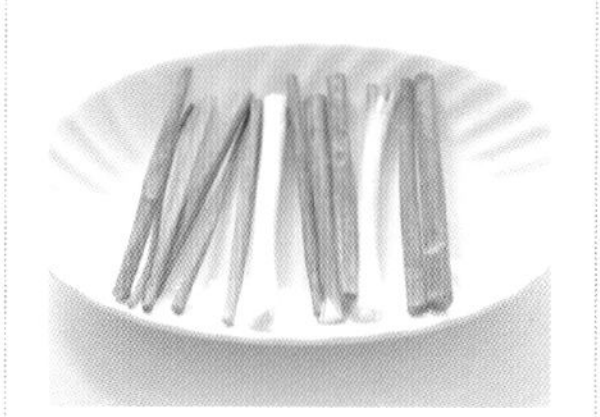

7

將蔥切10公分段長，鋪墊在盤底

蔥段墊底，可讓底部的魚肉接觸到蒸氣，加快熟成，也具有避腥的效果

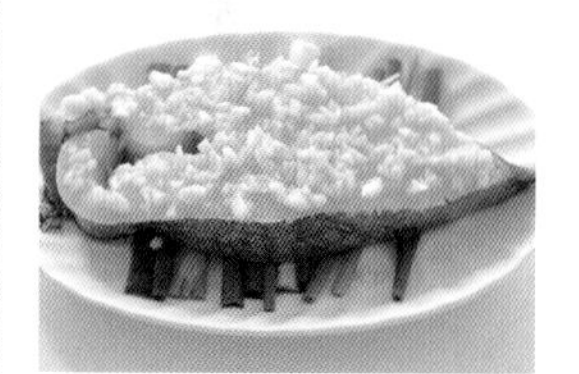

8

將扁鱈放在蔥段上，再均勻的鋪上作法6的奶油蒜末

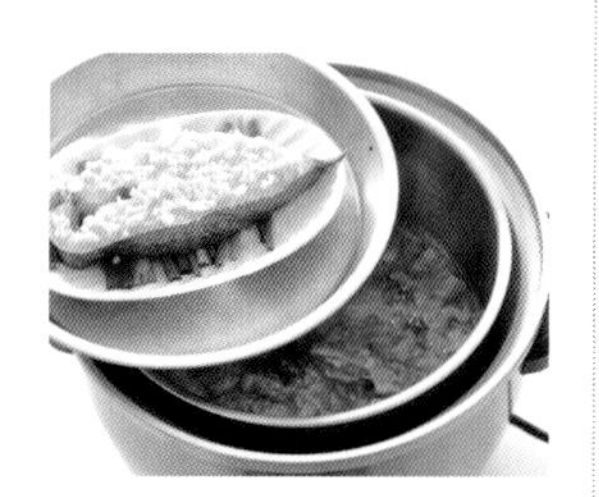

9

等酸白菜燉肉蒸煮30分鐘後，將扁鱈放進電鍋裡一同蒸

一般鍋具或電鍋、電子鍋都可利用蒸架來進行一鍋2菜

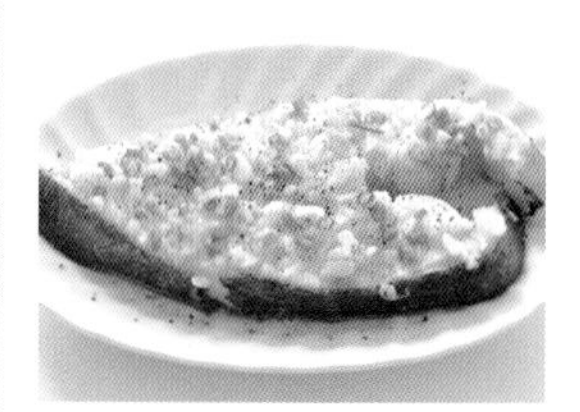

10

蒸7分鐘後，取出扁鱈撒上鹽、黑胡椒粉與蔥花，即完成第1道菜蒜香奶油蒸鱈魚

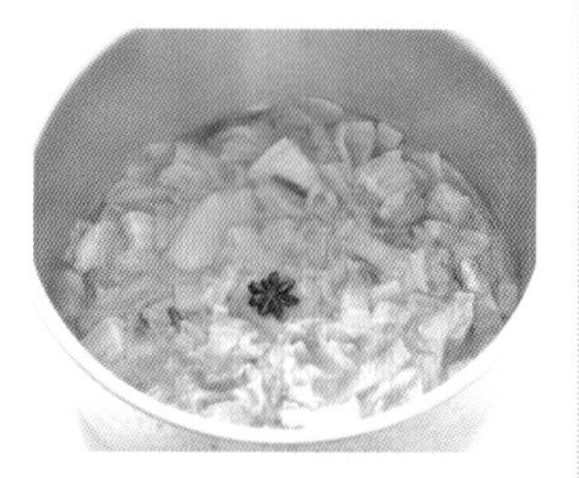

11

將酸白菜燉肉加入鹽與白胡椒粉調味，即完成第2道菜

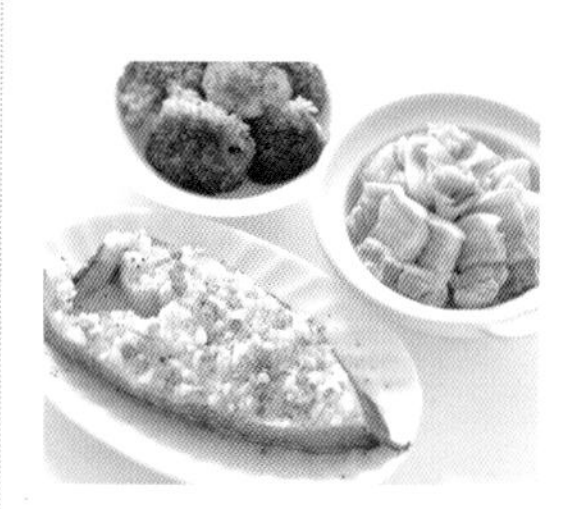

12

再炒一道喜愛的青菜搭配，即完成營養又豐盛的套餐

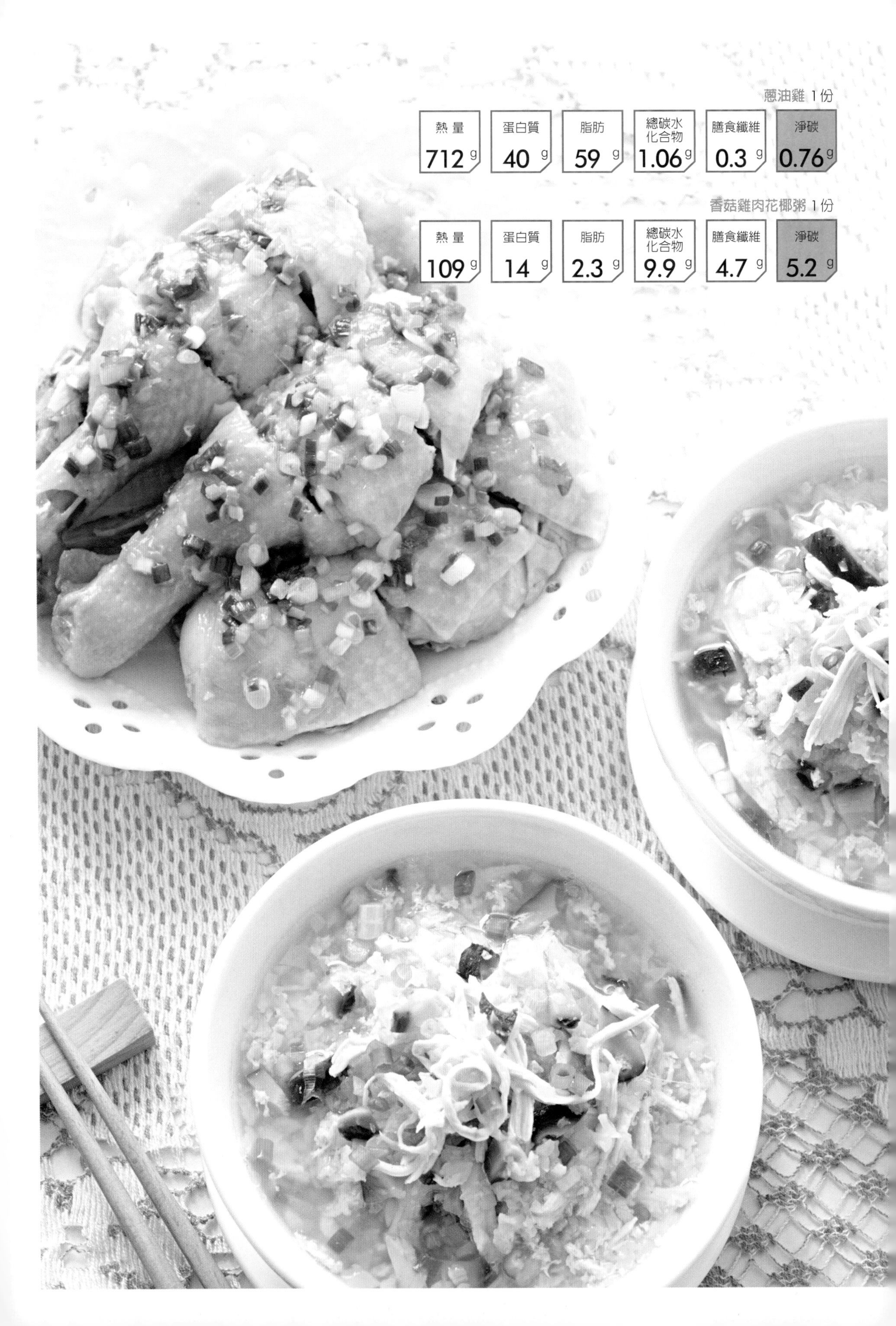

蔥油雞 1份

熱量	蛋白質	脂肪	總碳水化合物	膳食纖維	淨碳
712 g	40 g	59 g	1.06 g	0.3 g	0.76 g

香菇雞肉花椰粥 1份

熱量	蛋白質	脂肪	總碳水化合物	膳食纖維	淨碳
109 g	14 g	2.3 g	9.9 g	4.7 g	5.2 g

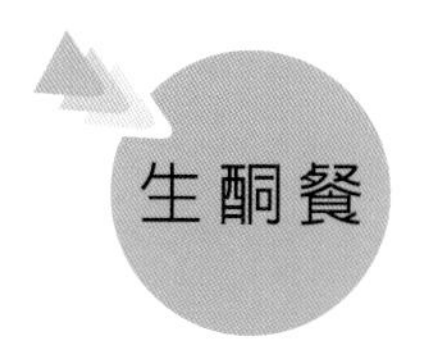

套餐1份

熱量	蛋白質	脂肪	總碳水化合物	膳食纖維	淨碳
821 g	54 g	61 g	11 g	5 g	6 g

蔥油雞＋香菇雞肉花椰粥

用白花椰菜取代米來煮粥，即可吃到白切雞肉，也能喝到雞粥的1雞2吃料理

蔥油雞　3份

- 雞……1隻，約1200g
- 米酒……1大匙
- 薑……4片

蔥油

- 蔥花……20g
- 薑細末……½小匙
- 鹽……⅓小匙
- 花生油……1大匙
- 香油……1大匙

香菇雞肉花椰粥　3份

- 熟雞胸肉……100g
- 白花椰菜米……400g
- 乾香菇……15g
- 雞蛋……1顆，打成蛋液
- 鹽與現磨黑胡椒粉‥適量
- 蔥花……10g

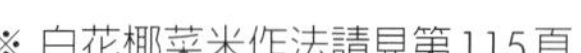

※ 白花椰菜米作法請見第115頁

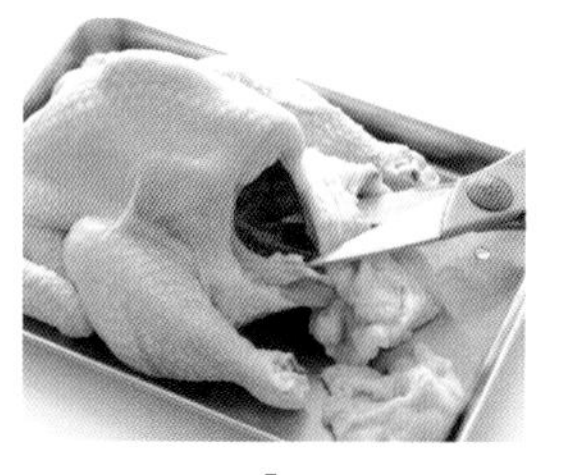

1
將雞腔內外抹鹽並用手搓揉，沖洗乾淨，再將雞屁股與周邊多餘的脂肪去掉，備用

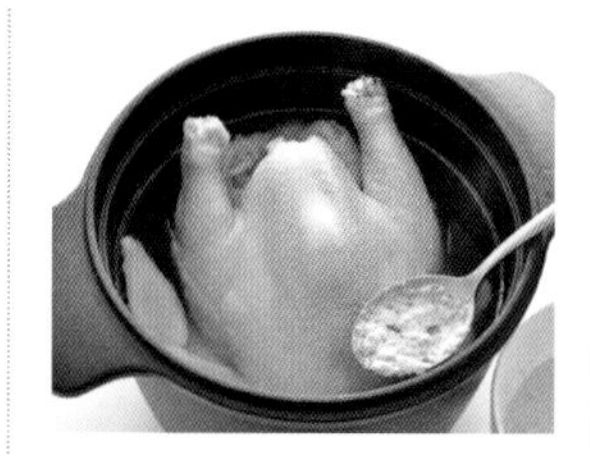

2
將雞、米酒、薑片放入鍋中加入1500ml清水，中大火邊加熱邊用湯匙將表面的浮沫撈掉

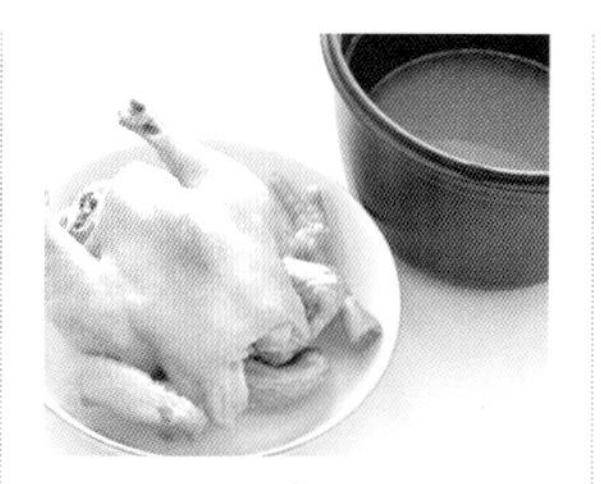

3
蓋上鍋蓋以最小火燉煮約40分鐘後，將雞從湯鍋中取出放涼，並將雞湯裡的薑片撈起，備用

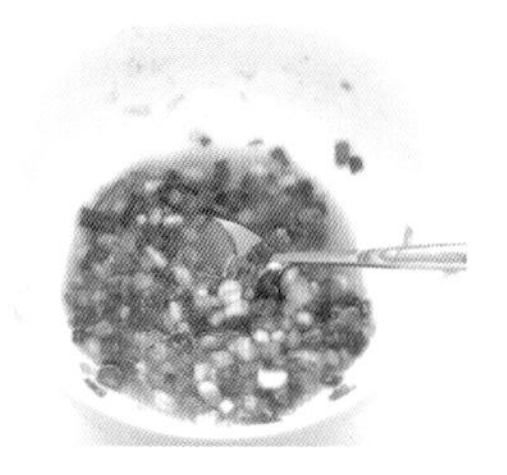

4
將蔥花、薑末、鹽拌勻，淋入燒熱的花生油與香油拌勻即成為蔥油，備用

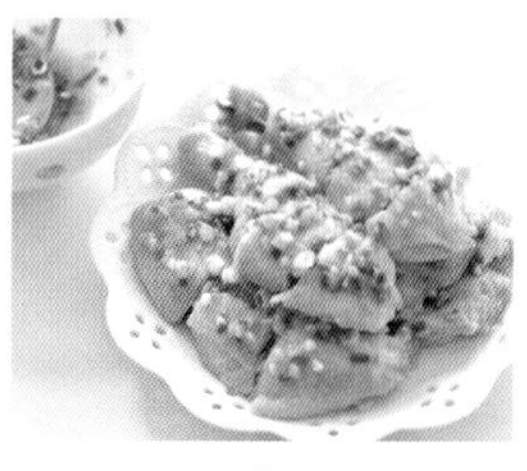

5
將降至微溫的½雞胸肉、雞翅、雞腿肉切塊盛盤，並淋上蔥油，即完成蔥油雞
雞要降溫後才切的漂亮，熱熱的切肉會散掉

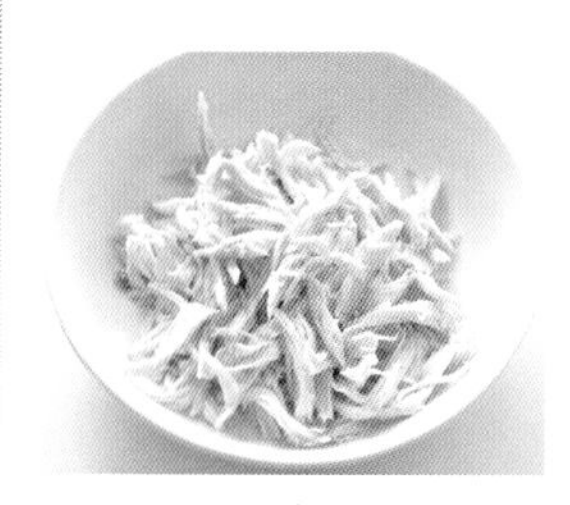

6
將剩下的½雞胸肉與雞背骨肉用手撕成絲狀

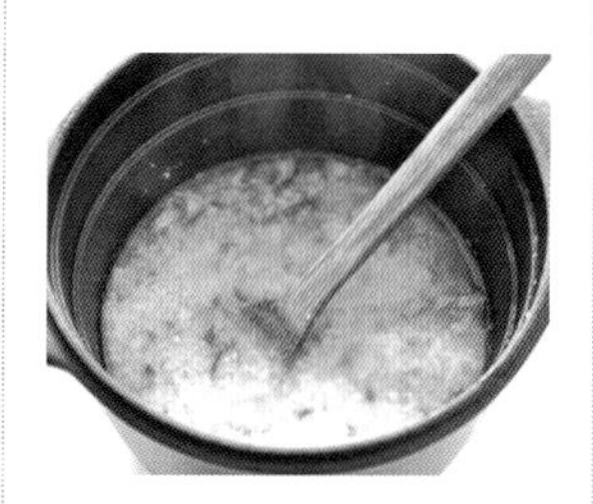

7
將白花椰菜米、泡軟切小丁的乾香菇放入雞湯裡煮至滾，再轉小火煮約5分鐘，若湯汁不夠可酌量加水

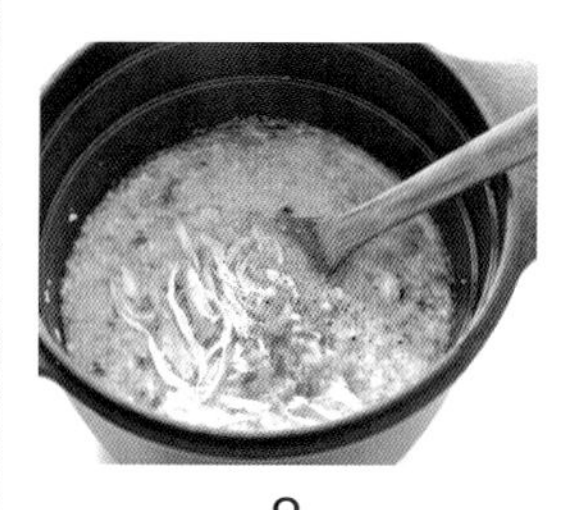

8
再將雞肉絲放入花椰粥裡，打入蛋花，加鹽與黑胡椒粉調味並撒上蔥花，即完成香菇雞肉花椰粥

套餐 1 份

熱量	蛋白質	脂肪	總碳水化合物	膳食纖維	淨碳
568 g	33 g	41 g	16 g	5 g	11 g

低醣餐

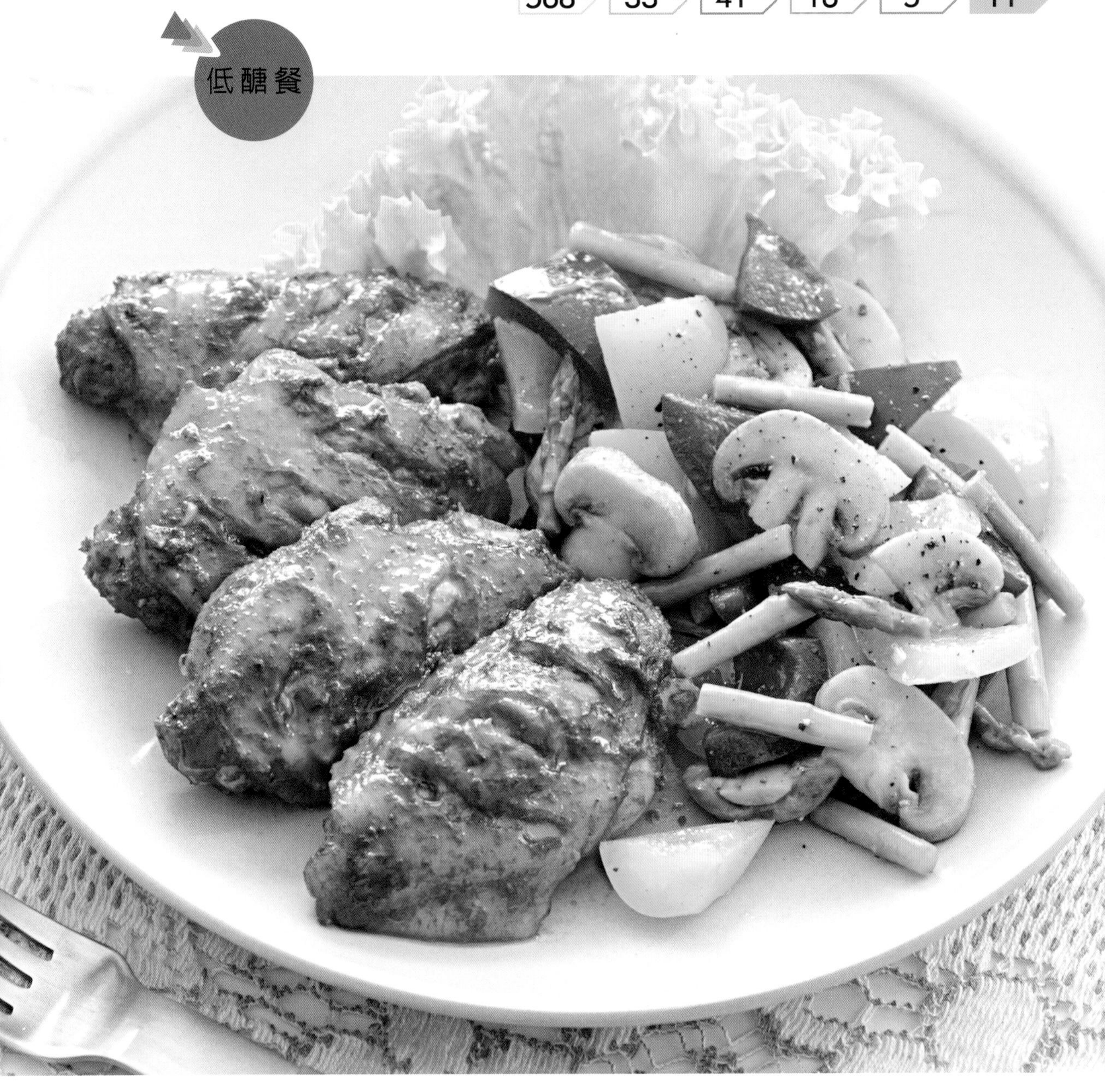

烤雞翅 1 份

熱量	蛋白質	脂肪	總碳水化合物	膳食纖維	淨碳
382 g	29 g	27 g	5 g	2 g	3 g

什錦蔬菜 1 份

熱量	蛋白質	脂肪	總碳水化合物	膳食纖維	淨碳
186 g	5 g	14 g	11 g	3 g	8 g

烤雞翅＋什錦蔬菜

利用烤箱就能一次完成多樣菜，有肉有菜營養均衡

烤雞翅　2份

雞中翅 ··········· 350g
低醣辣味燒烤醬 ···· 40g
蒜末 ············ 1大匙
咖哩粉 ·········· 2小匙
鹽 ············· ⅛小匙
現磨黑胡椒粉 ···· 1小撮

※ 低醣辣味燒烤醬作法
請見第26頁

什錦蔬菜　2份

蘆筍 ············· 100g
紅甜椒 ··········· 100g
黃甜椒 ··········· 100g
蘑菇 ············· 120g
蒜末 ············ 2小匙
初榨橄欖油 ······ 2大匙
鹽與現磨黑胡椒粉 ·· 適量

1
將雞翅洗淨後擦乾水份，加入低醣辣味燒烤醬、蒜末、咖哩粉、鹽、黑胡椒粉拌勻醃約1小時，備用
將雞翅用刀橫向切劃3刀，可幫助入味

2
蘆筍去底部硬皮切小段；紅甜椒、黃甜椒切小塊，3種蔬菜各別加入 ½ 小匙蒜末、1小匙橄欖油拌勻，備用

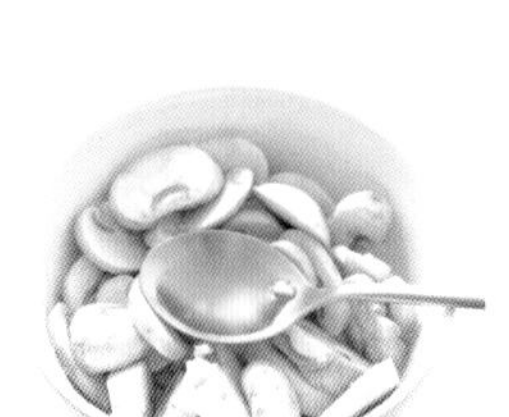

3
蘑菇去蒂頭切片，也是加入 ½ 小匙蒜末、1大匙橄欖油拌勻，備用

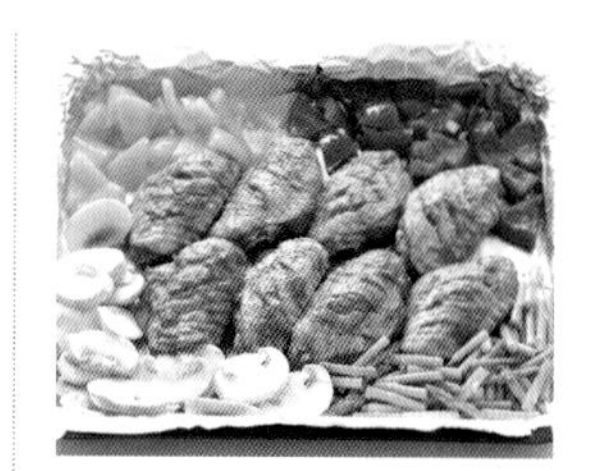

4
烤盤墊上烘培紙或錫箔紙，將雞翅放中間，什錦蔬菜則放在周邊
中間火力較集中，放雞翅較能確保熟度

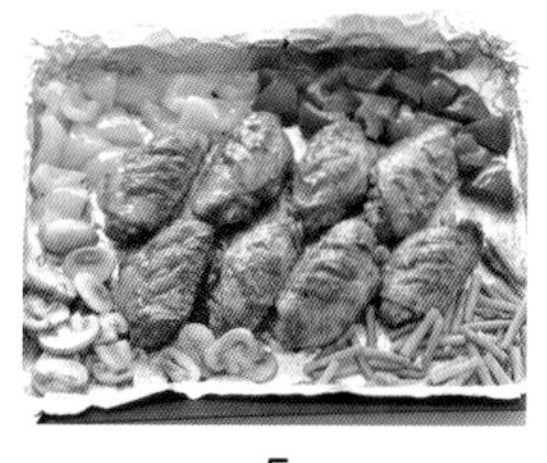

5
放進已經預熱的烤箱中以攝氏200度烤約15~20分鐘，再將鹽與黑胡椒粉撒入什錦蔬菜中調味

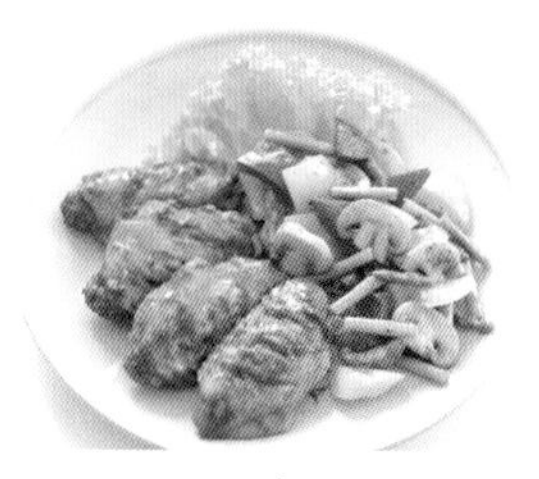

6
最後將雞翅、什錦蔬菜盛盤，即完成烤箱一盤多樣菜

低醣生酮貼心建議

- 什錦蔬菜烤熟後才混拌在一起，這樣才會保有各自的味道，吃起來具有層次口感
- 可以自由變化喜愛的蔬菜，比如：綠花椰菜、洋蔥、茄子、西芹、番茄

辣烤鮭魚＋咖哩蒜香花椰飯

善用錫箔紙來作烤盤的分隔，
就能同時製作出2道烤箱料理喔

辣烤鮭魚　2份

鮭魚‧‧‧‧‧‧‧‧‧‧‧‧ 300g
蒜末‧‧‧‧‧‧‧‧‧‧‧ 2小匙
辣椒粉‧‧‧‧‧‧‧‧‧‧ ½小匙
現磨黑胡椒粉‧‧‧‧ ¼小匙
鹽 ‧‧‧‧‧‧‧‧‧‧‧‧ ⅛小匙
融化的奶油‧‧‧‧‧‧‧‧ 15g
檸檬‧‧‧‧‧‧‧‧‧‧‧ 1小角

咖哩蒜香花椰飯　2份

白花椰菜米‧‧‧‧‧‧‧ 300g
蒜末‧‧‧‧‧‧‧‧‧‧‧‧ 2小匙
咖哩粉‧‧‧‧‧‧‧‧‧‧ 1小匙
融化的奶油‧‧‧‧‧‧‧‧ 15g
鹽與現磨黑胡椒粉‧‧ 適量
香菜碎‧‧‧‧‧‧‧‧‧‧‧‧ 15g

※ 白花椰菜米作法請見第115頁

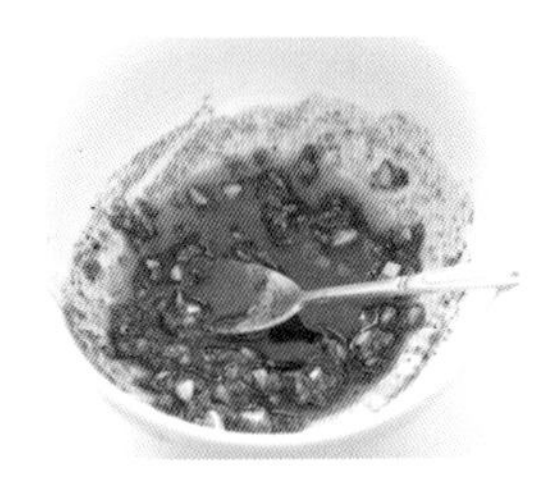

1
將蒜末、辣椒粉、黑胡椒粉、鹽、融化的奶油混合均勻成為烤魚醬，備用

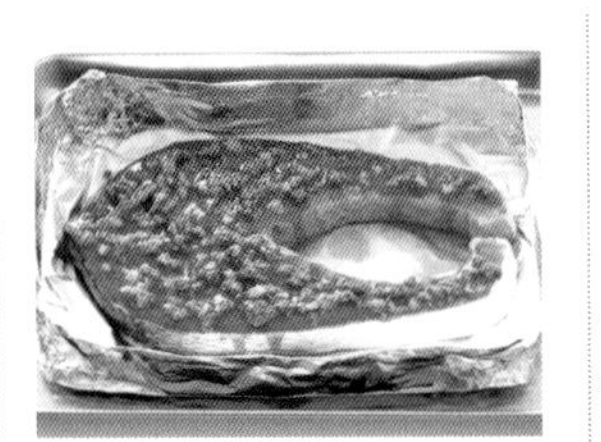

2
鮭魚洗淨擦乾水份後放在錫箔紙折成的盒子中，再均分的抹上烤魚醬，備用

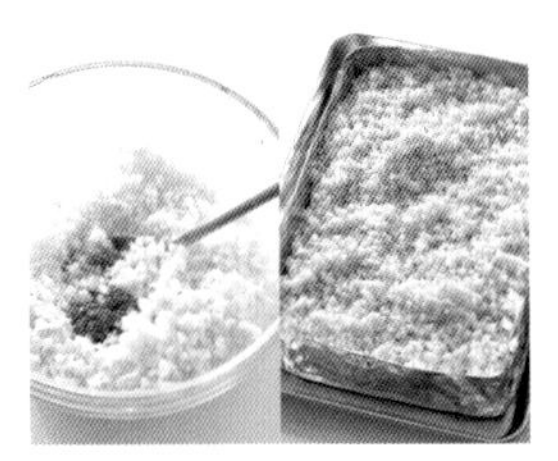

3
將白花椰菜米、蒜末、咖哩粉、融化的奶油混合均勻，放入錫箔紙折成的盒子中，備用

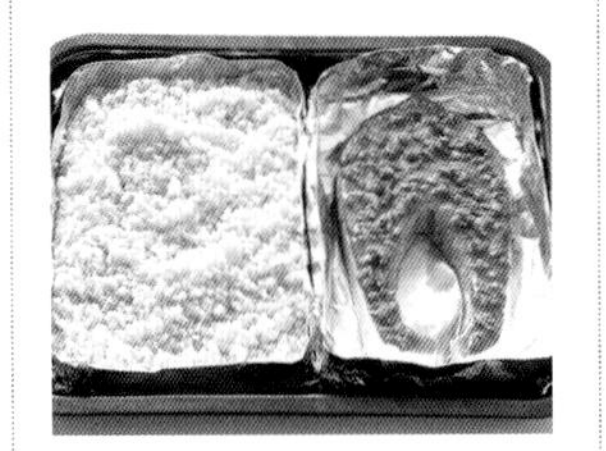

4
將盛有鮭魚、花椰菜米的錫箔盒放在烤盤上，放進已預熱的烤箱，以攝氏200度烤約15分鐘
善用錫箔紙就能同時製作2道料理

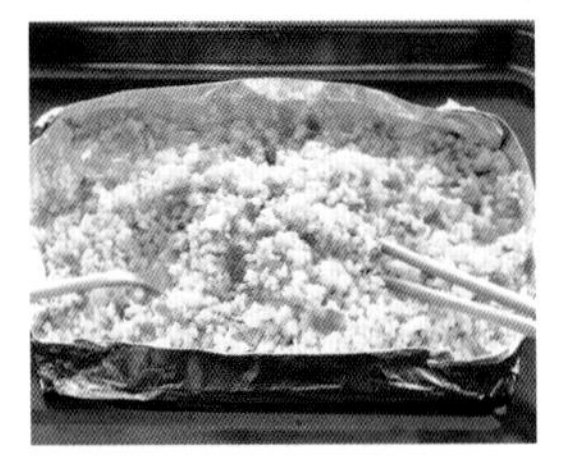

5
烤好後將花椰菜米加入鹽與黑胡椒粉調味，再撒入香菜碎拌勻，即為咖哩蒜香花椰飯

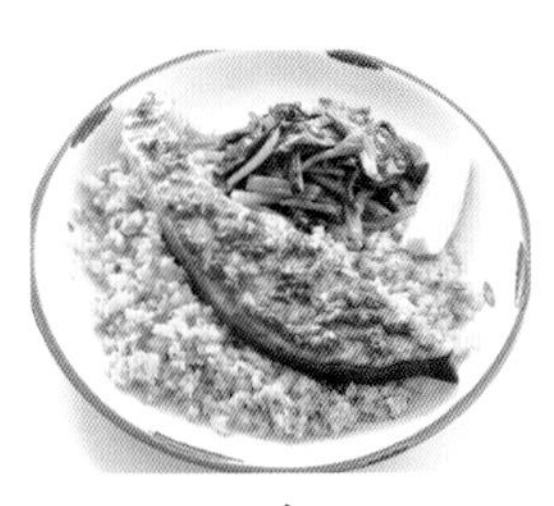

6
將鮭魚盛盤並擠入檸檬汁，再放入咖哩蒜香花椰飯，即完成。另外再炒青菜搭配就是營養豐盛的套餐囉

套餐1份

熱量	蛋白質	脂肪	總碳水化合物	膳食纖維	淨碳
497 g	34 g	16 g	10 g	4 g	6 g

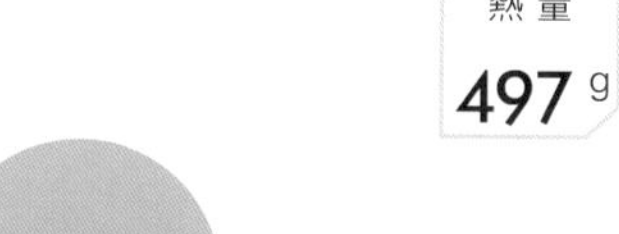

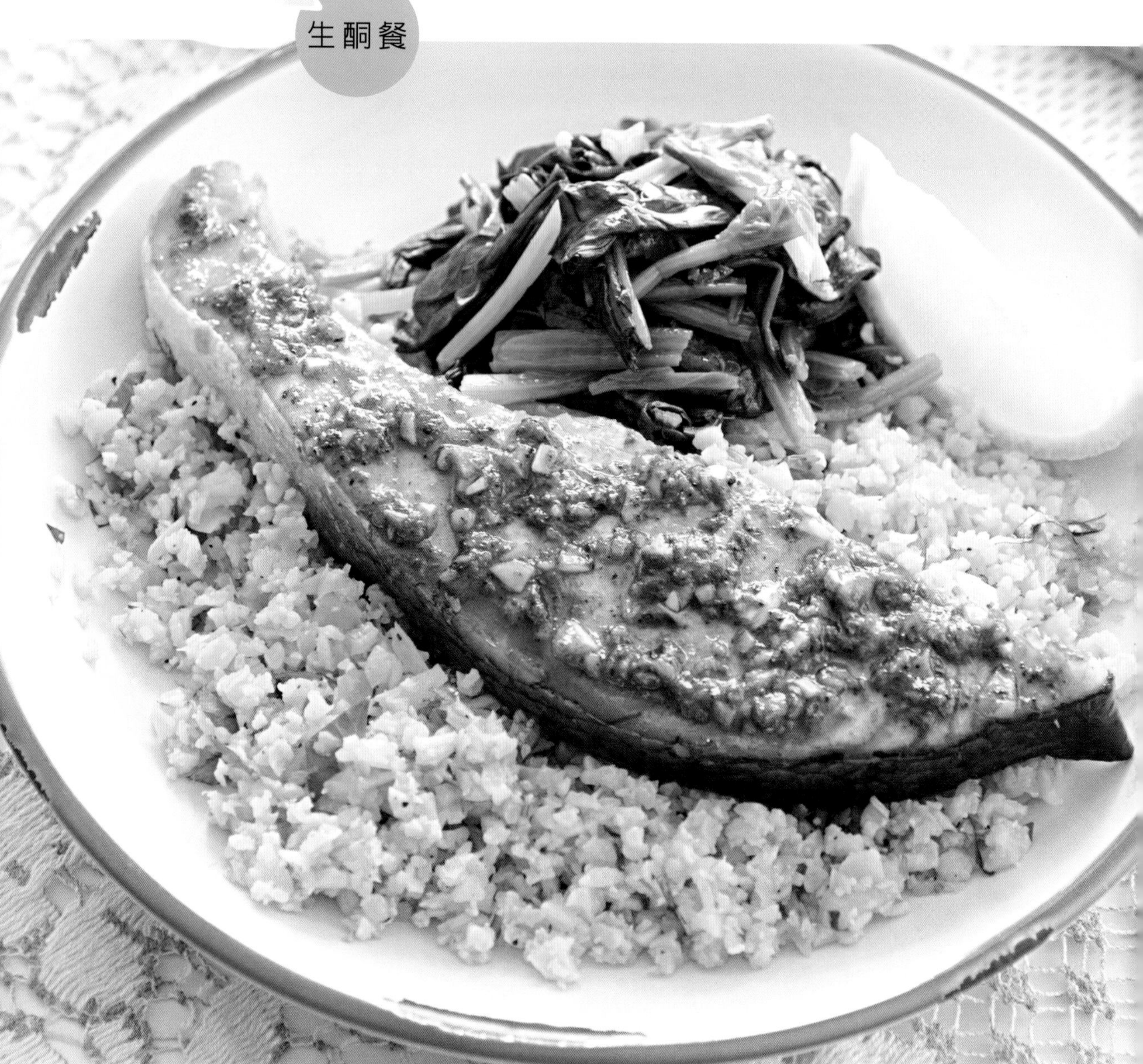

辣烤鮭魚 1份

熱量	蛋白質	脂肪	總碳水化合物	膳食纖維	淨碳
396 g	31 g	9 g	1.7 g	0.45 g	1.3 g

咖哩蒜香花椰飯 1份

熱量	蛋白質	脂肪	總碳水化合物	膳食纖維	淨碳
102 g	3.6 g	3.5 g	8.7 g	3.8 g	4.9 g

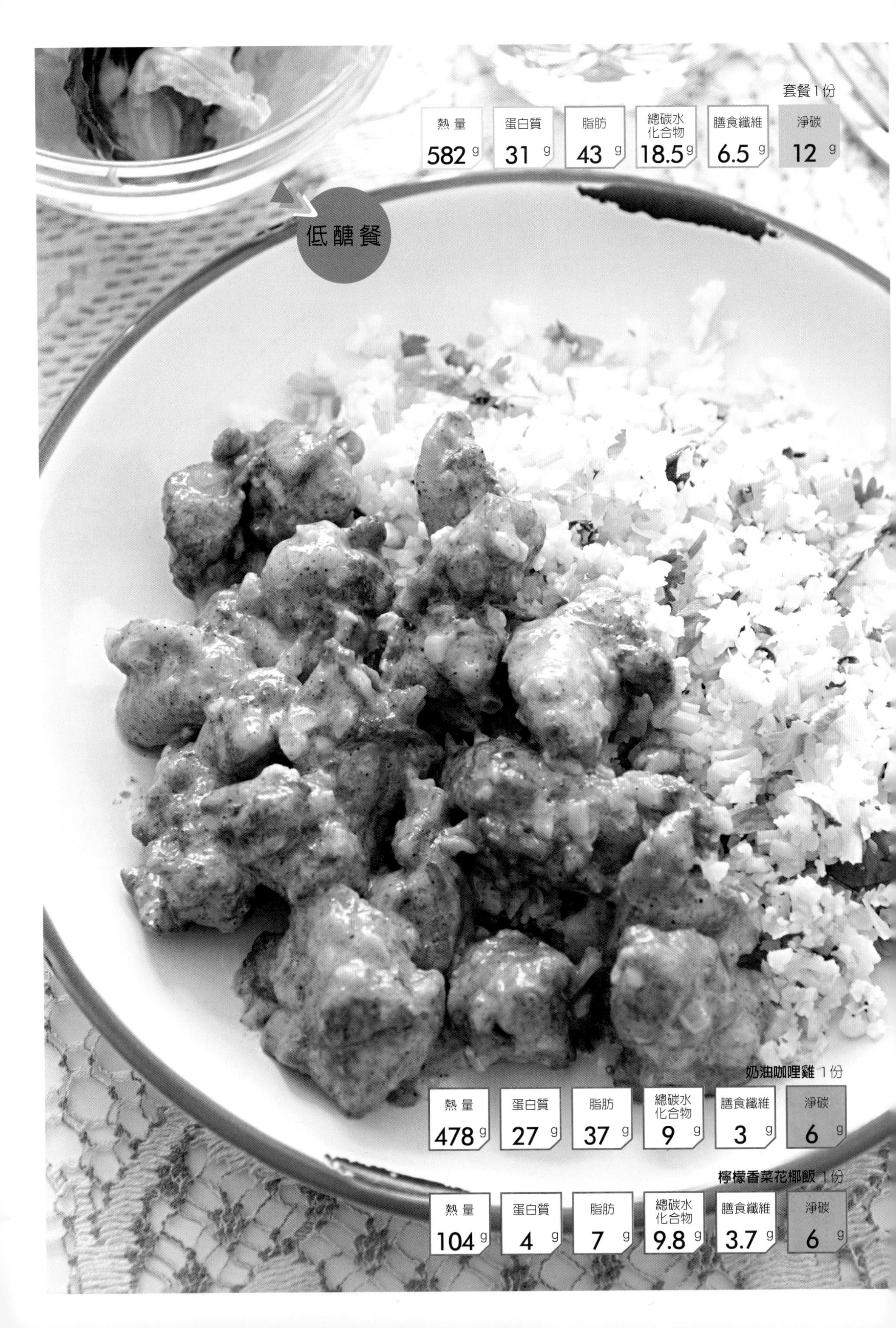
套餐1份
熱量 582g
蛋白質 31g
脂肪 43g
總碳水化合物 18.5g
膳食纖維 6.5g
淨碳 12g
低醣餐
奶油咖哩雞 1份
熱量 478g
蛋白質 27g
脂肪 37g
總碳水化合物 9g
膳食纖維 3g
淨碳 6g
檸檬香菜花椰飯 1份
熱量 104g
蛋白質 4g
脂肪 7g
總碳水化合物 9.8g
膳食纖維 3.7g
淨碳 6g

奶油咖哩雞＋檸檬香菜花椰飯

奶油味香濃的咖哩雞
搭配清爽開胃的檸檬香菜花椰飯，
簡單又美味

奶油咖哩雞　2份

去骨雞腿肉 ······· 300g
咖哩粉 ········ 1½大匙
肉桂粉 ·········· ½小匙
薑末 ············ ½小匙
蒜末 ············ 2小匙
洋蔥碎 ············· 50g
鮮奶油 ··········· 100g
清水 ·········· 2~5大匙
鹽 ················ 適量
椰子油 ·········· ½小匙

檸檬香菜花椰飯　2份

白花椰菜米 ······· 300g
奶油 ··············· 15g
蒜末 ············ 1小匙
洋蔥碎 ············· 30g
鹽與現磨黑胡椒粉 ·· 適量
檸檬汁 ·········· 1大匙
香菜碎 ············· 20g

※ 白花椰菜米作法請見第115頁

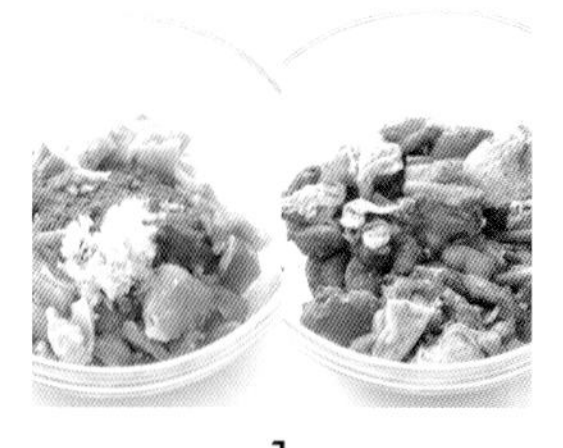

1
雞腿肉切成一口大小的塊狀，加入咖哩粉、肉桂粉、薑末、蒜末、¼小匙鹽拌勻醃約1小時，備用

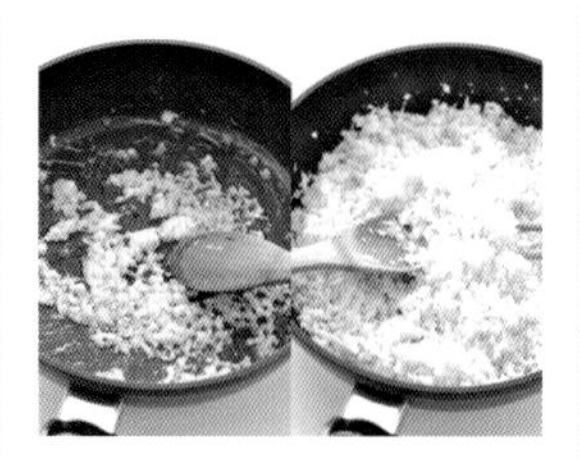

2
熱鍋，用奶油將花椰飯材料中的蒜末、洋蔥碎炒出香味後，放入白花椰菜米拌炒約2~3分鐘至熟

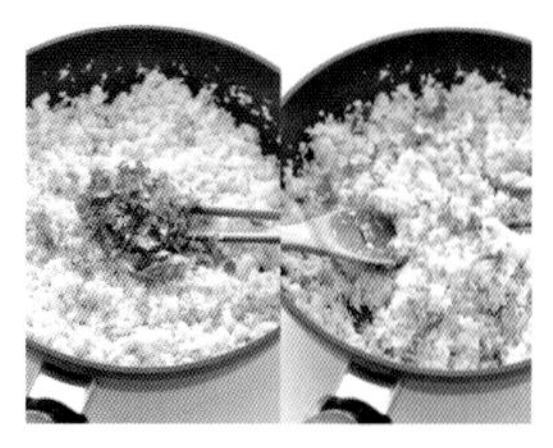

3
加鹽與黑胡椒粉調味，熄爐火，再加入檸檬汁與香菜碎拌勻，即為檸檬香菜花椰飯，盛盤備用

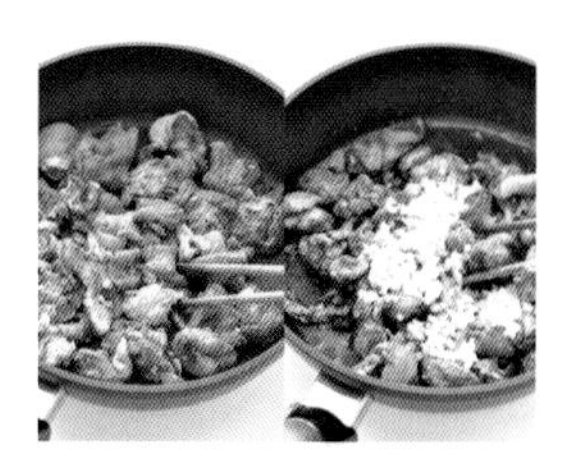

4
續用原鍋，加熱椰子油，放入雞肉煎至7分熟，再放入洋蔥碎炒出香味
雞肉先煎再放洋蔥一起炒，香氣較不易跑掉

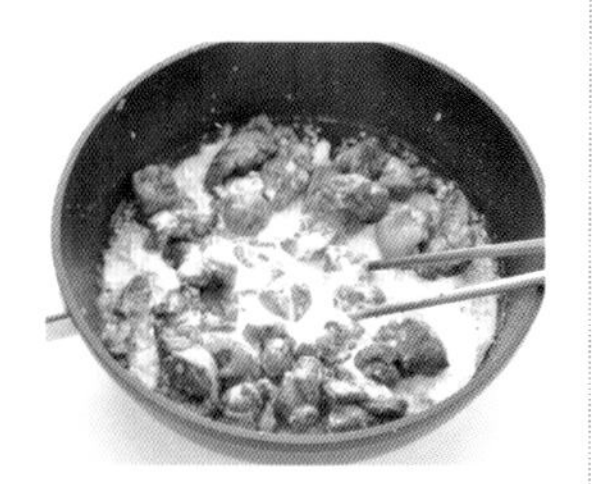

5
再加入鮮奶油，邊煮邊視情況加入清水調整濃稠度
可避免有的雞肉會越煮水份越多收不了汁

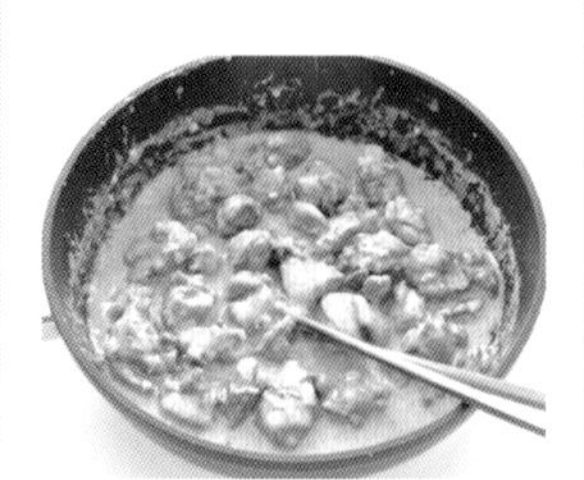

6
煮至雞肉全熟且稍微濃稠收汁後加鹽調味，即完成奶油咖哩雞

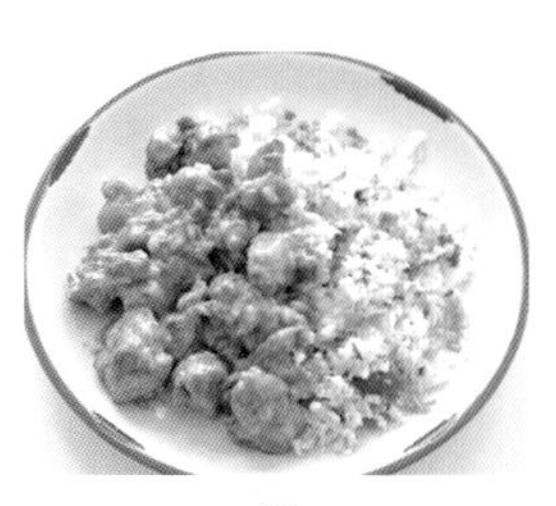

7
將奶油咖哩雞盛入裝有檸檬香菜花椰飯的盤裡，食用時再搭配炒青菜或生菜沙拉即可

低醣生酮貼心建議

- 奶油咖哩雞的雞腿可改用雞胸、蝦仁或是魚柳；鮮奶油則可替換成椰奶
- 奶油咖哩雞醃肉時也可再加入½小匙的薑黃粉增加香氣與色澤。也可加入少許赤藻糖醇調味

套餐1份

熱量	蛋白質	脂肪	總碳水化合物	膳食纖維	淨碳
512 g	38 g	38 g	4.6 g	3 g	1.6 g

生酮餐

香煎豬排+蒜香菠菜

一鍋就能烹煮到底的香煎豬排與蒜香菠菜，省時省力又美味

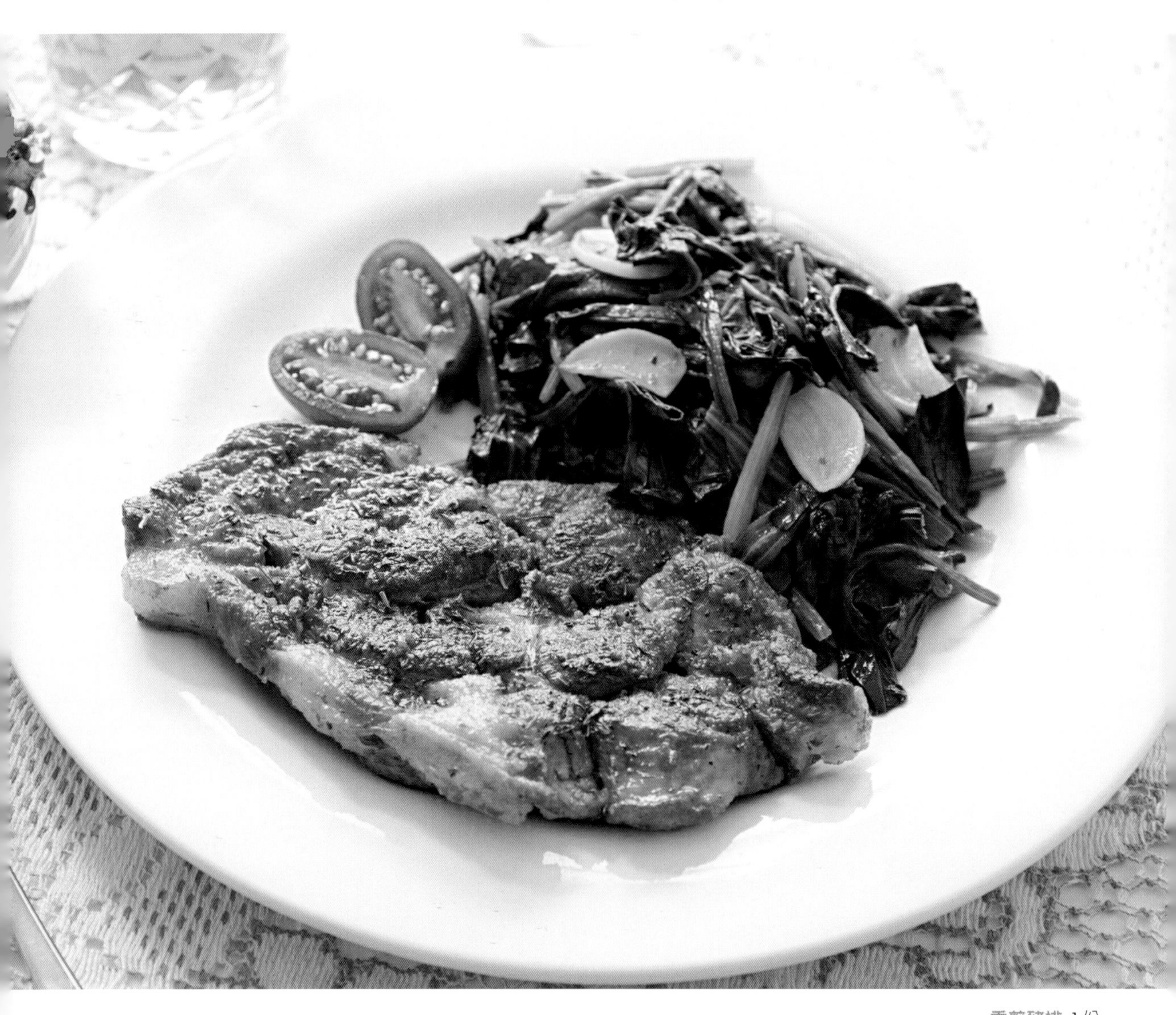

香煎豬排 1份

熱量	蛋白質	脂肪	總碳水化合物	膳食纖維	淨碳
480 g	34 g	37 g	0 g	0 g	0 g

蒜香菠菜 1份

熱量	蛋白質	脂肪	總碳水化合物	膳食纖維	淨碳
32 g	4 g	0.5 g	4.6 g	3 g	1.6 g

香煎豬排　2份

梅花肉豬排
　······ 2片，每片180g
鹽 ·················· 適量
義大利綜合乾燥香草
　·················· 適量
椰子油 ··········· 2大匙

蒜香菠菜　2份

菠菜 ·············· 300g
蒜頭 ········· 2瓣，切片
鹽 ·················· 適量

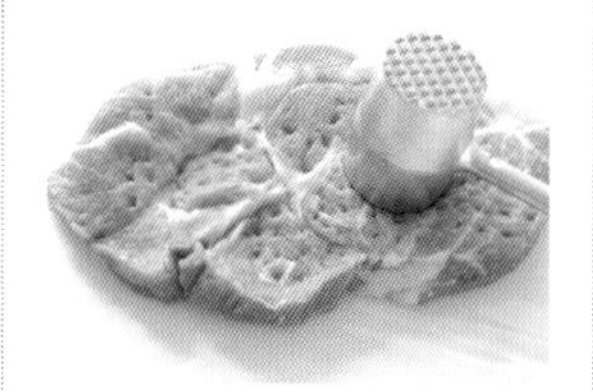

1
豬排洗淨用廚房紙巾擦乾水份，以敲肉器將肉兩面拍鬆
用敲肉器拍鬆肉的組織，可以讓肉吃起來軟嫩

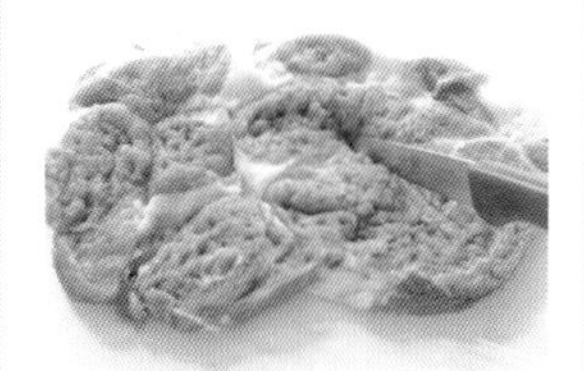

2
白色油花部份若有帶筋則要切斷筋，不然煎時肉會捲縮

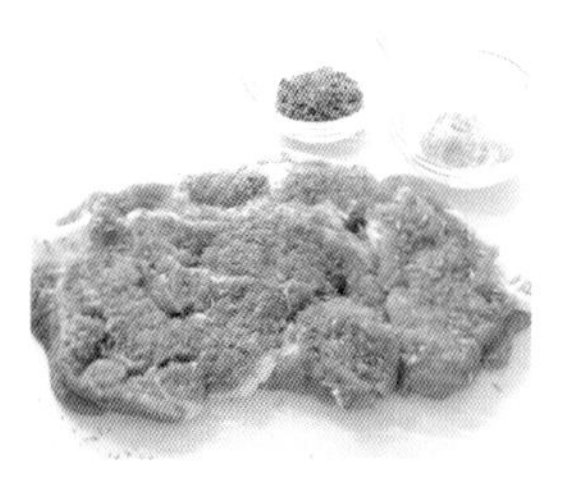

3
肉兩面撒上適量的鹽與義大利綜合香草，稍微抓一抓幫助入味，再靜置約10分鐘，備用

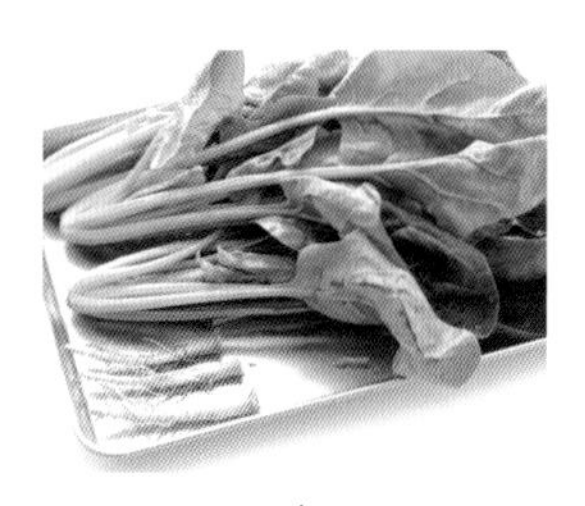

4
將菠菜根部稍微去除，但不要整個切掉，以避免菜葉散開，再淨泡並清洗乾淨

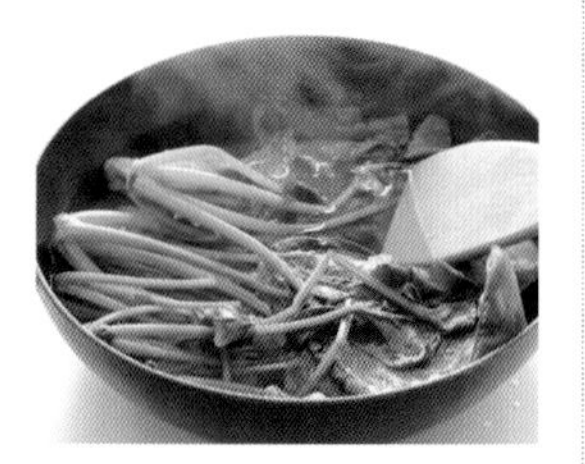

5
放入滾水中燙約20秒，撈起泡入冷水中至冷，再切成3公分段長，備用
菠菜燙過可以去除大量草酸，吃起來才較不澀口

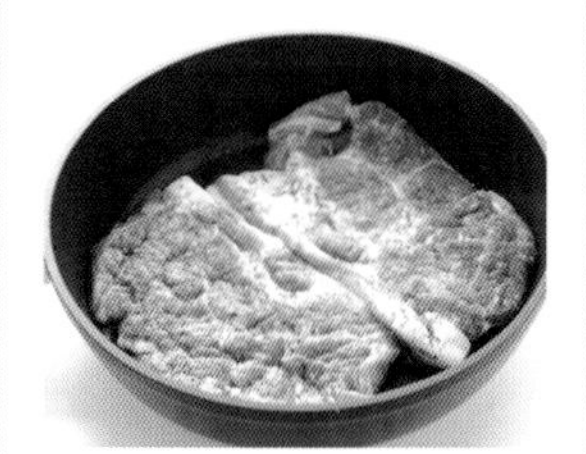

6
熱鍋，加入2大匙椰子油燒熱後放入豬排，以中大火煎約2分鐘至底部上色

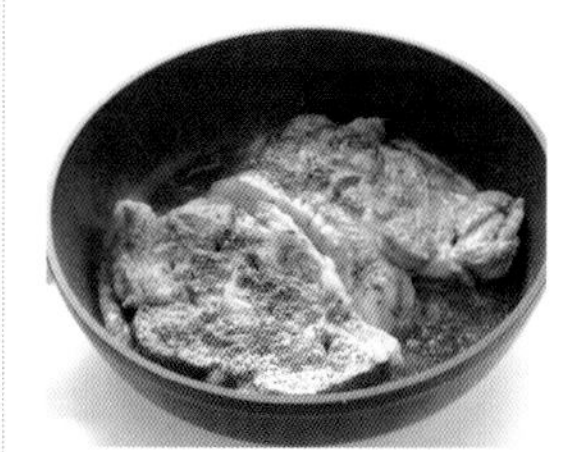

7
再翻面以中大火煎約1分鐘，蓋上鍋蓋轉小火燜煎約2~3分鐘至肉熟，即可盛盤
若豬排厚度約1公分，則煎的時間要縮短

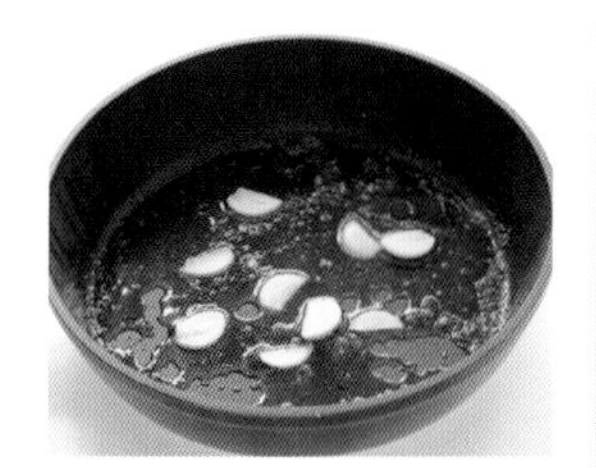

8
煎完豬排的鍋裡會剩下油，不要洗鍋，續用原鍋放入蒜片煎香
煎豬排的油是天然的好油，用來續炒青菜最適合

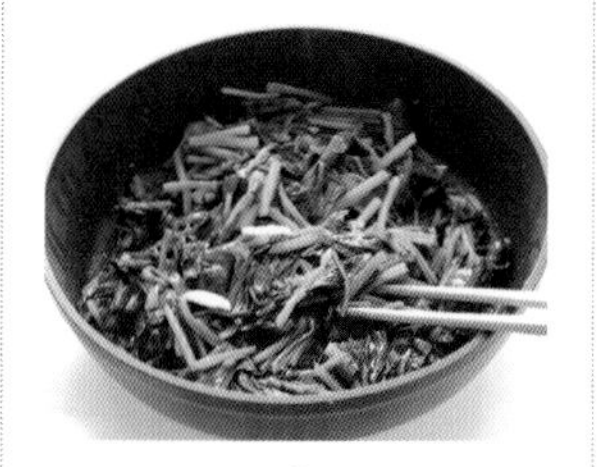

9
放入菠菜炒熟，並加鹽調味

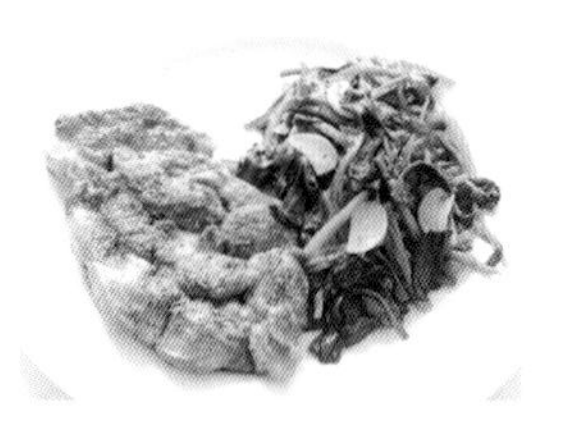

10
再盛於放有豬排的盤中，即完成一鍋到底的香煎豬排與蒜香菠菜

低醣生酮貼心建議

- 食譜中使用的是2公分厚的豬排，若較薄，則煎的時間要縮短
- 梅花肉豬排要選用帶有油花的，油花越多越肉就越嫩
- 義大利綜合乾燥香草可替換成新鮮的香草，比如：迷迭香。或是用蒜末，就是蒜香豬排也好好吃

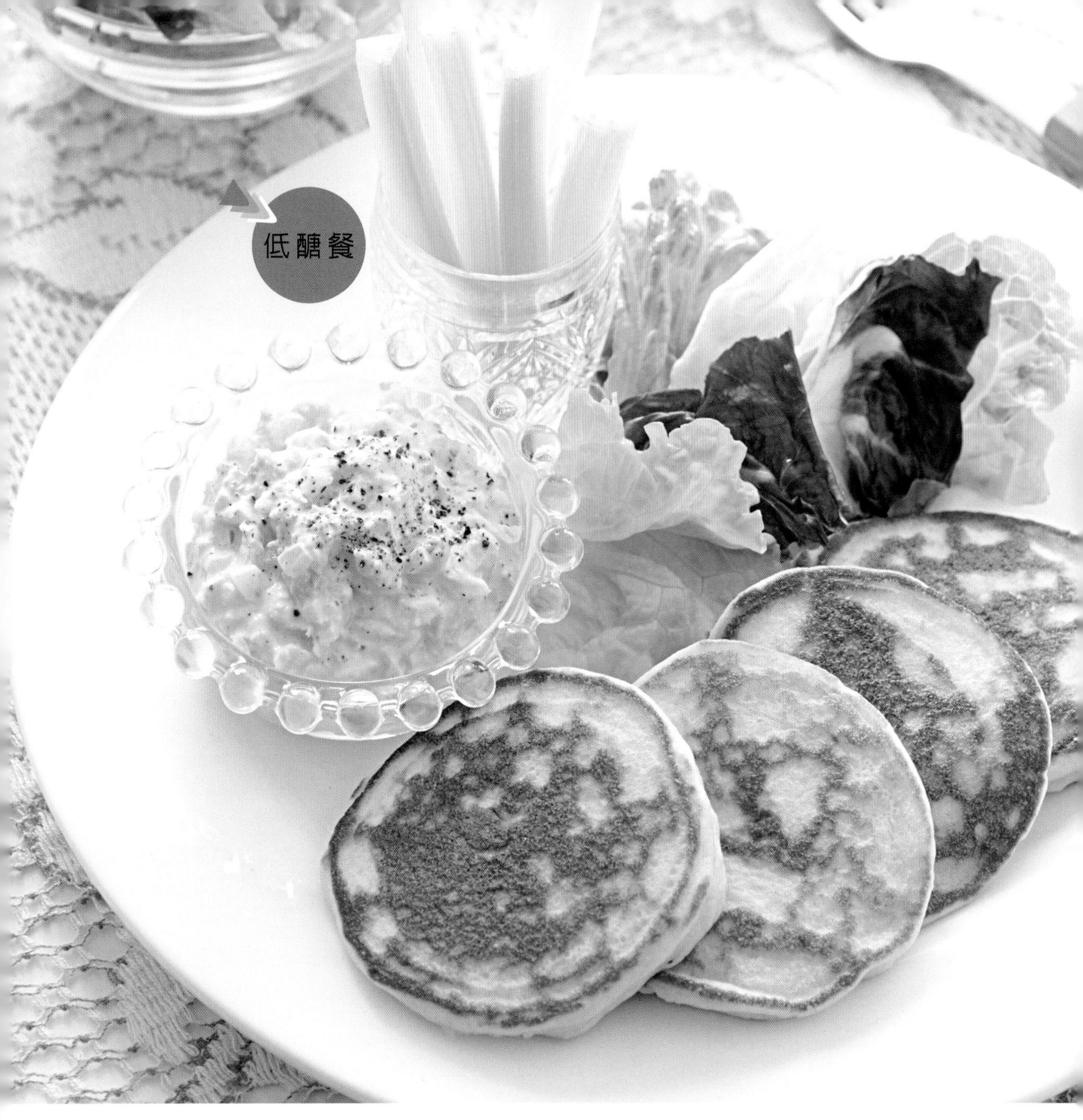

鮪魚沙拉＋椰子鬆餅

用椰子細粉來取代麵粉製作鬆餅，
大大的降低碳水化合物含量，
再搭配鮪魚沙拉，
美味又能滿足想吃麵包的口腹之慾

套餐 1份

熱量	蛋白質	脂肪	總碳水化合物	膳食纖維	淨碳
641 g	22 g	55 g	14 g	5.6 g	8 g

鮪魚沙拉 1份

熱量	蛋白質	脂肪	總碳水化合物	膳食纖維	淨碳
356 g	11 g	32 g	3.5 g	1.2 g	2.3 g

椰子鬆餅 1份

熱量	蛋白質	脂肪	總碳水化合物	膳食纖維	淨碳
286 g	11 g	23 g	10.5 g	4.5 g	6 g

鮪魚沙拉　2份

橄欖油漬鮪魚罐頭
········ 95g的1小罐
水煮蛋 ············· 1顆
洋蔥碎 ············· 30g
西芹碎 ············· 30g
自製美乃滋 ········· 50g
法式芥末醬 ······ ½小匙
檸檬汁 ·········· ½小匙
鹽與現磨黑胡椒粉 ·· 少許

※ 自製美乃滋作法請見第21頁

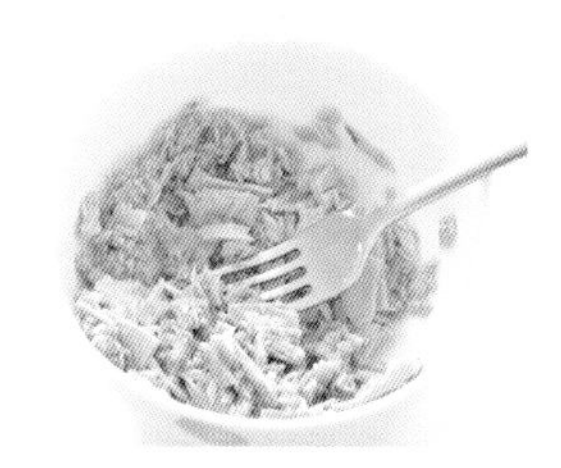

1
將罐頭鮪魚瀝乾汁液後用叉子搗鬆散

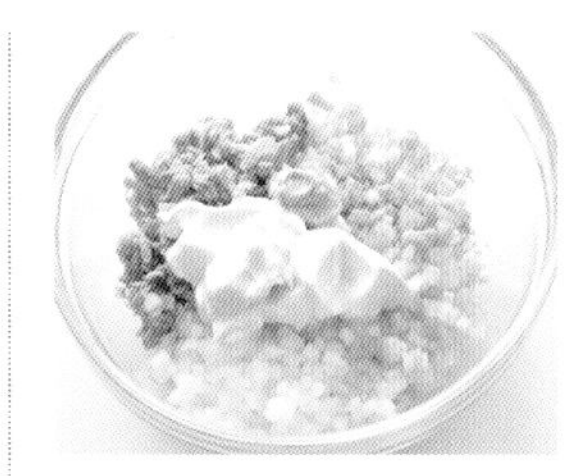

2
再加入切碎的水煮蛋、洋蔥碎、西芹碎、美乃滋、法式芥末醬、檸檬汁混合均勻

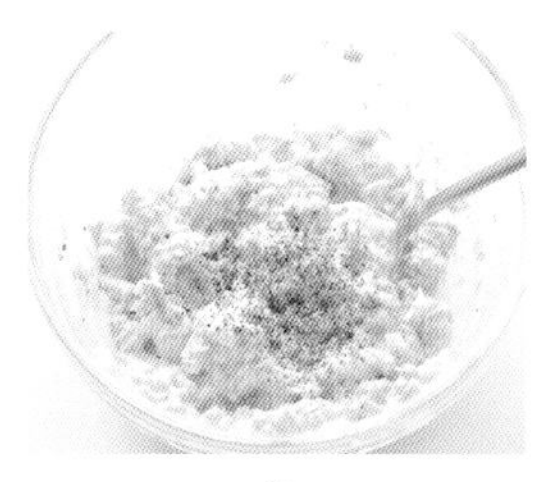

3
再加鹽與黑胡椒粉調整味道，即為鮪魚沙拉，冷藏備用

拌好冷藏約1小時可讓食材味道融合在一起，風味更佳

椰子鬆餅　2份

每份4片直徑7公分

奶油起司 ··········· 60g
雞蛋 ··············· 2顆
鮮奶油 ·········· 3大匙
香草精 ·········· ½小匙
椰子細粉 ··········· 20g
泡打粉 ·········· ½小匙

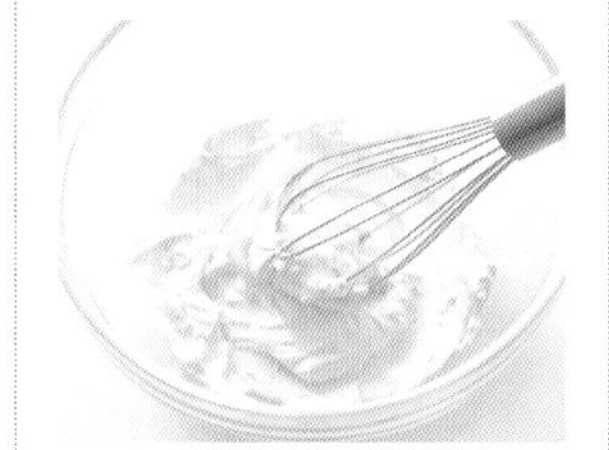

4
奶油起司預先放在室溫下回溫變軟後，用打蛋器攪打至鬆軟

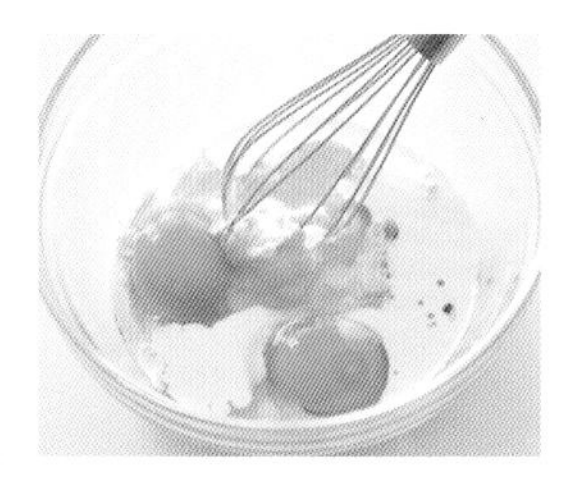

5
加入恢復成室溫的雞蛋、鮮奶油、香草精拌勻成光滑的奶油狀

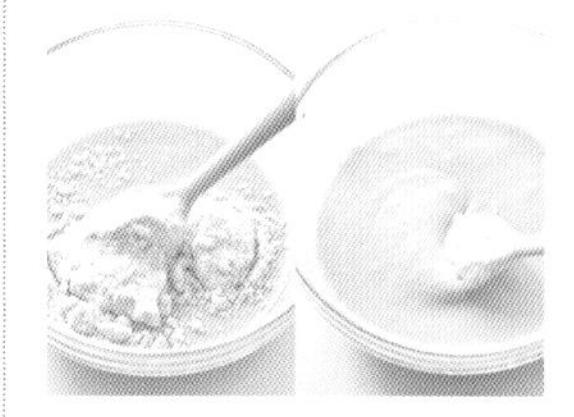

6
再加入預先混合均勻的椰子細粉與泡打粉，用橡皮刮刀輕拌勻成麵糊

也加入可可粉或抹茶粉，就能變化成不同的口味

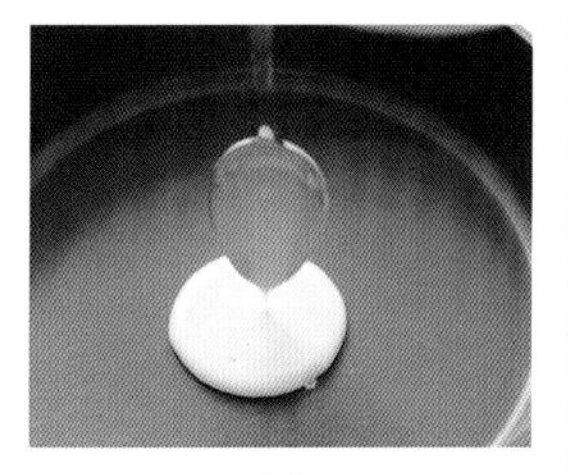

7
用廚房紙巾沾上極少許的油擦拭鍋面，鍋子燒熱時用湯匙取1大匙的麵糊垂直滴落至鍋內

垂直滴落就能形成漂亮的圓形喔

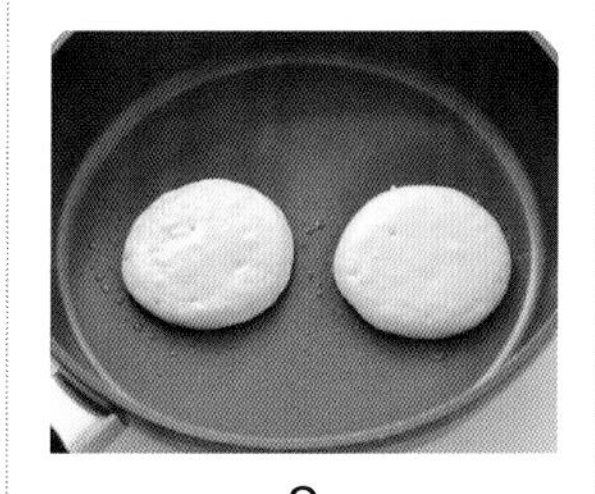

8
小火烘至冒出許多氣泡

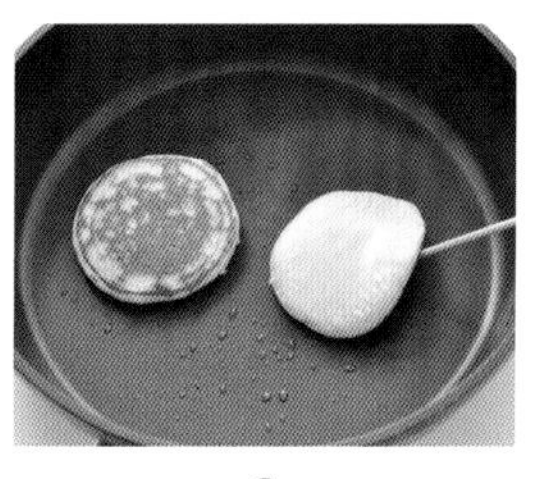

9
先用牙籤或竹籤翻起煎餅的一角，再用鍋鏟翻面烘約10~15秒即可盛起，續將所有麵糊製做完畢

用牙籤搭配鍋鏟就能完美成功的翻面

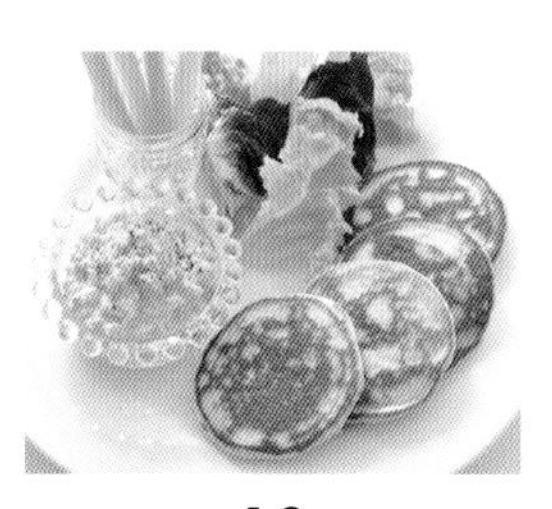

10
將椰子鬆餅盛盤並搭配鮪魚沙拉食用，即完成

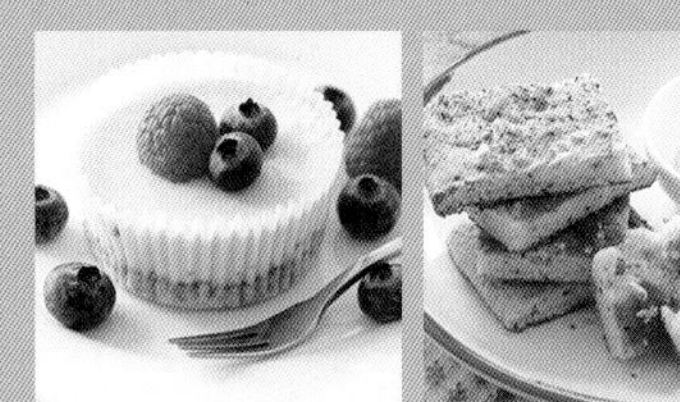
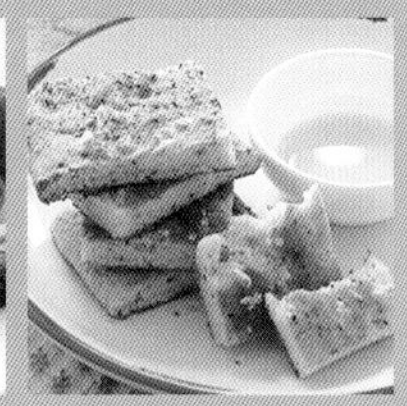
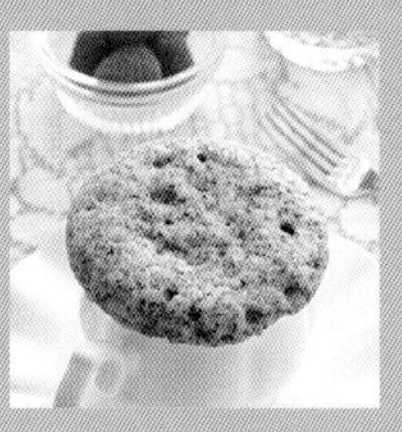

低醣生酮的蛋糕麵包

CAKES & BREAD

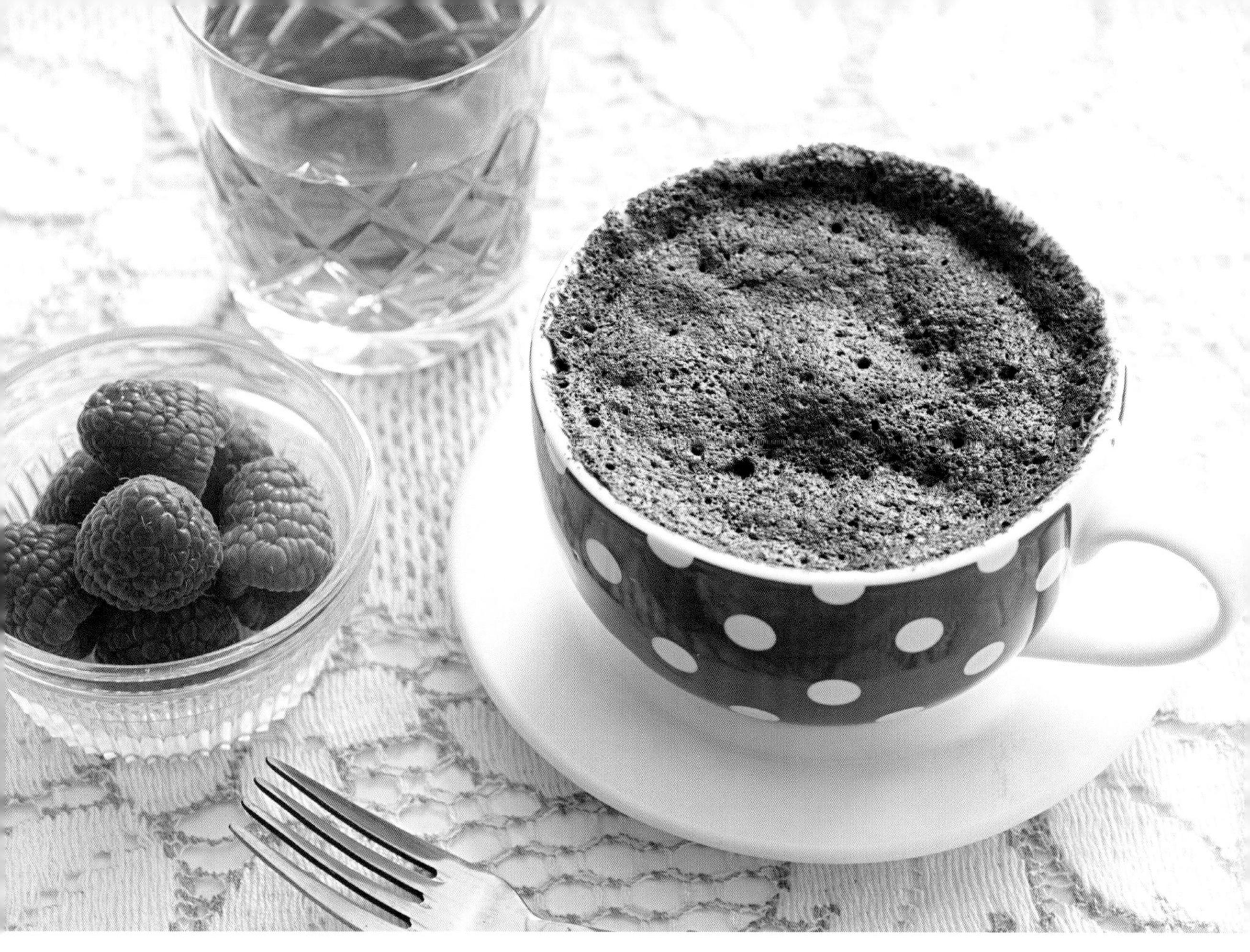

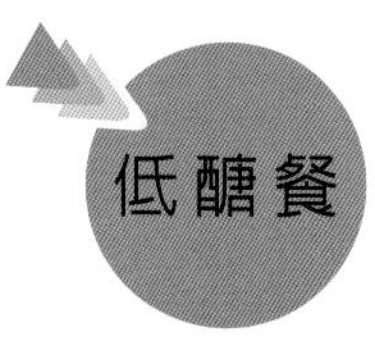

1份

熱量	蛋白質	脂肪	總碳水化合物	膳食纖維	淨碳
419 g	12 g	45 g	10 g	5.6 g	4.4 g

巧克力杯子蛋糕

用杏仁粉替代麵粉烤製而成的巧克力蛋糕，低碳水的同時還能兼具美味

材料　1份

- 含鹽奶油 ············ 30g
- 雞蛋 ················ 1顆
- 香草精 ·········· ¼小匙
- 烘焙用杏仁粉 ······· 15g
- 椰子細粉 ············ 5g
- 無糖可可粉 ·········· 5g
- 泡打粉 ·········· ½小匙
- 赤藻糖醇 ········ 1大匙

※300ml的馬克杯，微波爐功率為700W

作法

1 將奶油放入馬克杯裡，微波加熱30秒
微波爐功率換算：800W/25秒、900W/20秒

2 加入恢復成室溫的雞蛋、香草精，混合均勻

3 再加入杏仁粉、椰子細粉、無糖可可粉、泡打粉、赤藻糖醇混合均勻

4 放入微波爐加熱70秒，即完成
微波爐功率換算：800W/61秒、900W/55秒

低醣生酮貼心建議

微波爐功率的正確加熱時間、食材注意事項，請參照146頁5分鐘紅茶杯子蛋糕的低醣生酮貼心建議

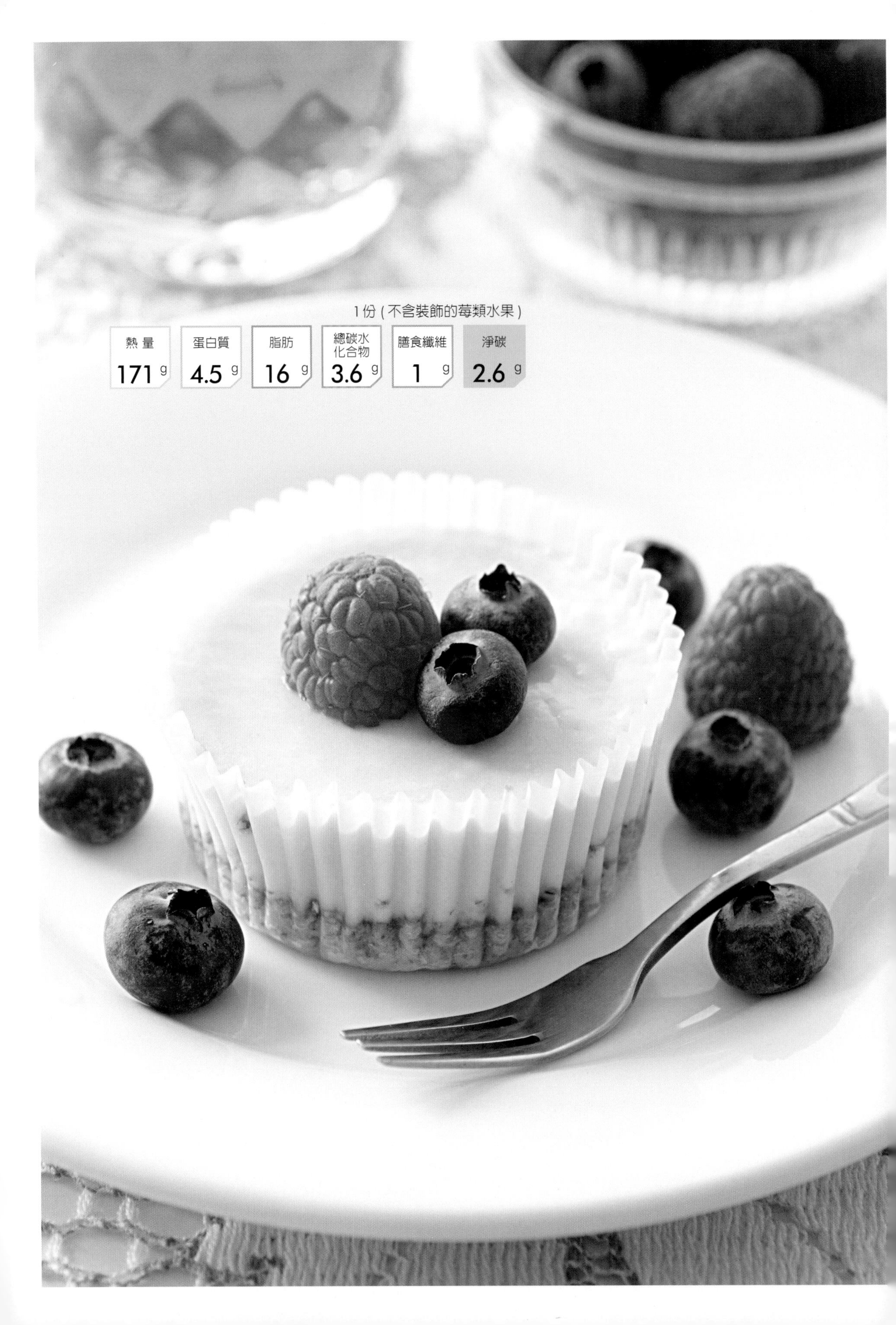

1份(不含裝飾的莓類水果)

熱量	蛋白質	脂肪	總碳水化合物	膳食纖維	淨碳
171 g	4.5 g	16 g	3.6 g	1 g	2.6 g

迷你起司蛋糕

簡易的起司蛋糕，份量小小的，吃起來美味又無負擔

材料　8份

奶油起司……1盒227g
雞蛋……1顆
檸檬汁……½小匙
檸檬皮碎屑……½小匙
香草精……½小匙
赤藻糖醇……50g
鹽……1小撮

底層脆皮

烘焙用杏仁粉……60g
融化奶油……30g

裝飾：可依喜好使用草莓、藍莓或覆盆子

※ 使用的是標準馬芬蛋糕模

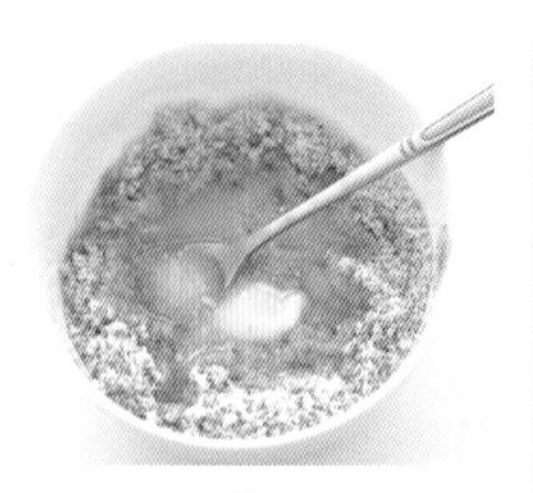

1
將底層脆皮的杏仁粉、融化奶油混合均勻
杏仁粉可用打成碎粉的核桃替代，或是杏仁、核桃各半

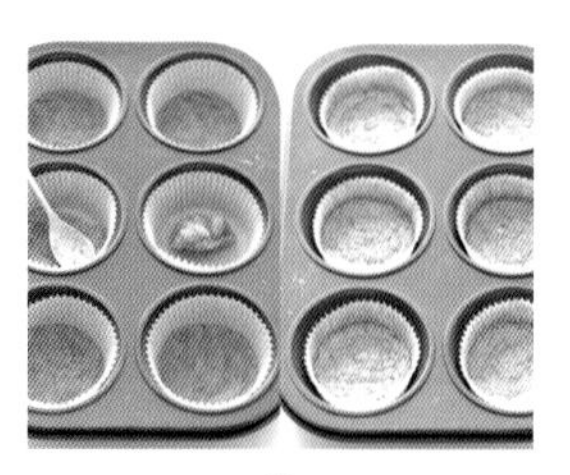

2
馬芬模墊上蛋糕紙，將作法1的杏仁粉均分到蛋糕模裡並壓實，放入已預熱的烤箱以攝氏180度烤約5分鐘，取出備用

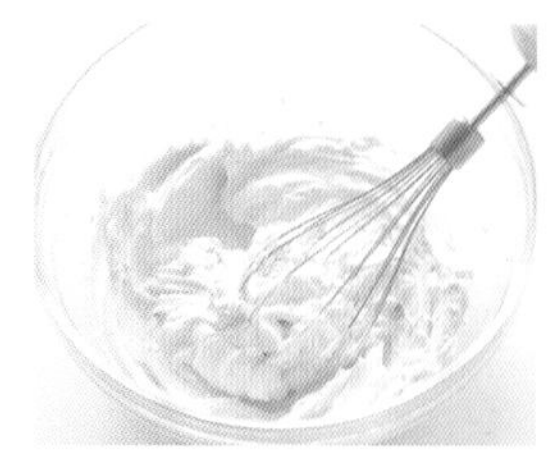

3
奶油起司預先放在室溫下回溫變軟後，用打蛋器攪打至鬆軟

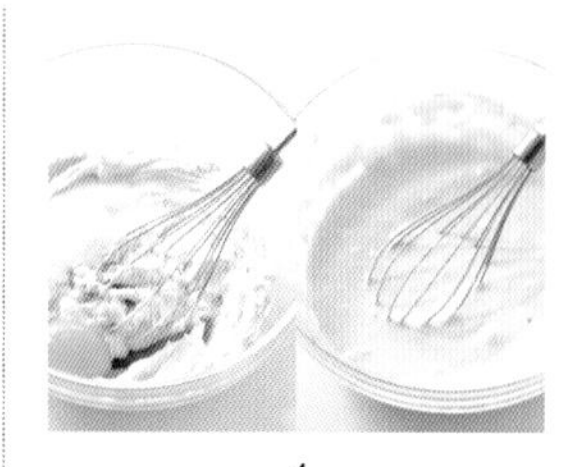

4
加入雞蛋、檸檬汁、檸檬皮碎屑、香草精、赤藻糖醇、鹽拌勻成光滑的奶油狀

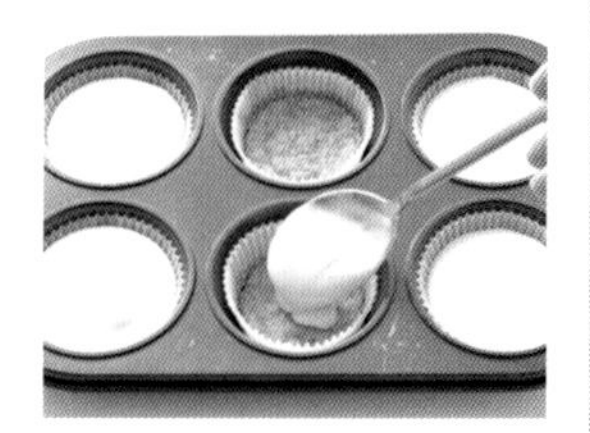

5
將奶油起司糊倒入作法2的馬芬模後，再拿起輕敲桌面震出大氣泡
做成8份，份量小，吃起來無負擔

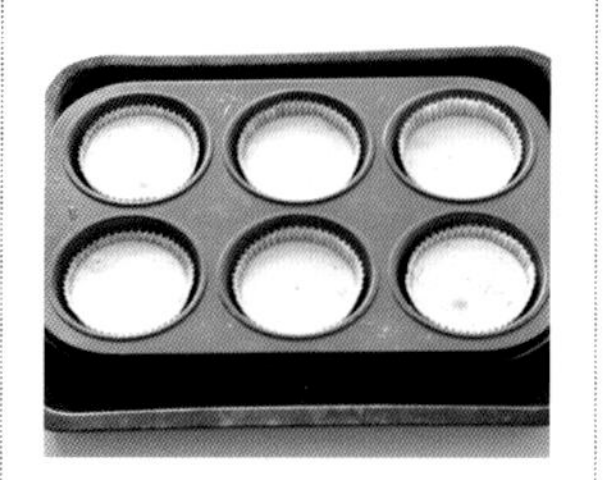

6
烤盤倒入適量的滾水，放上馬芬模，放入已預好熱的烤箱以攝氏170度隔水烤13~15分鐘，冷卻後冷藏至冰涼，即可食用

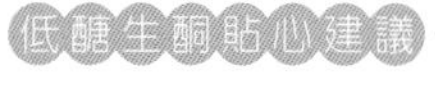

- 也可以在奶油起司糊裡加入藍莓烘烤，則為藍莓起司蛋糕
- 或是將草莓或藍莓煮至軟爛成為果泥，搭配起司蛋糕食用

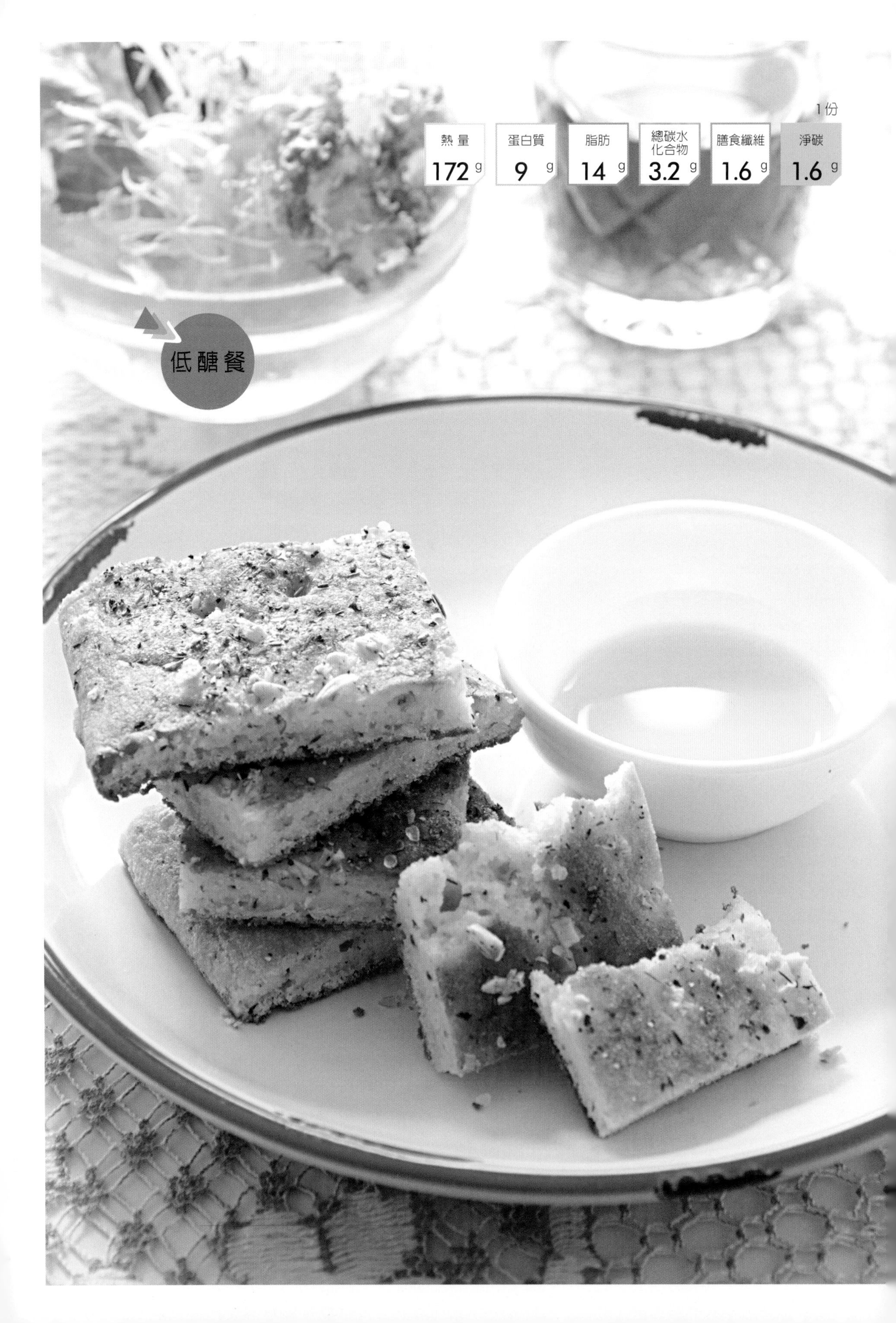
1份
熱 量
172 g
蛋白質
9 g
脂肪
14 g
總碳水化合物
3.2 g
膳食纖維
1.6 g
淨碳
1.6 g
低醣餐

蒜香佛卡夏麵包

碳水化合物含量低的義式佛卡夏麵包
除了直接沾橄欖油食用，
也可以製作三明治或是當 pizza 餅喔

材料　8份

- mozzarella 起司 ··· 150g
- 奶油起司 ··········· 50g
- 雞蛋 ················ 1顆
- 烘焙用杏仁粉 ····· 100g
- 泡打粉 ········ 1½ 小匙
- 義式綜合香草 ·· 1½ 小匙
- 蒜末 ············ 1大匙
- 現磨黑胡椒粉 ······ 少許
- 初榨橄欖油 ······ 1大匙
- 粗粒海鹽 ·········· 少許

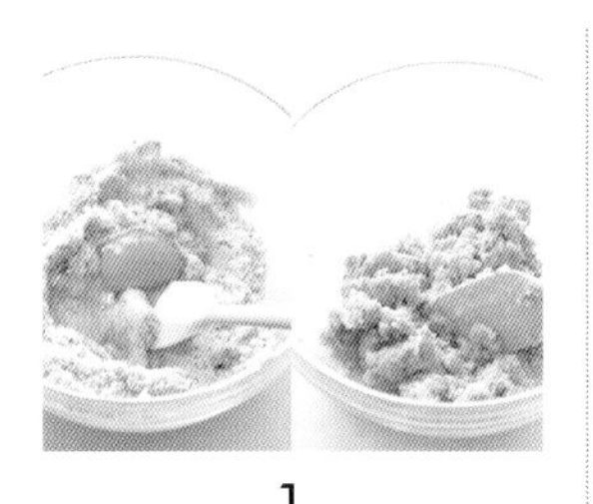

1
將杏仁粉、泡打粉、1小匙義式綜合香草混合均勻後，再加入雞蛋拌勻，備用
義式綜合香草可替換成新鮮或乾燥的迷迭香

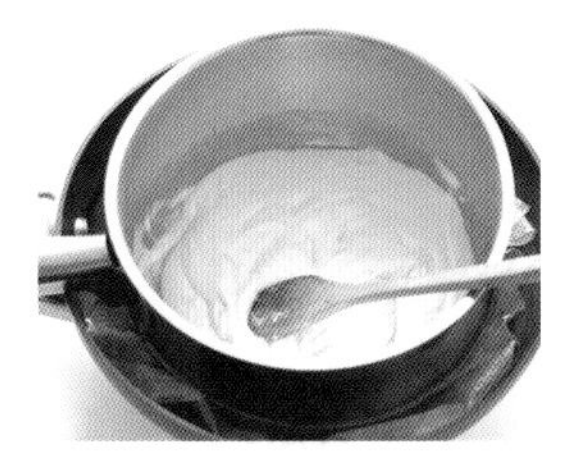

2
將 mozzarella 起司切碎，與奶油起司一起隔水加熱至完全融化
也可用烤箱或微波爐加熱，小心不要加熱到上色

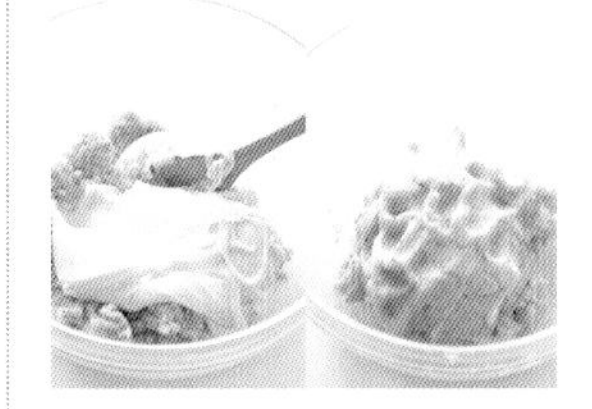

3
再將融化的起司加入作法1中，充份的揉拌均勻成麵團

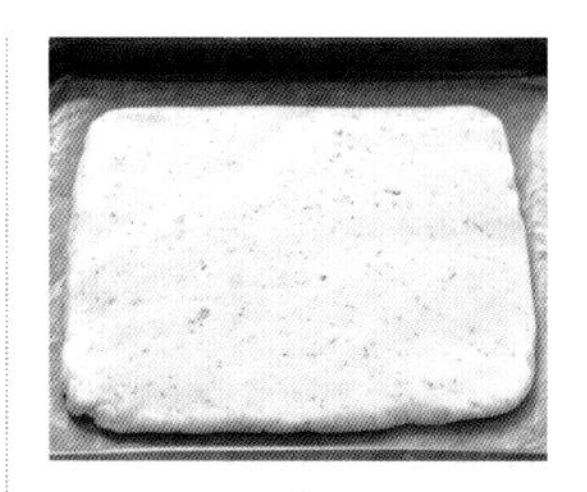

4
烤盤鋪上烘焙紙，放上麵團並壓整成圓形或方形

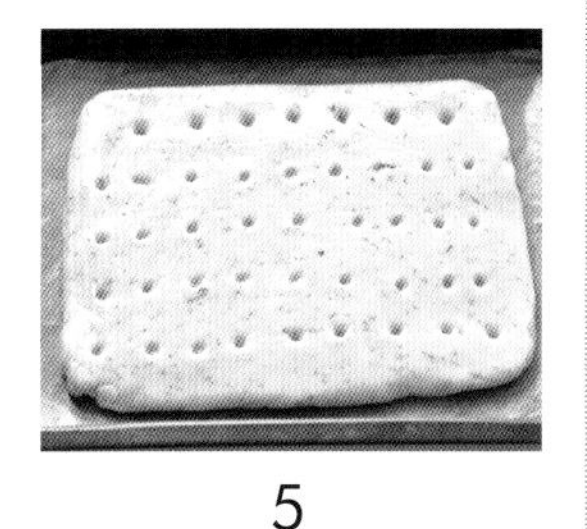

5
用手指在麵團上搓壓出小凹洞，抹上初榨橄欖油

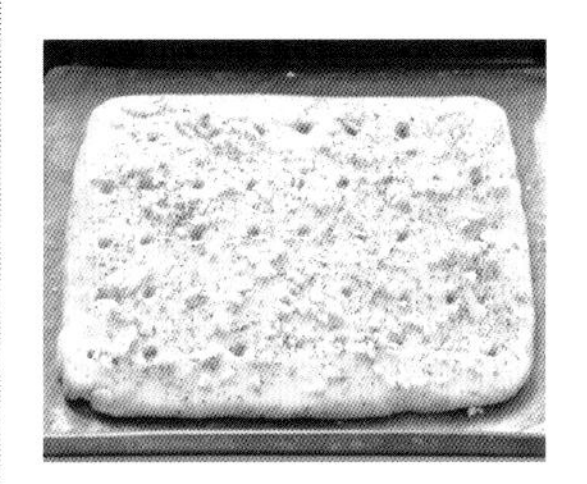

6
再撒上蒜末、黑胡椒粉、½ 小匙義式綜合香草、少許的海鹽

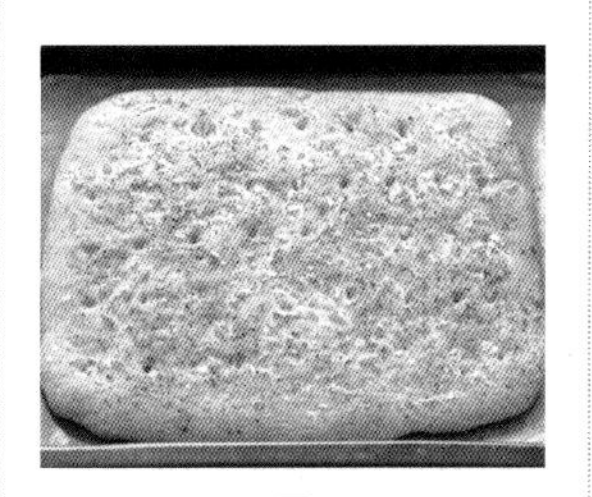

7
放進已預好熱的烤箱以攝氏200度烤約15~20分鐘至表面金黃，即完成

1份

熱量	蛋白質	脂肪	總碳水化合物	膳食纖維	淨碳
100 g	3.6 g	8.6 g	2.6 g	1.7 g	0.9 g

義式杏仁脆餅

用杏仁粉取代麵粉製作成的義式脆餅，嘴饞時吃1片，輕鬆無負擔

材料　16份

烘焙用杏仁粉 ····· 220g
泡打粉 ·········· 1小匙
赤藻糖醇 ··········· 50g
雞蛋 ··············· 2顆
融化的奶油 ········· 25g
香草精 ·········· 1小匙

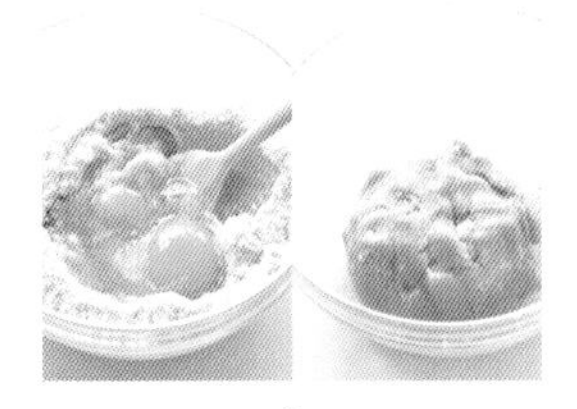

1
將杏仁粉、泡打粉、赤藻糖醇混合均勻後加入雞蛋、融化的奶油、香草精攪拌均勻成麵團

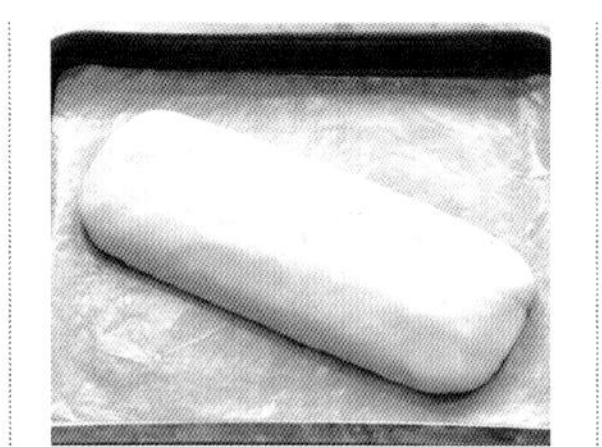

2
將麵團放在墊有烘焙紙的烤盤上，整成長度約為23~24公分的橢圓形

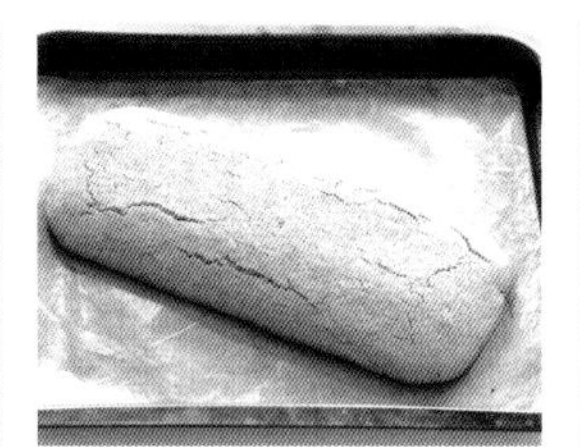

3
放入已預好熱的烤箱以攝氏180度烤約25~30分鐘

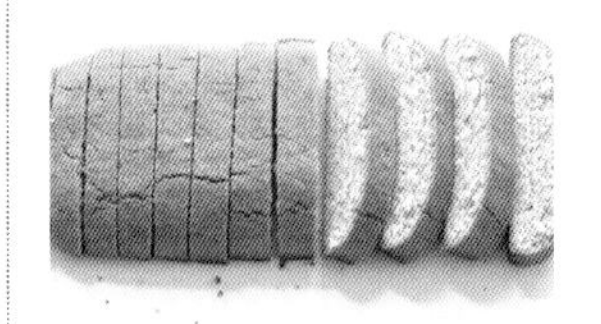

4
烤好後取出靜置30~60分鐘使其降溫，再切成1.5公分厚的片狀
切之前刀最好磨利會較好切，切時小心，易碎

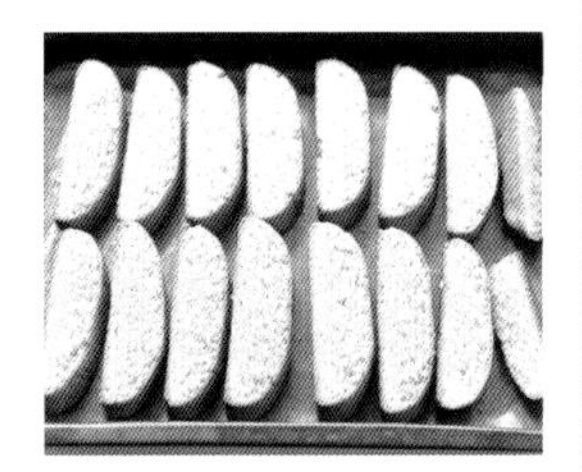

5
排入烤盤，放入烤箱以攝氏120度烤約20分鐘

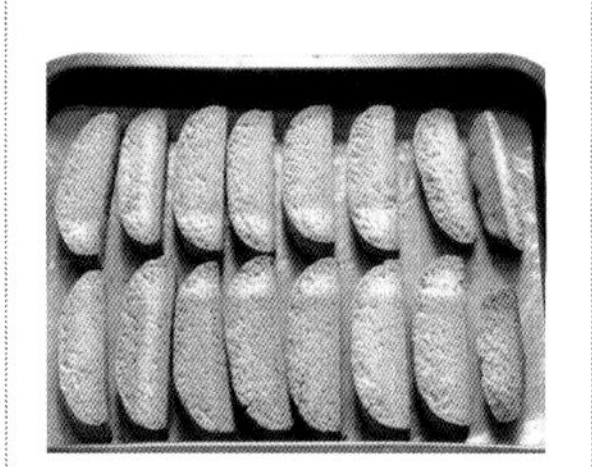

6
翻面再續烤約15~20分鐘，即完成義式杏仁脆餅
烤的時間會依切的厚度而不同，可依實際情況加以調整

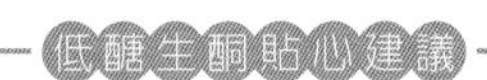

- 可在麵團裡加入杏仁片或整顆的杏仁，但切片時要小心，因更易碎
- 可依喜好使用無鹽或含鹽的奶油

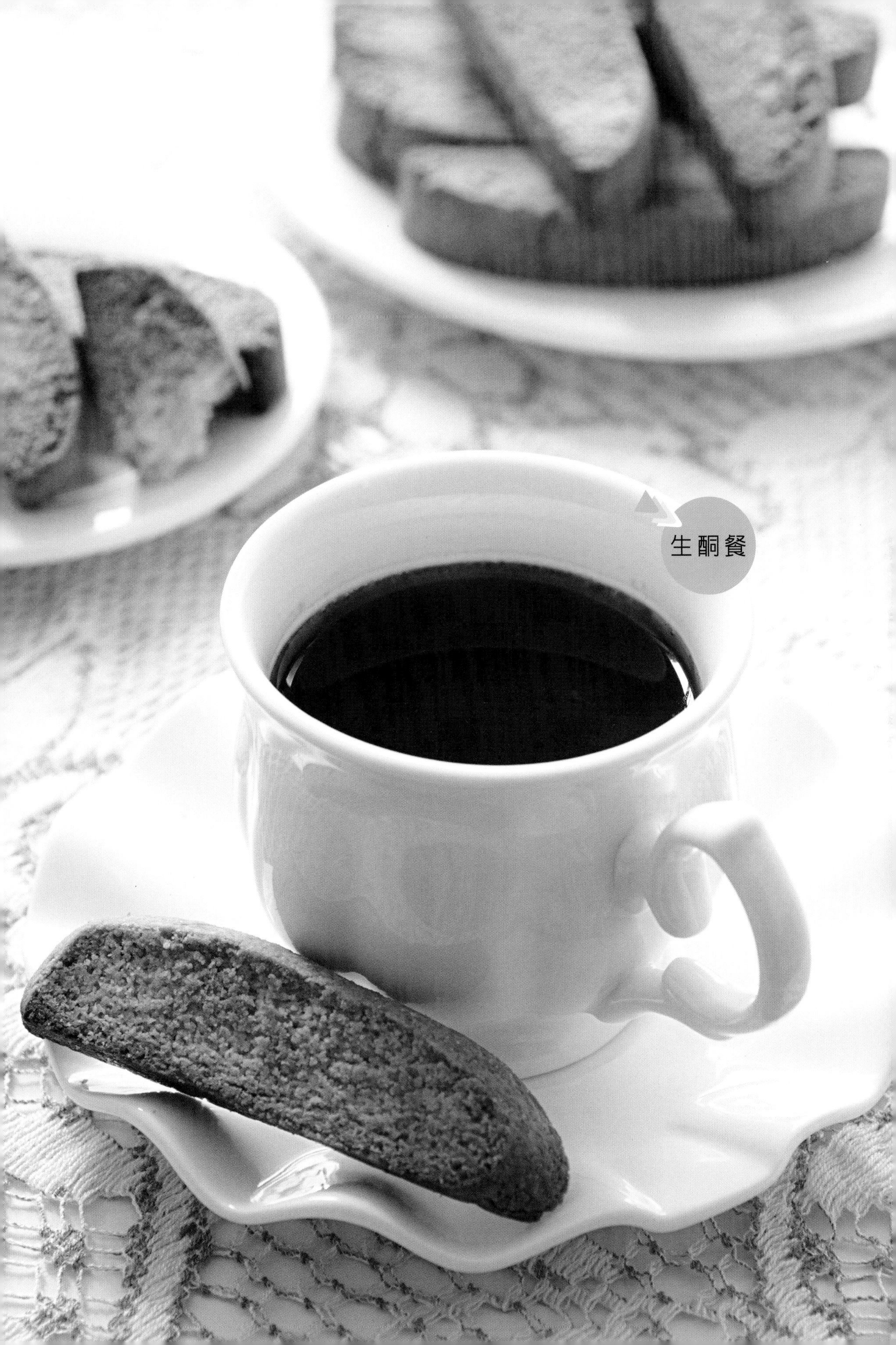
生酮餐

1份(不含頂面裝飾開心果碎)

熱量	蛋白質	脂肪	總碳水化合物	膳食纖維	淨碳
74 g	2 g	3 g	6 g	4.6 g	1.4 g

2分鐘巧克力酪梨慕斯

只需4種材料就能在短時間內完成的低醣點心

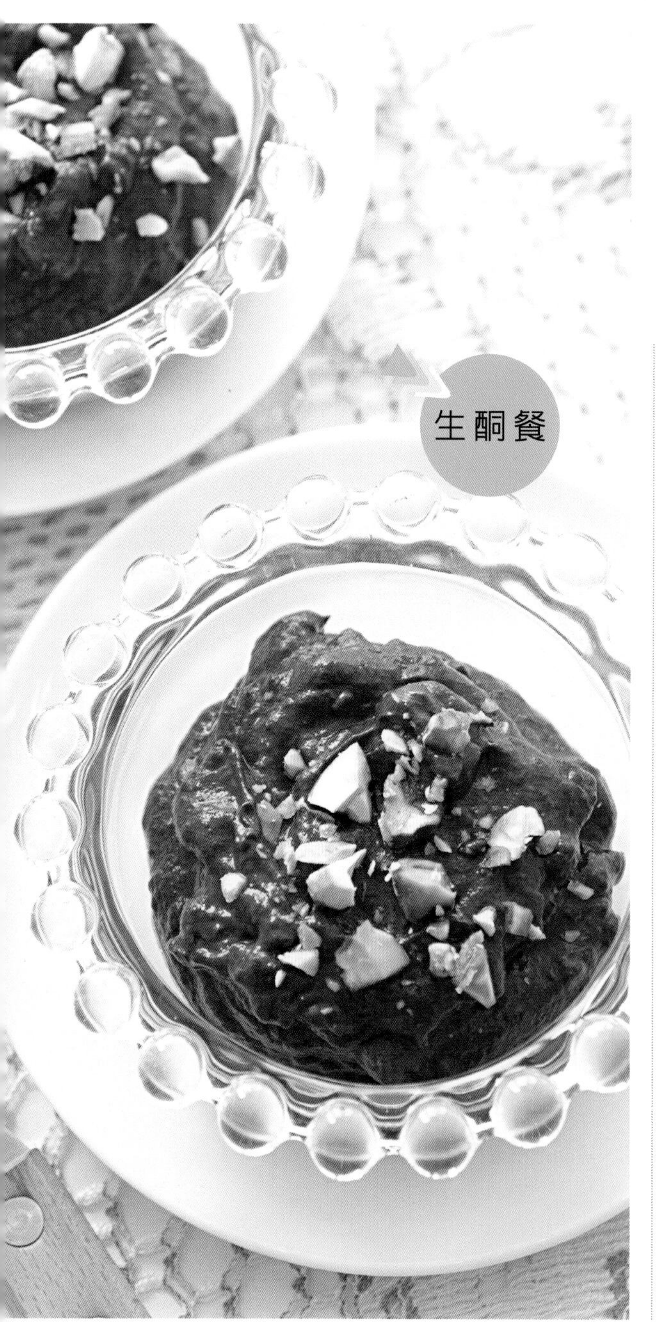

材料　2份

熟軟的酪梨 ……去核去皮150g

無糖可可粉 ……15g

椰奶 ……2小匙

赤藻糖醇 ……2~3小匙

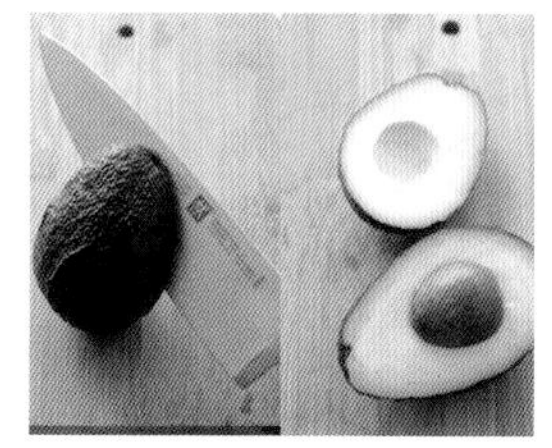

1

將酪梨用刀縱向的切劃一圈後，再用雙手轉動酪梨並分開成2半

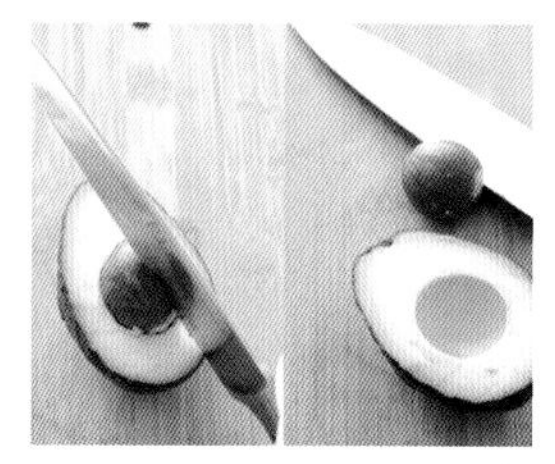

2

用刀輕砍進酪梨的內核，讓內核卡在刀上將其取出，也可用湯匙挖起來

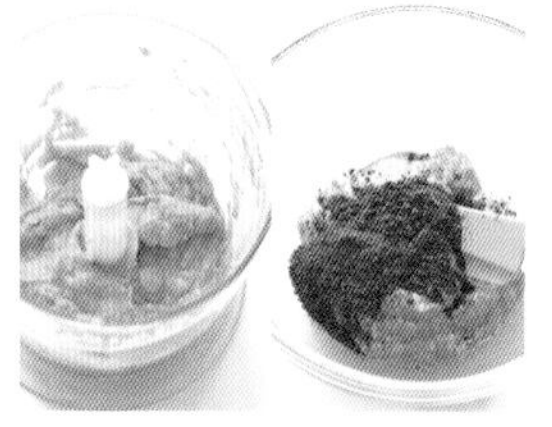

3

酪梨去皮去核後用料理機打成泥狀，再加入可可粉拌勻

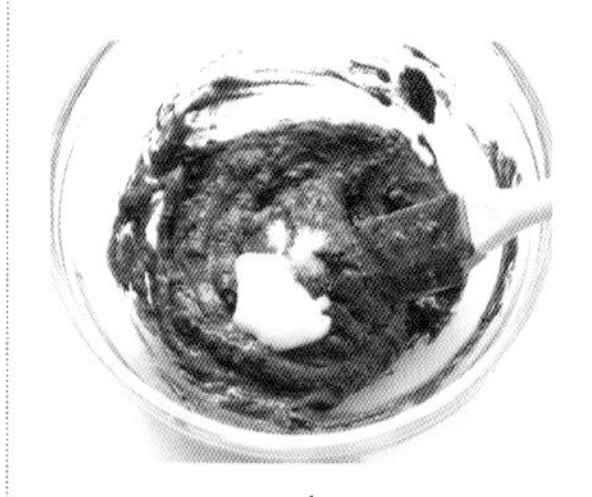

4

邊加椰奶邊拌勻調整成喜愛的濃稠度，再加入赤藻糖醇拌勻，放入冰箱冷藏至冰涼，即完成

冷藏約半天後的口感就跟慕斯一樣喔

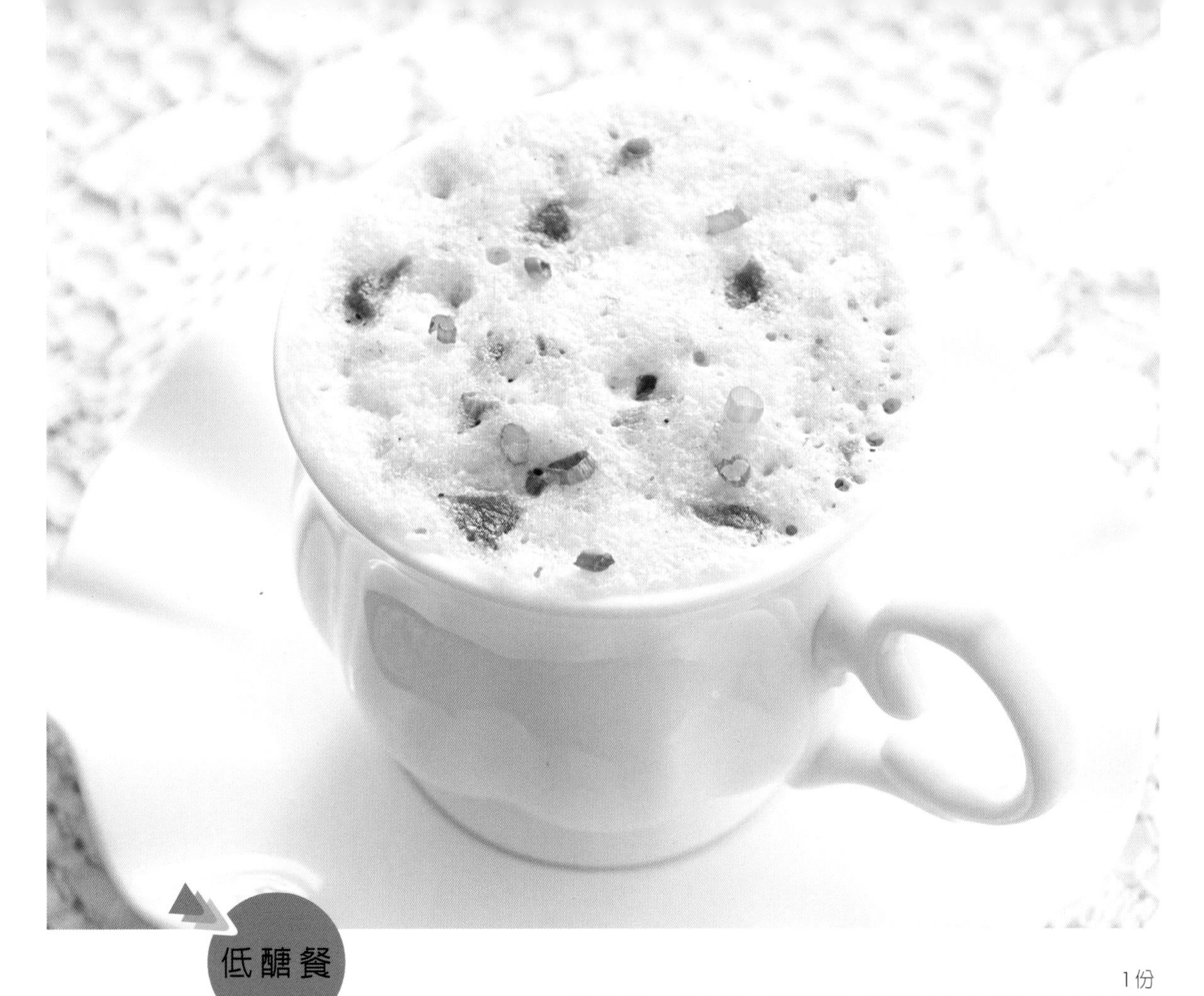

低醣餐

1份

熱量	蛋白質	脂肪	總碳水化合物	膳食纖維	淨碳
437 g	12 g	45 g	8.5 g	5 g	3.5 g

起司香蔥培根鹹蛋糕

焦香的培根搭配奶香十足的起司，是一款簡單美味的鹹口味蛋糕

材料　1份

含鹽奶油 …… 20g
雞蛋 …… 1顆
烘焙用杏仁粉 …… 20g
椰子細粉 …… 5g
泡打粉 …… ½小匙
培根 …… 20g
切達起司 …… 10g
蔥花 …… 5g
現磨黑胡椒粉 …… 少許

※300ml的馬克杯，微波爐功率為700W

作法

1 將培根煎至酥脆微焦後切小丁；切達起司刨成細絲，備用

2 將奶油放入馬克杯裡，微波加熱30秒
微波爐功率換算：800W/25秒、900W/20秒

3 加入恢復成室溫的雞蛋混合均勻，再加入杏仁粉、椰子細粉、泡打粉拌勻

4 加入培根、切達起司、蔥花、黑胡椒粉混合均勻後，放入微波爐加熱70秒，即完成
微波爐功率換算：800W/61秒、900W/55秒

低醣生酮貼心建議

- 含鹽奶油可以替換成鮮奶油或橄欖油
- 微波爐功率的正確加熱時間、食材注意事項，請參照146頁5分鐘紅茶杯子蛋糕的低醣生酮貼心建議

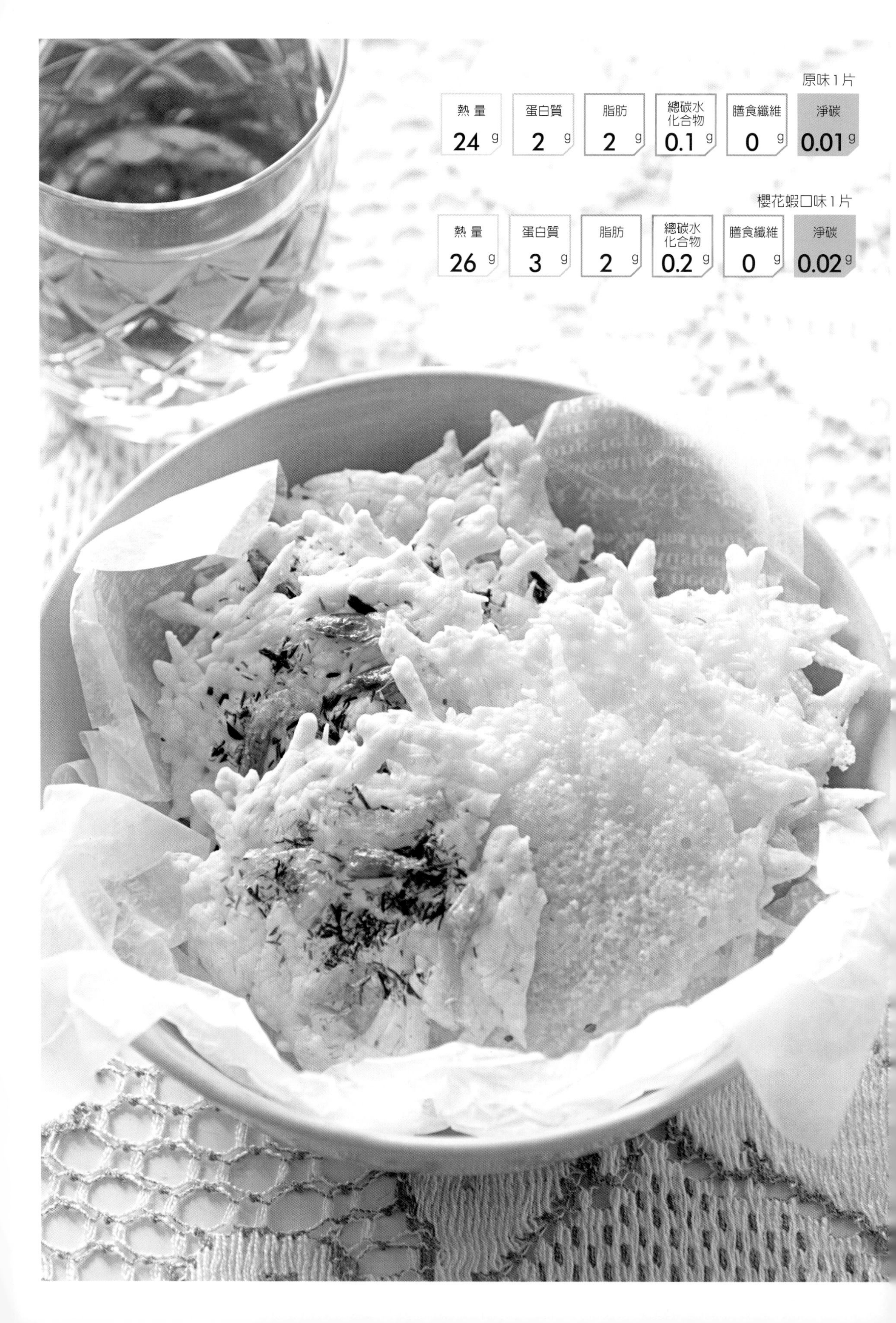

原味1片

熱量	蛋白質	脂肪	總碳水化合物	膳食纖維	淨碳
24 g	2 g	2 g	0.1 g	0 g	0.01 g

櫻花蝦□味1片

熱量	蛋白質	脂肪	總碳水化合物	膳食纖維	淨碳
26 g	3 g	2 g	0.2 g	0 g	0.02 g

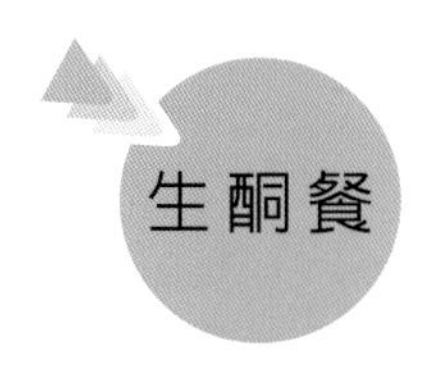

生酮餐

用烤箱・平底鍋・微波爐做起司脆片

美味又酥脆的起司片，材料簡單，作法零難度，烤箱、平底鍋、微波爐都能做到喔

材料　10片

帕馬森或切達起司‥ 50g
櫻花蝦………… 10g
巴西里 (Parsley) 碎末……………… 少許

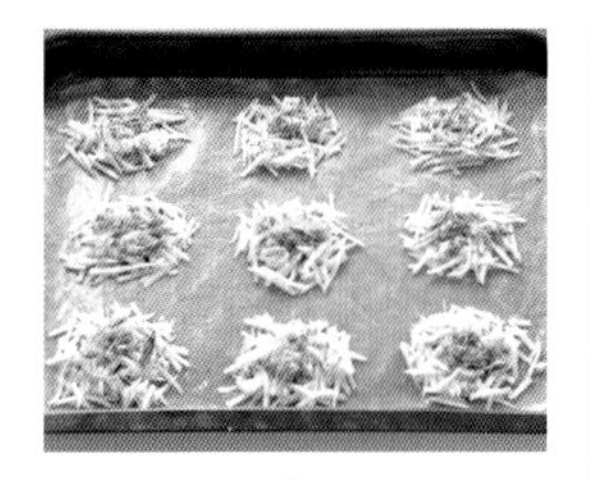

1
將起司切細碎或刨絲後，放進墊有烘焙紙的烤盤，共10份，再撒上櫻花蝦與巴西里碎末
烤盤要墊烘焙紙才容易取下，不可用錫箔紙會沾黏住唷

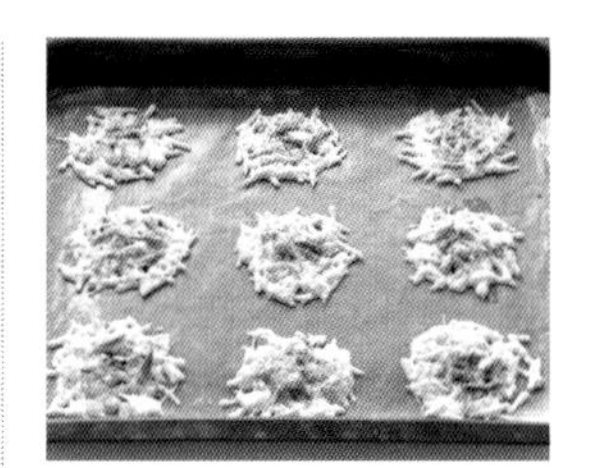

2
放進已預好熱的烤箱，以攝氏200度烤約10分鐘
烤的時間可依情況來斟酌，只要烤到起司金黃即可

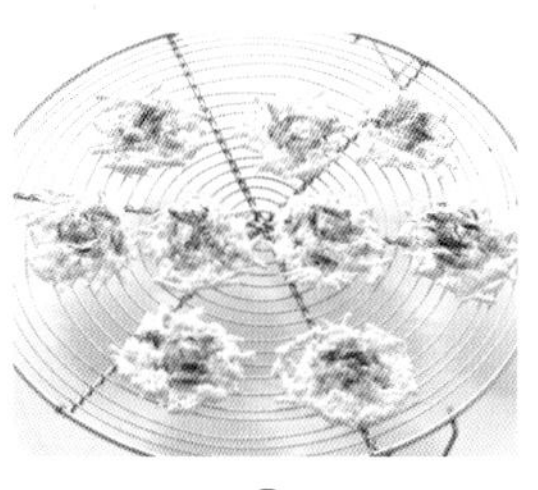

3
稍微降溫後就可從烘焙紙取下，靜置放涼就會變脆，即完成

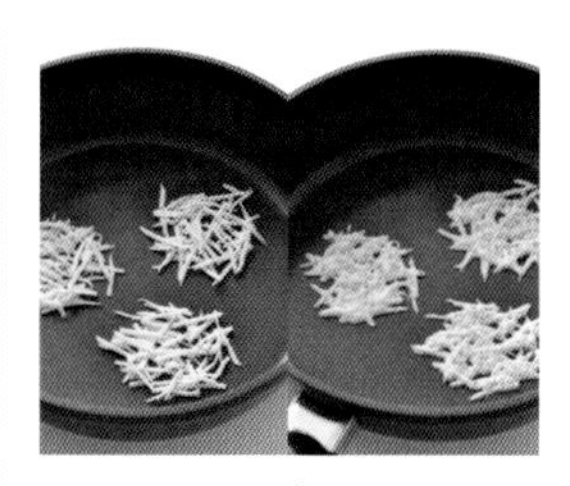

4
不沾平底鍋作法，不需用油，以最小火慢慢加熱至金黃，稍微降溫後即可取出靜置放涼
不加櫻花蝦與巴西里就是原味喔！或加入自己喜愛的香料

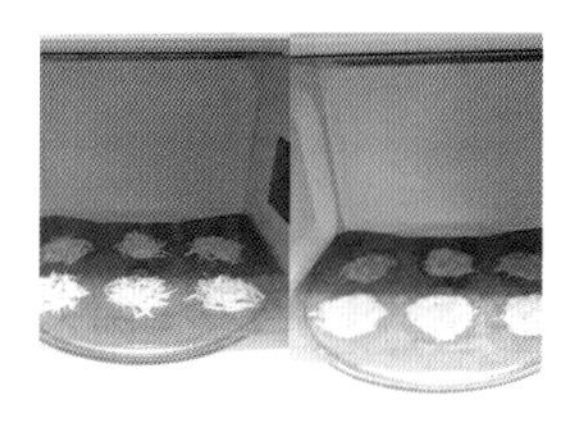

5
微波爐作法，起司放在烘焙紙上，先加熱2分30秒，打開查看融化的狀況，再分1~2次以30秒加熱至酥脆
每家火力不同，分多次加熱，試出適合自己酥脆口感的起司脆片

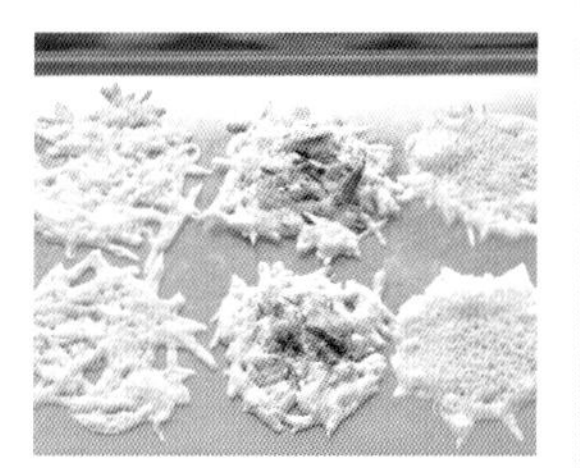

6
平底鍋、烤箱、微波爐做起司脆片外觀稍微有點不同

低醣生酮貼心建議

- 可選用喜愛的起司，但建議以整塊硬質的起司為主，碳水化合物含量幾乎為零喔
- 微波爐加熱時間會因火力不同、一次微波的份量不同而有所影響，可分多次加熱至適合的脆度，想脆片更酥脆可烤至微焦色
- 起司脆片室溫下擺放很快就會回軟，若放冰箱冷藏則可保持酥脆

1份

熱量	蛋白質	脂肪	總碳水化合物	膳食纖維	淨碳
439 g	12 g	45 g	8.5 g	5.6 g	2.9 g

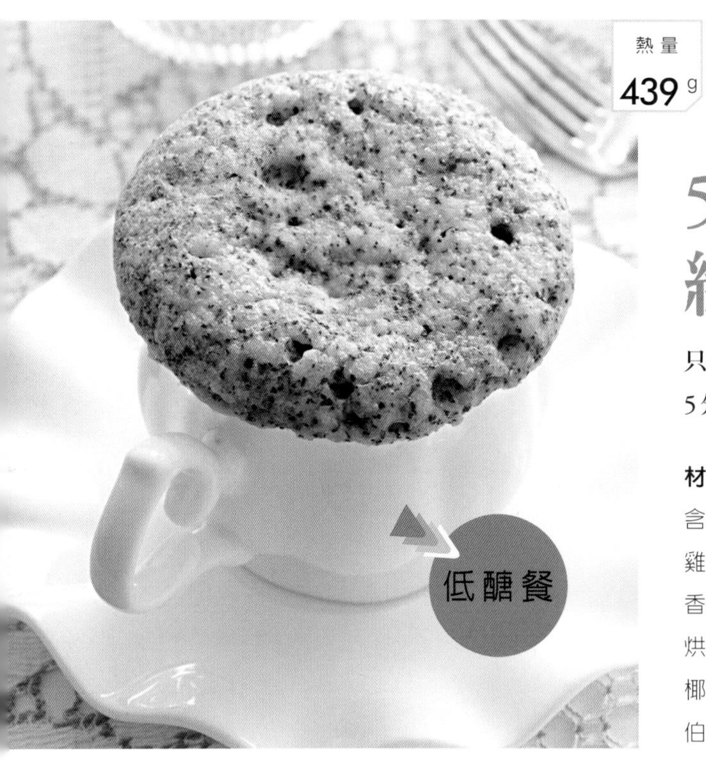

5分鐘 紅茶杯子蛋糕

只要一個馬克杯加湯匙，隨意拌一拌，5分鐘就能完成的低醣蛋糕

材料　1份

- 含鹽奶油 ·········· 30g
- 雞蛋 ·············· 1顆
- 香草精 ·········· 1小匙
- 烘焙用杏仁粉 ······ 20g
- 椰子細粉 ············ 5g
- 伯爵紅茶茶包 ······ ½ 袋
- 泡打粉 ·········· ½ 小匙
- 赤藻糖醇 ········ 2小匙

※300ml 的馬克杯，微波爐功率為700W

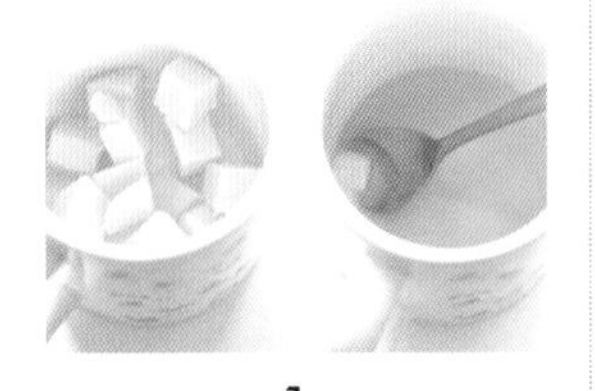

1
將奶油放入馬克杯裡微波加熱30秒
微波爐功率換算：
800W/25秒、900W/20秒

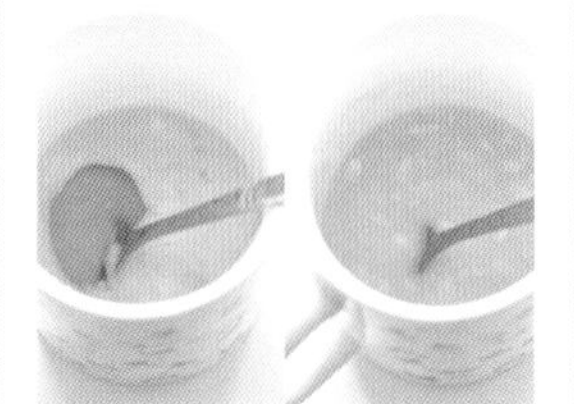

2
加入恢復成室溫的雞蛋、香草精混合均勻

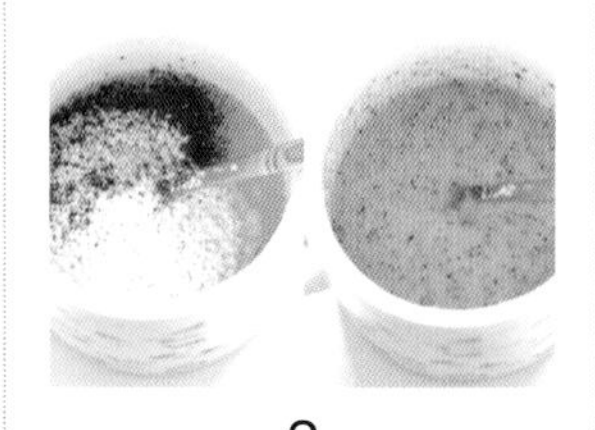

3
再加入杏仁粉、椰子細粉、伯爵紅茶茶葉、泡打粉、赤藻糖醇混合均勻

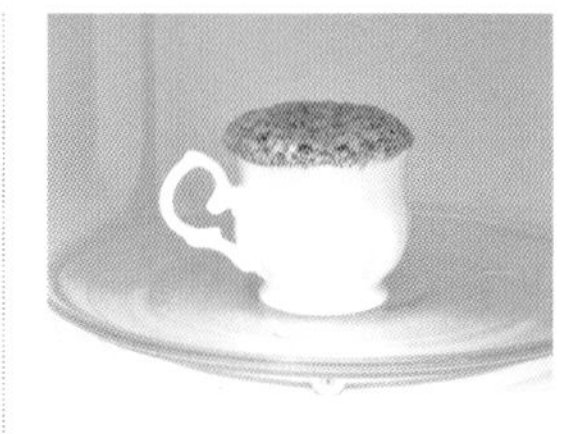

4
放入微波爐加熱70秒，即完成
微波爐功率換算：
800W/61秒、900W/55秒

低醣生酮貼心建議

- 微波爐功率大約在700W~900W，請依照自家微波爐功率選擇正確的時間來進行加熱
- 含鹽奶油可以替換成鮮奶油，或椰子油(但椰子味會較明顯)
- 椰子細粉的吸水性強，拌蛋糕糊時可依情況加入1大匙的鮮奶油、或是牛奶、無糖豆漿增加濕潤度。1大匙的淨碳水：鮮奶油0.45g，牛奶0.8g，無糖豆漿0.45g
- 蛋糕中的椰子細粉是增加層次口感，若覺備料繁瑣可全用杏仁粉替代，或是使用一般超市就能購得的椰子粉，但因顆粒大所以蛋糕的組織口感會較粗糙些
- 椰子細粉(Coconut Flour)的詳細說明，請參考第16頁

碳水含量表

CARBOHYDRATE CONTENT OF INGREDIENTS

100g / 100ml	熱量 kcal	蛋白質	脂肪	總碳水	膳食纖維	淨碳水
牛肋條	225	18	16	1	0	1
沙朗牛排	162	60	8	1.5	0	1.5
菲力牛排	184	67	20	0.1	0	0.1
牛梅花肉火鍋片	120	20	4	0.9	0	0.9
牛五花肉火鍋片	430	15	40	0	0	0
豬梅花肉	207	19	14	0	0	0
豬大里肌	212	19	14	0	0	0
豬小里肌	139	21	5	0	0	0
豬帶皮五花肉	368	15	34	0	0	0
肋小排	287	18	23	0	0	0
豬絞肉	212	19	15	0	0	0
豬腳	252	21	18	0	0	0
培根	365	14	34	1	0	1
去皮雞胸肉	104	22	1	0	0	0
雞腿	157	18	9	0	0	0
三節翅	210	18	15	0	0	0
雞翅腿	210	18	15	0	0	0
鮭魚	221	20	15	0	0	0
鯖魚	417	15	40	0	0	0
秋刀魚	314	19	26	0	0	0
虱目魚	200	22	12	0	0	0
台灣鯛魚片	110	18	4	2.5	0	2.5
白蝦	103	22	1	0	0	0
草蝦	100	22	1	1	0	1
文蛤	21	4	0.2	1.5	0	1.5
海瓜仔	48	9	1	4.6	0	4.6
花枝	57	12	0.6	3.7	0	3.7
小卷	72	16	0.4	1.6	0	1.6
蝦米	264	57	2	0	0	0
櫻花蝦乾	253	53	3	13	0	13

100g / 100ml	熱量 kcal	蛋白質	脂肪	總碳水	膳食纖維	淨碳水
雞蛋	134	13	9	1.8	0	1.8
鹹蛋	185	13	14	1	0	1
皮蛋	158	13	12	2.7	0	2.7

100g / 100ml	熱量 kcal	蛋白質	脂肪	總碳水	膳食纖維	淨碳水
傳統豆腐	88	8.5	3	6	0.6	5.4
嫩豆腐	51	5	3	2	0.8	1.2
油豆腐	138	13	9	1.5	0.7	0.8

100g / 100ml	熱量 kcal	蛋白質	脂肪	總碳水	膳食纖維	淨碳水
菠菜	18	2	0.3	2.4	1.9	0.5
青江菜	13	1.3	0.1	2.1	1.4	0.7
空心菜	21	2	0.3	3.5	2.5	1
大白菜	17	1.2	0.3	2.9	0.9	2
高麗菜	23	1.3	0.1	4.8	1.1	3.7
西洋芹	11	0.4	0.2	2.2	1.6	0.6
小黃瓜	13	0.9	0.2	2.4	1.3	1.1
綠花椰菜	28	3.7	0.2	4.4	3.1	1.3
白花椰菜	23	1.8	0.1	4.5	2	2.5
萵苣	16	1.2	0.2	2.7	1.5	1.2
綠蘆筍	23	3.3	0.2	3.2	1.2	2
韭菜	23	1.9	0.4	3.9	2.4	1.5
綠竹筍	25	1.7	0.2	4.7	1.7	3
茄子	25	1.2	0.2	5.2	2.7	2.5
苦瓜	20	0.9	0.1	4.2	3.2	1
白蘿蔔	18	0.5	0.1	3.9	1.1	2.8
紅蘿蔔	39	1.1	0.1	8.9	2.6	6.3
洋蔥	42	1	0.2	9.5	1.4	8.1
牛番茄	19	0.7	0.1	4	1	3
小番茄	33	0.9	0.2	7.3	1.7	5.6
青椒	23	0.8	0.3	4.9	2.1	2.8
紅甜椒	33	0.8	0.5	7.1	1.6	5.5
黃甜椒	28	0.8	0.3	6	1.9	4.1
秋葵	36	2.1	0.1	7.5	3.7	3.8
綠豆芽	24	2.3	0.2	4.1	1.3	2.8
青蔥	28	1.4	0.2	6	2.2	3.8

100g / 100ml	熱量 kcal	蛋白質	脂肪	總碳水	膳食纖維	淨碳水
香菜	26	2.3	0.3	4.5	3.2	1.3
南瓜	74	1.9	0.2	17.3	2.5	14.8
馬鈴薯	68	2.2	0.1	14.3	1.2	13.1
番薯	114	1.8	0.2	25.4	2.4	23
芋頭	121	2	0.8	25.8	2.6	23.2
甜玉米	107	3.3	2.5	17.8	4.5	13.3
香菇	39	3	0.1	7.6	3.8	3.8
乾香菇	321	21	1.6	64.9	37.1	27.8
蘑菇	25	3	0.2	3.8	1.3	2.5
金針菇	37	2.6	0.3	7.2	2.3	4.9
鴻喜菇	30	2.9	0.1	5.3	2.2	3.1
杏鮑菇	41	2.7	0.2	8.3	3.1	5.2
全脂鮮乳 100ml	63	3	3.6	4.8	0	4.8
無糖豆漿 100ml	37	3.8	3.2	2.9	0	2.9
鮮奶油 100ml	335	2	35	3	0	3
椰奶 100ml	247	2.3	25.6	1.7	0.3	1.4
奶油起司	315	7	31.5	7	0	7
mozzarella 起司	299	26	22	0.1	0	0.1
帕馬森起司	476	45	32	2	0	2
動物性奶油	733	0.6	83	0.9	0	0.9

※ 常用調味料的份量為 1 大匙。做菜時用量不多，蛋白質與脂肪含量極少，只需注意熱量與淨碳水含量即可

常用調味料	1 大匙的重量	熱量 kcal	淨碳水
白砂糖	9g	35	8.9
鹽	15g	0	0
醬油	18g	18	2.1
有機醬油	18g	15	1.2
米醋	15g	1.5	0.4
烏醋	15g	5.5	1.3
味醂	18g	43	7.8
番茄醬	18g	21	4.6
無糖美乃滋	14g	98	0.25

常用調味料	1 大匙的重量	熱量 kcal	淨碳水
香油	14g	126	0
鮮雞精	9g	24	2.7
五香粉	9g	33	1.7
白胡椒粉	7g	24	3.7
黑胡椒粉	7g	26	3
辣椒粉	9g	39	1.6
咖哩粉	9g	38	2

Kitchen Blog

低醣生酮廚房：小小米桶親身實踐－不挨餓、超美味、好省時的健康享瘦配方！

作者 / 攝影　吳美玲

出版者 / 出版菊文化事業有限公司　P.C. Publishing Co.

發行人　趙天德

總編輯　車東蔚

文案編輯　編輯部　美術編輯　R.C. Work Shop

台北市雨聲街77號1樓

TEL：(02)2838-7996　FAX：(02)2836-0028

法律顧問　劉陽明律師　名陽法律事務所

初版日期　2018年5月

定價　新台幣340元

ISBN-13：9789866210587　書　號　K16

讀者專線(02)2836-0069

www.ecook.com.tw

E-mail　service@ecook.com.tw

劃撥帳號　19260956 大境文化事業有限公司

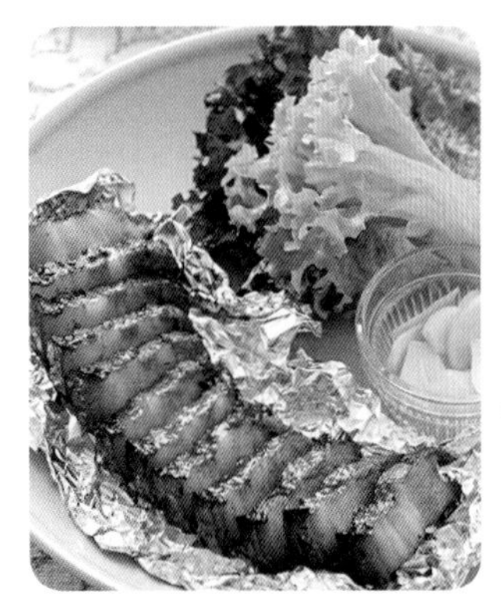
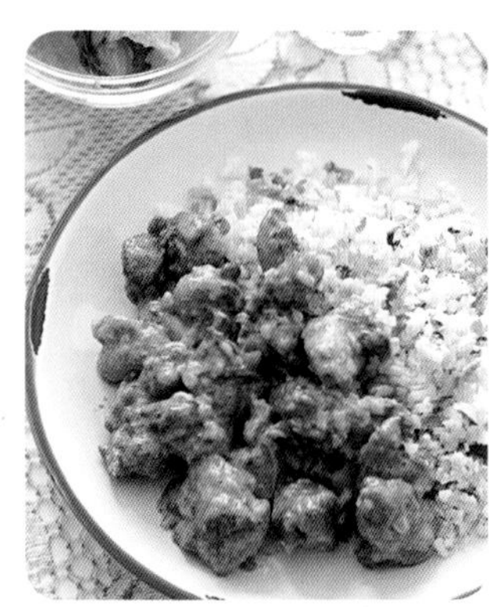
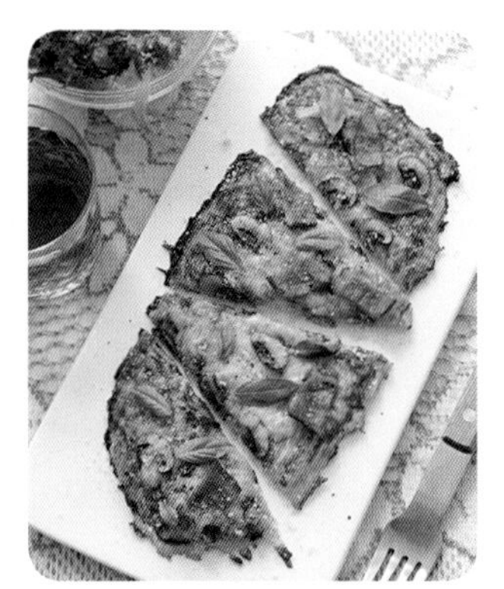

低醣生酮廚房：小小米桶親身實踐－不挨餓、超美味、好省時的健康享瘦配方！

吳美玲 著 初版. 臺北市：出版菊文化，2018

152面；19×26公分（Kitchen Blog系列；16）

ISBN-13：9789866210587

1.健康飲食　2.食譜

411.3　107005656

Printed in Taiwan